传统医药非物质文化遗产传承创新
教材系列

仲景灸疗学

● 丛书主编　柳明伟

● 本册主编　潘　华

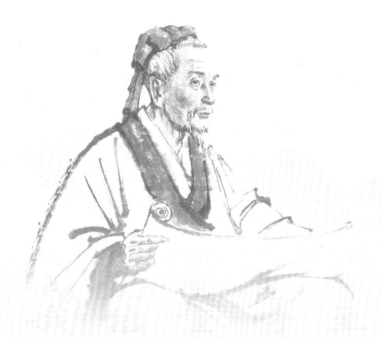

郑州大学出版社

图书在版编目(CIP)数据

仲景灸疗学 / 潘华主编. -- 郑州 : 郑州大学出版社, 2025. 3. --（传统医药非物质文化遗产传承创新丛书）. -- ISBN 978-7-5773-1013-8

Ⅰ. R245.8

中国国家版本馆 CIP 数据核字第 2025DA7815 号

仲景灸疗学

ZHONGJING JIULIAOXUE

策划编辑	李龙传	封面设计	曾耀东
责任编辑	薛 晗	版式设计	曾耀东
责任校对	杨 鹏	责任监制	朱亚君

出版发行	郑州大学出版社	地　址	河南省郑州市高新技术开发区
出 版 人	卢纪富		长椿路 11 号(450001)
经　销	全国新华书店	网　址	http://www.zzup.cn
印　刷	河南印之星印务有限公司	发行电话	0371-66966070
开　本	787 mm×1 092 mm　1 / 16		
印　张	14	字　数	300 千字
版　次	2025 年 3 月第 1 版	印　次	2025 年 3 月第 1 次印刷

书　号	ISBN 978-7-5773-1013-8	定　价	49.00 元

传统医药非物质文化遗产传承创新丛书
编纂委员会

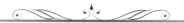

《仲景灸疗学》课题组

学术顾问　范　真　张长河　王晓星　刘荣志

主　　编　潘　华

副 主 编　李明哲　王　伦　陈春华

编　　委　邢　舸　刘春梅　黄　纬
　　　　　　梁振新　罗莹瑞　王　旭
　　　　　　胡文雪　陈明侠　李　鹏
　　　　　　李　扬　李曾一　宋艳艳

技术指导　李传岐

出版说明

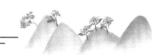

　　传统医药是中国优秀传统文化的重要载体，承载着悠久的历史与深厚的文化底蕴，在促进文明互鉴、维护人民健康等方面发挥着重要作用。习近平总书记指出："中医药是中华民族的瑰宝，一定要保护好、发掘好、发展好、传承好。"传统医药非物质文化遗产更是这一伟大宝库中的璀璨明珠。

　　南阳医学高等专科学校立足仲景故里，以传承和弘扬传统医药文化为己任，在全国高校率先建成传统医药非物质文化遗产传承创新中心。秉承"散是满天星，聚是一团火"的理念，发掘培育一批具有仲景特色的针法灸法、经筋推拿等传统医药非遗项目。发挥高等教育师生传承人培养优势，开启"非遗校园五进"（进学校、进专业、进课堂、进教材、进实训）特色育人模式，把以师承教育为主的传统传承模式与高等教育创新传承模式相结合，实现优势互补；发挥高等教育学术研究优势，不断丰富完善非遗技艺理论体系；发挥医学高等教育附属医院临床实践优势，丰富临床案例，总结经验规律，实现活态化传承。

　　该丛书编纂以弘扬中医药文化，传承非遗经典为主旨，是传统医药非物质文化遗产传承创新中心的又一重要成果。在编纂委员会的领导下，每一个非遗项目均组建了一支由校内外专家学者组成的高水平编纂团队，制订了详细的出版计划，第一期出版主要以教材为主。编纂过程中，始终坚持高标准、严要求，深入挖掘非遗项目的文化精髓和历史脉络，确保内容的全面性和准确性，为进一步推动传统医药非遗技术的传承与创新，服务人民健康，促进中医药传统文化在新时代繁荣发展和职教出海做出积极努力。

柳明伟

2024 年 12 月

前言

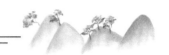

　　针灸学是一门古老而又神奇的学科,是在中医学整体观念和辨证论治思想的指导下用于治病、防病、保健的中医外治方法,主要包括针法和灸法两部分。《黄帝内经·异法方宜论》记载了"脏寒生满病,其治宜灸焫",提示灸法具有温经散寒的功效,主要用于治疗因感受寒邪所导致的腹胀、痞满等病症。数千年来,灸法因其操作简便、疗效卓越、成本低廉等优势而被历代医家广泛应用。

　　南阳是医圣张仲景的故里,具有良好的中医药文化底蕴和氛围,历代医家在仲景先师精湛医术和高尚医德的感召下,牢记使命,扎根临床,勇担传承仲景学术思想的重任,为传承和发展经方思想做出了突出贡献。豫宛名医李世珍教授就是其中的典型代表,其在研究《伤寒杂病论》的过程中,认为仲景先师非常善用灸法治疗疾病,因此,率先在中医针灸界提出了"穴若药效"及"以针(灸)代药"的学术观点,并积极探索每条经方所对应的病机,结合腧穴功能给出了对应的针灸处方。为纪念恩师李世珍教授,系统研究经方与针灸在临床中的深度融合及应用,总结出确实适用于临床的灸方及常见疾病的灸治方案,同时为创新仲景灸法略尽绵薄之力,本书编写团队经过严密的筹划、编写、反复修改,使《仲景灸疗学》得以与广大读者见面。

　　本书依托河南省高等教育教学改革研究与实践重点项目:中医药职业教育非遗系统性保护路径研究(项目编号:2024SJGLX0687)而编写,共分为七个章节,包括仲景灸法的起源与发展、基础理论、灸材、常用艾灸疗法、常用腧穴、常用处方、常见疾病的仲景灸法等内容。重点介绍了"李氏针灸"依据仲景经方对应病机所组成的 12 个灸疗处方及其应用,实现了经方思想与灸法的有机融合。通过本书的阅读和学习,有望使读者全面掌握仲景灸疗的基础理论及操作方法。本教材除供中医学、针灸推拿等专业人员使用外,还可以用于仲景灸法适宜技术的推广培训。

　　但愿本书的问世能对仲景灸法的传承和发展起到良好的推动作用。在编写过程中,受编者学术水平的局限性,本书难免存在不足,敬请各位读者提出宝贵意见,以利于再次提高!

编　者

2024 年 12 月

目 录

第一章　仲景灸法的起源与发展 ……………………………………………… 001
　　第一节　灸法的起源与发展 ………………………………………………… 001
　　第二节　《伤寒杂病论》灸法的特点 ……………………………………… 003
　　第三节　仲景灸法的渊源及内涵 …………………………………………… 005

第二章　仲景灸法基础理论 …………………………………………………… 010
　　第一节　藏象学说 …………………………………………………………… 010
　　第二节　经络学说 …………………………………………………………… 018

第三章　常用灸材与南阳艾 …………………………………………………… 039
　　第一节　灸法及灸材的演变 ………………………………………………… 039
　　第二节　灸材——艾草临床应用特性 ……………………………………… 041
　　第三节　南阳艾 ……………………………………………………………… 045

第四章　常用艾灸疗法 ………………………………………………………… 050
　　第一节　热敏灸 ……………………………………………………………… 050
　　第二节　麦粒灸 ……………………………………………………………… 054
　　第三节　督　灸 ……………………………………………………………… 058
　　第四节　脐　灸 ……………………………………………………………… 061
　　第五节　雷火灸 ……………………………………………………………… 065
　　第六节　灸具灸 ……………………………………………………………… 068

第五章　仲景灸法常用腧穴 …………………………………………………… 074
　　第一节　经络与腧穴的临床应用 …………………………………………… 074
　　第二节　手太阴肺经腧穴 …………………………………………………… 080
　　第三节　手阳明大肠经腧穴 ………………………………………………… 084
　　第四节　足阳明胃经腧穴 …………………………………………………… 087
　　第五节　足太阴脾经腧穴 …………………………………………………… 094

第六节　手少阴心经腧穴 ……………………………………………… 100

第七节　手太阳小肠经腧穴 …………………………………………… 103

第八节　足太阳膀胱经腧穴 …………………………………………… 105

第九节　足少阴肾经腧穴 ……………………………………………… 118

第十节　手厥阴心包经腧穴 …………………………………………… 121

第十一节　手少阳三焦经腧穴 ………………………………………… 125

第十二节　足少阳胆经腧穴 …………………………………………… 128

第十三节　足厥阴肝经腧穴 …………………………………………… 133

第十四节　任脉腧穴 …………………………………………………… 136

第十五节　督脉腧穴 …………………………………………………… 146

第十六节　经外奇穴 …………………………………………………… 152

第六章　仲景灸法常用处方 …………………………………………… 154

第一节　四逆汤证灸方 ………………………………………………… 155

第二节　当归生姜羊肉汤证灸方 ……………………………………… 158

第三节　葛根汤证灸方 ………………………………………………… 160

第四节　小青龙汤证灸方 ……………………………………………… 161

第五节　甘姜苓术汤证灸方 …………………………………………… 164

第六节　麻黄杏仁薏苡甘草汤证灸方 ………………………………… 165

第七节　附子粳米汤证灸方 …………………………………………… 167

第八节　橘皮汤证灸方 ………………………………………………… 169

第九节　半夏厚朴汤证灸方 …………………………………………… 172

第十节　八味肾气丸证灸方 …………………………………………… 174

第十一节　五苓散证灸方 ……………………………………………… 175

第十二节　附子汤证灸方 ……………………………………………… 177

第七章　常见疾病的仲景灸法 ………………………………………… 180

第一节　四逆汤证灸方证 ……………………………………………… 180

第二节　当归生姜羊肉汤证灸方证 …………………………………… 183

第三节　葛根汤证灸方证 ……………………………………………… 187

第四节　小青龙汤证灸方证 …………………………………………… 192

第五节　甘姜苓术汤证灸方证（腰痛）………………………………… 195

第六节　麻黄杏仁薏苡甘草汤证灸方证（痹证）·············· 196

第七节　附子粳米汤证灸方证（呕吐）·················· 198

第八节　橘皮汤证灸方证（胃痛）···················· 200

第九节　半夏厚朴汤证灸方证（郁病）·················· 202

第十节　八味肾气丸证灸方证 ····················· 203

第十一节　五苓散证灸方证 ······················ 206

第十二节　附子汤证灸方证（痹证）··················· 209

参考文献 ······························· 211

第一章
仲景灸法的起源与发展

　　传统中医技法包括砭石、针刺、灸法、方药、按蹻、导引术，每一种技法都有其独特的治疗作用，灸法作为六种中医技法之一，在中医药发展史中有着举足轻重的作用，是祖国医学的重要组成部分。数千年来，历代医家和劳动人民在与疾病斗争的过程中，积累了大量利用艾灸治疗疾病的临床经验，使灸疗逐步形成了系统理论。《素问·异法方宜论》记载："北方者，天地所闭藏之域也。其地高陵居，风寒冰冽，其民乐野处而乳食，脏寒生满病，其治宜灸焫。故灸焫者，亦从北方来。"说明灸法的产生与我国北方人民的生活习惯、条件、发病特点有着密切的关系。《灵枢·官能》曰："针所不为，灸之所宜。"告诉人们如果针刺治不了的病，可以用艾灸来治。由于灸法成本低廉，操作方便，其适应证又很广，疗效显著且无不良反应，既可祛除疾病，又能强身健体，数千年来深受广大人民群众的喜爱。

　　南阳作为仲景故里，中医文化积淀深厚，张仲景所著《伤寒杂病论》一书，是现存第一部将理、法、方、药有机地结合在一起的辨证论治专著。其关于灸法的论述虽不甚多，但也对后世灸疗的发展不无影响。仲景故里的中医人具有得天独厚的优势，除了继承仲景学术思想在方药方面的应用外，还结合本地中医传承流派的特点，挖掘仲景先师学术思想，总结出和仲景方证对应的针灸处方。随着近些年南阳艾产业的快速发展，我们结合艾灸疗法的特点，在原有仲景针灸处方的基础上，通过大量的临床实践，总结出了和仲景方证对应的灸疗处方，应用于临床，疗效突出，真正地达到依据仲景方证的辨证原则，法虽不同，理实一贯，逐步完善具有南阳本土特色的"南阳艾、仲景灸"品牌。

第一节　灸法的起源与发展

　　艾灸疗法具体起源于何时已无证可考，但因其用火，所以可追溯到人类掌握和利用火的旧石器时代。火的使用让人们认识到，用火适当熏烤或烧灼身体的某些部位，可以减轻或治愈某些病痛。于是，远古的先民就采用火烧灼身体固定部位的方法治疗疾

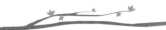

病,灸法从此也就产生了。后来,又经过不断实践,人们最终选用了既易点燃又有药理作用的艾草作为灸疗的主要材料,于是这种方法被称为艾灸。

关于艾灸疗法的记载可以追溯到殷商时代。在出土的殷商甲骨文中,有这样一个字:形象为一个人躺在床上,腹部安放着一撮草,很像用艾灸治病的示意。另外,长沙马王堆出土的《五十二病方》也记载了许多灸法,其中有"以艾裹,以艾灸癫者中颠,令烂而已"的说法。同一时期,《黄帝内经·灵枢·官能》中亦有"针所不为,灸之所宜"的记载。施灸主要用艾绒,《孟子·离娄》篇中说:"七年之病,求三年之艾,苟为不蓄,终身不得"。由此可见,在春秋战国时期,灸法已初具形态了。

伴随着中医的发展,艾灸疗法也在不断完善。东汉医家张仲景,提出"阳证宜针,阴证宜灸"的见解。张仲景在《伤寒论》中所提到的包括灸法、火法、熏法、熨法等四类温通治疗方法,非常充分地凸显了其广用灸法、善用灸法的临证思想。他运用灸法共有31个条文,主要论述了灸法是温通经脉、通阳散寒的治疗大法,可见时人应用灸法之广泛,仲景对于灸法之重视。医圣张仲景所著《伤寒杂病论》,总结了汉代以前的医学成就。不但为中医辨证学和方剂学的发展奠定了基础,也为针灸学的发展做出了卓越的贡献。三国时出现我国最早的灸疗专著——《曹氏灸经》,总结了秦汉以来灸法的经验。到两晋南北朝时期,灸法已被运用到预防疾病、强身健体等方面,而此时瓦甑灸的发明,为日后的器械灸打下了基础。

到了唐代,医学家孙思邈提出采用灸法预防传染病,治疗某些热性病的理论,并开创了灸疗器械运用的先河,此时,灸法已发展成一门独立学科,并有了专业灸师。宋元时期灸法备受重视,国家医疗机构医局设置针灸专科,宋代针灸学著作《铜人腧穴针灸图经》详细地叙述了经络、腧穴等内容;王惟一制造了两具我国最早进行针灸教学的人体模型——针灸铜人,这些对经穴的统一、针灸学的发展起到了很大的促进作用。此时,人们还发明了利用毛茛叶、芥子泥、旱莲草、斑蝥等有刺激性的药物贴敷穴位,使之发疱,进行天灸、自灸的方法。

明代是针灸的发展高峰时期,《针灸大成》《针灸大全》《针灸聚英》等一批针灸著作相继问世。人们开始使用艾卷温热灸、桑枝灸、神针火灸、灯火灸、阳燧灸等灸法。后人在艾卷温热灸的艾绒中加进药物,发展成为雷火神针、太乙神针。

明末清初乱世纷纷,历朝名医编撰之典籍多数惨遭流落,针灸亦只在民间流传,至此灸法的发展遭受重大打击。时至清末,西方文化的流入使灸法陷入了停滞发展时期,但由于其简便安全,疗效卓著,因而得以在缺医少药的民间流传下来。

近年来,国内外出现了"中医热""针灸热",艾灸疗法也随之复兴,并取得了长足的进步,出现了"燎灸""火柴灸""硫黄灸"等新灸法,发明了电热仪等各种现代灸疗仪器。同时,灸法在对休克、心绞痛、慢性支气管炎、支气管哮喘、骨髓炎、硬皮病、白癜风等疑难病症的防治中取得了较好的效果。艾灸还开始涉及减肥、美容等领域,备受医学界的瞩目。

艾灸疗法作为我国医学的重要组成部分,自古以来也一直对世界医学有着深远影

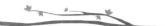

响,针灸先后传入了朝鲜和日本,后又传入亚洲其他国家和欧洲。迄今为止,全世界已有100多个国家和地区将我国的针灸疗法作为解除患者病痛的治疗方法之一。作为我国的医学瑰宝,艾灸疗法也应走入寻常百姓家,为解除人们的病痛、造福于民创建奇功。

第二节　《伤寒杂病论》灸法的特点

一、灸法多用于急症、重症

张仲景对于阳气虚弱、阴寒内盛的重症一般采用灸法回阳救逆、温通经脉。如《伤寒论》第292条"少阴病,吐利,手足不逆冷,反发热者,不死。脉不至者,灸少阴七壮"。此条脉不至,伴手足不逆冷而反发热,乃因吐利致升降失常,气血逆乱,阳气一时不续所致,用灸法以温通阳气,阳气通而脉自复。第343条"伤寒六七日,脉微,手足厥冷,烦躁,灸厥阴。厥不还者,死"。此条为阳气虚衰阴寒内盛,直用灸法灸其厥阴,以散寒复阳,灸后,若肢冷如故,为阳气衰绝,预后不好。第349条"伤寒脉促,手足厥逆,可灸之"。此条为阳虚阴盛,导致阴阳气不相顺接,则四肢厥逆,治宜温灸,以通阳散寒回厥。第325条"少阴病,下利,脉微涩,呕而汗出,必数更衣;反少者,当温其上灸之"。此条是说下利之阴虚血少、汗出亡阳者当用灸法急救回阳温补其虚寒。这些都是张仲景用灸法温经散寒、回阳救逆的实例。《金匮要略》中独用灸治的5处中有4处用于治疗急症与闭症。如《杂病方第二十三》:"救卒死而张口反折者方,灸手足两爪后二十四壮了,饮以五毒诸膏散。救卒死而四肢不收失便者方,马尿一升,水三斗,煮取二斗以洗之……灸心下一寸,脐上三寸,脐下四寸,各一百壮,差。"前者为闭症,灸十宣穴醒脑开窍,后者为脱症,依次灸鸠尾、建里、中极穴温阳固脱。两条症状均为阴阳逆乱、猝然神昏之急症,故用灸法,温阳救逆、醒神开窍。正所谓"药之不及,针之不到,必须灸之"。说明张仲景治疗急症不唯针药,审明病因,以求速效。张仲景的这一观点为后世普遍认可,如宋代擅用灸法的代表医家窦材云:"真阳元气虚则人病,真阳元气脱则人死。保命之法,灼艾第一,丹药第二,附子第三。"灸法用于急症亦见于《扁鹊心书》。近代应用可参考如周楣声、谢锡亮等近代一些名家,可见张仲景将灸法应用于急重症理论的正确。

二、阴证宜灸、阳证宜针

《伤寒杂病论》认为"刺法是泻其实热,灸法是温其虚寒"。强调阳证宜用针刺,阴证宜用灸法治疗。《伤寒论》倡六经辨证,首辨阴阳,阴阳为八纲总纲。《伤寒论》中有关针灸的条文共25条,除误治致变的9条外,用针的9条基本上是邪踞三阳经,外邪初中,正气未虚的实证、热证,针刺"随其实而泻之"。施灸的7条,基本上是三阴经虚证、寒证,当温其上,灸之以补阳气。如《伤寒论》第304条指出"少阴病得之一二日,口中和,其背恶

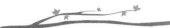
寒者,当灸之,附子汤主之"。"口中和"三字,是确诊阳虚的关键,也是灸法和温阳药使用的关键。此证阳气极虚而阴寒内盛,故温灸与热药并用。张仲景的这一观点基本得到了大多数医家的认同,目前在临床广为应用。

三、热证禁灸

阳盛阴虚,忌用火灸。张仲景认为火当包括艾灸、熏熨、温针、烧针等内容,阳实证不宜用火治。如《伤寒论》第118条"脉浮热甚,而反灸之,此为实,实以虚治"可致火邪上越,热伤阳络,"因火而动,必咽燥吐血"。又如《伤寒论》第117条"太阳病,以火熏之,不得汗,其人必躁,到经不解,必清血,名为火邪",说明太阳病不能以火熏取汗。纵令汗出,亦由火力劫迫所致,阳实证用此法,于治为逆,故出现躁扰、便血等症。至于阴虚的热证,不但较为猛烈的火热疗法不能运用,即使是火热比较温和的灸法,也应忌用。如《伤寒论》第284条"少阴病,咳而下利,谵语者,被火气劫故也;小便必难,以强责少阴汗也",说明少阴受邪,本可用温药扶阳兼驱邪,但火劫迫使汗出,则阳未复而阴已伤,故产生变证。又如《伤寒论》第119条"微数之脉,慎不可灸,因火为邪,则为烦逆,追虚逐实,血散脉中,火气虽微,内攻有力,焦骨伤筋,血难复也"。阴虚之人,筋骨本失濡养,今用灸法火力虽微,也易使津液受伤,加重阴虚,从而出现枯槁之形,或促使疾病恶化,故宜慎用。阳证虽然忌火,但也有例外,如第48条"二阳并病……设面色缘缘正赤者,阳气怫郁在表,当解之熏之"。因阳热在表,法可透散,故借熏法的透散能力以祛热,此与"阳实在里当用清法"及"阳盛阴虚忌用火灸"不同。《伤寒论》中关于误治的针灸条文有21条,其中属于三阳篇的有17条,误治的原因均与热病用灸有关;其他4条均为阴虚或伤寒化热用灸法引起的变证。张仲景认为,灸法多适用于阴盛阳虚的寒证,而不宜用于阴虚阳盛的热证,误用可引起阴伤亡阳之弊。《伤寒论》中所列举的火逆火戒之说,是统指古代的各种火疗方法在内而言的,因此不能将以火劫汗所引起的不良反应统统归咎于灸。仲景时代所用灸法以直接化脓灸为主,方法较单一,加之卫生条件落后,因灸疮护理不当引起的变证、坏证较多,也多多少少限制了灸法的应用和推广。

四、针、灸、药并用

《金匮要略》中用针灸疗疾时多配以方药,或以针灸为主,或以药物为主,标本兼治,以奏奇效为目的。如《奔豚气病脉证治第八》云:"发汗后,烧针令其汗,针处被寒,核起而赤者,必发奔豚,气从少腹上至心,灸其核上各一壮,与桂枝加桂汤主之。"言因温针(即烧针)迫汗太过伤其心阳,而致下焦阴寒上冲发为奔豚,治当灸与汤剂并用。外用灸法温经散寒,内服桂枝加桂汤调和营卫,以降逆气。又如《疟病脉证并治第四》云:"疟脉自弦……弦紧者可发汗,针灸也。"疟邪伏于少阳,病脉自弦,弦紧主里寒盛,借针灸发其汗。唐孙真人《千金方》云:"其有须针者,即针刺以补泻之;不宜针者,直灸之,此为良医。若针而不灸,或灸而不针,皆非良医也。针灸不药,药不针灸,尤非良医。"明高武指出"针灸药因病而施者,医之良也";杨继洲曰:"是针灸药者,医家之不可缺一者也"。皆说明了

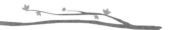

针灸与药并用的重要性。

五、灸法临床有宜忌

在《金匮要略》中多处论及灸法之宜忌。最明确的莫如《痉湿病脉证治第二》云"痉病有灸疮难治"。痉病当保津,绝对禁用火灸、烧针之类强发其汗,否则津液再伤,预后必然不良。又如"湿家身烦痛……,慎不可以火攻之","火攻"是指烧针、艾灸、熨熏等法。火攻劫汗,内攻有力。易致黄鼻衄等变证,故慎之。另外第117条中"针处被寒,核起而赤者,必发奔豚,气从少腹上冲心者,灸其核上各一壮","灸其核上"就是在病变局部上施灸法,这为后世的阿是穴理论奠定了基础。

由此看出,张仲景对灸刺的预后十分清楚。当灸刺效力不达时,必须用专药攻之。如《呕吐下利病脉证治第十七》云"下利,手足厥冷,无脉者,灸之不温;若脉不还,反微喘者,死"。此为脾肾虚寒、阳随阴脱的危候。医者急用温灸,以冀回阳救逆。但灸之厥不温,脉气亦不还,显系温灸之力不足。若反见微喘,则为元气上脱。由此提醒后人,对于阳脱之危证,当用药物急救回阳,非灸刺所能及也。因此,临证之时,病情复杂,必须掌握灸疗的适应证与禁忌证,不可盲目施灸。曾有医家云"未给自己灸疗数百壮者,不可轻言灸法"。

《伤寒杂病论》中关于灸法的介绍,主要以治疗手段为主,不像医圣留给后人的中药方剂那样,有固定的针灸组方,加之东汉末年艾绒提取工艺落后,主要是采取直接灸,就是我们现在所说的瘢痕灸、化脓灸,病人非常痛苦,当时医疗条件极差,极易因灸疗不当出现变证、坏证,多多少少限制了灸疗技术的应用和推广。故在此书中称《伤寒杂病论》中记载的灸法为彼灸法。

第三节 仲景灸法的渊源及内涵

在医圣张仲景所著《伤寒杂病论》中,提倡针灸药并用,除了269个方剂以外,共计针灸条文70条。其中《伤寒论》十卷计有针灸条文58条,《金匮要略》各篇中也出现了部分针灸相关条文,共计12条。除此以外,文中还多次出现了或针、或灸的治疗部位。仲景时代灸法盛行,张仲景在《伤寒论》中所提到了包括灸法、火法、熏法、熨法等四类温通治疗方法,非常充分地凸显了其广用灸法、善用灸法的临证思想,在众多的医家当中也是较早的。张仲景运用灸法共有31个条文,其中三阴三阳篇中共有灸(火)疗条文18条,7条论治三阴病,在三阴篇用灸法的7条中,少阴4条,厥阴3条,都处于邪盛正衰的阶段。可见灸法以扶正为主,主要论述了灸法温通经脉、通阳散寒的治疗大法。其余11条出现在三阳篇,却均为以阳治阳的失误记载。可见,时人应用灸法之广泛,张仲景对于灸法之重视。

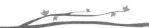

仲景灸方是根据经方条文所对应的病机及经方的方义,结合腧穴功能、灸法的特点,组成适合临床应用、疗效突出,可代替或部分代替对应经方的灸疗处方。仲景灸方的渊源和基础是医圣故里的针灸传承流派"李氏针灸"。南阳"李氏针灸"学术流派传承三百余年,精研腧穴功能,探索穴若药效、以针(灸)代药的临床应用,根据经方的方义及对应病机(特别是仲景经方),组成了对应的针灸处方,在李氏第十六代传承人李世珍教授撰写的《常用腧穴临床发挥》一书中,粗略统计由仲景经方衍化出的针灸处方有九十余条之多。现举例如下。

一、《伤寒论》对应针灸处方

1. 伤寒(真武汤证)

(1)《伤寒论》第84条"太阳病发汗,汗出不解,其人仍发热,心下悸,头眩,身𥉠动,振振欲擗地者,真武汤主之"之证,可取阴陵泉(先泻后补)、关元(补),温阳化水。

(2)《伤寒论》第316条"少阴病,二三日不已,至四五日,腹痛,小便不利,四肢沉重疼痛,自下利者,此为有水气,其人或咳,或小便利,或下利,或呕者,真武汤主之"之证,宜取阴陵泉(先泻后补)、关元(补),温阳化水。

2. 伤寒(小柴胡汤证)

(1)临床表现为口苦,咽干,目眩,往来寒热,胸胁苦满,默默不欲饮食,心烦喜呕,脉弦等的少阳证。外邪侵犯少阳,肝胆之火上逆或上亢,故而出现口苦、咽干、目眩;邪正相争在半表半里,故往来寒热;胸胁是足少阳部位,邪热壅于少阳,故胸胁苦满,脉弦;热郁胸中,气机不宣,胆火横逆犯胃,故心烦喜呕,默默不欲饮食。少阳属胆和三焦,取泻三焦经的外关和胆经的丘墟穴,和解少阳。

(2)《伤寒论》第266条:"本太阳病不解,转入少阳者,胁下硬满,干呕不能食,往来寒热。尚未吐、下,脉沉紧者,与小柴胡汤。"太阳病不解,而见"胁下硬满,干呕不能食,往来寒热"是病已转入少阳,若尚未经吐下误治,而见脉沉紧者,是表病已去,主病在少阳,所以"与小柴胡汤"。可取泻外关、丘墟,和解少阳。

《伤寒论》第98条小柴胡汤之证、第149条热入血室之证和第232条阳明病小柴胡汤之证,亦可取泻外关、丘墟为主,配加有关腧穴施治。

3. 伤寒(小陷胸汤证) 《伤寒论》第142条说:"小陷胸病,正在心下,按之则痛、脉浮滑者,小陷胸汤主之。"本病是由痰与热结于心下所致,针治宜泻间使、上脘,清热开结降痰。

4. 伤寒(黄连阿胶汤证) 《伤寒论》第303条:"少阴病,得之二三日以上,心中烦,不得卧,黄连阿胶汤主之。"少阴病得之二三日以上,由于肾阴不足,不能上济于心,心火亢盛,故用黄连阿胶汤滋阴清火。泻神门,补复溜,类似黄连阿胶汤之效。春温病或其他原因所致的热灼真阴、阴虚阳亢,症见心中烦、不得卧,身热,舌红或红绛而干,苔黄,脉象细数之黄连阿胶汤证,均可用针泻神门、补复溜之法治之。

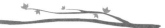

5.伤寒(白虎汤证)

(1)伤寒阳明经证:身热,汗出,口渴引饮,脉象洪大,舌苔黄燥等,是外邪入里化热,热与燥合于胃中,消灼津液之故。阳明属胃及大肠,泻胃经的内庭和大肠经的合谷,清解里热,类似白虎汤之效。

(2)《伤寒论》第224条,热邪充斥上下内外而见自汗,应独清阳明之热,可取泻内庭、合谷治之。

(3)《伤寒论》第350条,是热深厥亦深之假象,无形之里热,宜清不宜下,里热清而厥逆自解,可取泻内庭、合谷治之。

6.伤寒(阳明腑证)　其临床表现为潮热、谵语、便秘、腹满而痛、辄然汗出,舌苔黄厚,脉象沉实,甚者可见循衣摸床、微喘、直视等严重症状。可针泻中脘、天枢、足三里,通腑泻热,类似大承气汤之效。

二、《金匮要略》对应针灸处方

《金匮要略·腹满寒疝宿食病脉证治》篇中的"腹满不减,减不足言,当须下之,宜大承气汤",属于腹满里实急用攻下的证治。宜取泻天枢、足三里、中脘,攻下里实。

《金匮要略·呕吐哕下利病脉证治》篇中说:"下利,三部脉皆平,按之心下坚者,急下之,宜大承气汤。""下利,脉迟而滑者,实也,利未欲止,急下之,宜大承气汤。""下利,脉反滑者,当有所去,下乃愈,宜大承气汤。"此三下利证,针灸治疗均可针泻天枢、中脘、足三里,通腑泄满,攻下食滞。

《金匮要略·胸痹心痛短气病脉证治》篇中说:"胸痹心中痞,留气结在胸,胸满,胁下逆抢心,枳实薤白桂枝汤主之。"胸痹,喘息咳唾,胸背痛,短气,复见"心中痞……胸满,胁下逆抢心"之症。是因病势扩展到胃脘及两胁之间,胁下之气逆而上冲,故用枳实薤白桂枝汤治之。宜泻公孙,泻灸中府、膻中,通阳开结,泄满降逆。

《金匮要略·痉湿喝病脉证治》篇中说:"病者一身尽疼,发热,日晡所剧者名风湿。此病伤于汗出当风,或久伤取冷所致也,可与麻黄杏仁薏苡甘草汤。"一身尽疼,是风湿在表之候;发热,日晡所剧,属于阳明,是风湿势将化热之象。此病因汗出当风,感受风邪,着而为痹,或久伤取冷,贪凉受寒所致。针灸治疗,宜泻曲池、阴陵泉,祛风除湿,散邪通络。若久伤取冷,贪凉受寒所致者,上穴加艾灸。

《金匮要略·水气病脉证并治》篇中说:"风水恶风,一身悉肿,脉浮不渴,续自汗出无大热,越婢汤主之。"宜配泻阴陵泉、内庭,发越水气,兼清内热,类似越婢汤之效。

三、《伤寒杂病论》需针灸处方

对于《伤寒论》和《金匮要略》中有些需针灸而医圣未给出具体针灸处方的条文,李氏根据百年传承的经验,结合病机给出了具体的针灸处方,举例如下。

《金匮要略·血痹虚劳病脉证并治》篇中说:"血痹病从何得之?师曰,夫尊荣人骨弱肌肤盛,重因疲劳汗出,卧不时动摇,加被微风,遂得之。但以脉自微涩,在寸口、关上小

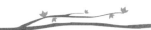

紧,宜针引阳气,令脉和紧去则愈。"脉微是阳气微,脉涩血滞,关上小紧,是外感风邪,邪中较浅,故用针刺治疗,导引阳气,通调营卫,使阳气畅行,则邪气自去,邪去则脉紧自和。血痹之证,多为局部性肌肤麻木不仁,多用患野腧穴局部治疗。从其脉象,辨证取穴,整体治疗,宜泻曲池、三阴交,或配灸,或配泻灸患野腧穴,引导阳气祛风行血,通调营卫,使阳气通畅,营卫调和,则脉紧自和,血痹自愈。

《伤寒论》第8条指出:"太阳病,头痛至七日以上自愈者,以行其经尽故也;若欲作再经者,针足阳明,使经不传则愈。"若不愈,欲作再经,是邪气欲向阳明传变,预先针足阳明经足三里,使正气旺盛,邪气消祛,则邪不再传,病自痊愈。足三里为足阳明经的合穴,善治足太阴、足阳明诸疾,主疗诸虚百损,尤其当邪气尚未进入阳明时针刺该穴,可防患于未然,扶正祛邪,使经不传则愈。

《伤寒论》第292条:"少阴病,吐利,手足不逆冷,反发热者,不死;脉不至者,灸少阴七壮。"其"脉不至者,灸少阴七壮"是由于吐利交作,正气暴虚,以致脉一时不能接续,艾灸太溪,通阳复脉。若加补气海补元气,有助于挽回正气。

《伤寒论》第343条说:"伤寒六、七日,脉微,手足厥冷,烦躁,灸厥阴,厥不还者,死。"本条为脏厥重证,从其脉微、手足厥冷、烦躁等,已显露阳消阴长、阳不胜阴之局,病势濒于危殆。此时如用汤药扶阳抑阴,恐缓不济急,故急用艾灸法回阳,以冀阳复。"灸厥阴"可灸厥阴原穴太冲。若手足仍不温,厥不还,危殆顷刻者,可灸关元、神阙,回阳固脱。

四、《伤寒杂病论》"死、不治"之证对应针灸处方

针对《伤寒论》和《金匮要略》中记载的"死、不治"之证,根据条文提示的病机,结合"李氏针灸"腧穴功能,给出治则和针灸处方。

(1)《伤寒论》第361条"下利,手足厥冷,无脉",是阳气衰竭的现象,可灸关元、气海,或加灸神阙,以振奋其欲脱之阳,使手足温,脉还。

(2)《伤寒论》第367条"下利后,脉绝,手足厥冷,晬时脉还,手足温者生,脉不还者死"。周时以后,倘若脉不还,手足仍不温,是因正气不足、阳气已脱之故,病属危殆,须补灸关元、气海,回阳益气固脱。

(3)《伤寒论》第343条指出:"伤寒六、七日,脉微,手足厥冷,烦躁,灸厥阴,厥不还者,死。"本条为脏厥重证,从其脉微、手足厥冷、烦躁等,已显露阳消阴长、阳不胜阴之证,病势濒于危殆。此时如用汤药扶阳抑阴,诚恐缓不济急,故急用灸法回阳,以散阴邪而复阳气。"灸厥阴"可灸厥阴原穴太冲。若手足仍不温,不还,危殆顷刻者,可灸关元、神阙,回阳固脱。取"针所不为,灸之所宜"。

(4)《伤寒论》第295条:"少阴病,恶寒,身而利,手足逆冷者不治。"是真阳已败之证,可急补灸关元、太溪,灸神阙,温补肾阳,回阳固脱。

(5)《伤寒论》第361条中"下利,手足厥冷,无脉"是阳气衰竭的现象,可灸神阙、关元、气海,以振奋欲绝之阳,使手足温,脉还。

"李氏针灸"经过六代人的临床验证,疗效突出,仲景先师用药,"李氏针灸"以针

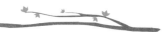

(灸)代药,真正地体现了法虽不同,而理实一贯,造福一方百姓。

南阳作为仲景故里,又是国内最大的艾产业种植和加工集散地,迫切需要艾灸技术的创新发展,仲景灸方是在李氏针灸处方的基础上,融入《伤寒论》和《金匮要略》辨证论治的思想,以及灸法的应用特点,结合艾草的功效和现代研究,改进和创新后组成相应的灸疗处方。有了灸疗处方,还需要有相应的灸疗技术,我们团队查阅大量文献,通过外出学习、考察,临床应用,学习和吸纳了周媚声教授关于灸疗的3个时相、灸疗的本质和特点,以及热证宜灸的具体应用。陈日新教授的热敏灸疗法,艾灸需要得气、气至则有效、探敏定位、消敏定量、敏消量足、常灸出奇效等先进的灸疗理念和手法,又借鉴了赵氏雷火灸的施灸手法,结合督灸和脐灸的治疗特点和适应证,对一些重症、急症可采用麦粒灸。并根据患者体质和疾病状态的不同,配合毫针刺、刮痧、经络推按、拔罐、汤药运用于临床,真正地体现了辨证施治、辨证施灸,在南阳这块中医肥沃土地上,运用南阳艾,实施仲景灸,遵古不拘泥古,传承中有发展。

第二章
仲景灸法基础理论

被尊为"医圣"的汉代医家张仲景,其著作《伤寒杂病论》被誉为方书之祖,奠定了中医学辨证论治的基础,对后世中医学的发展影响深远。《伤寒杂病论》和《金匮要略》所用的理论体系为六经辨证和脏腑辨证,想学好、用好仲景灸法,中医基础理论必须掌握,现分述如下。

第一节　藏象学说

藏象学说,是研究藏象的概念内涵,各脏腑的形态结构、生理功能、病理变化及其与精、气、血、津液、神等之间的相互关系,以及脏腑之间、脏腑与形体官窍之间、脏腑与自然和社会环境之间的相互关系的学说。

藏象学说的基本特点是以五脏为中心的整体观,主要体现在以五脏为中心的人体自身的整体性及五脏与自然环境的统一性两个方面。人体五脏、六腑、形体、官窍,通过经络的联络及功能的配合与隶属关系,构成五大功能系统,五脏是五大系统的核心,脏腑之间相互促进与制约,从而维持着整体生命活动的协调与统一。五大功能系统之间,在形态结构上不可分割,在生理活动上相互协调,在物质代谢上相互联系,在病理变化上相互影响。同时,以五脏为中心的五大功能系统又与外界环境相通,自然界的五时、五方、五气、五化等与人体五大功能系统密切联系,构成了人体内外环境相应的统一体。总之,藏象学说的整体观,体现了结构与功能、物质与代谢、局部与整体、人体与环境的统一。"脏腑"是中医学特有的概念,包括五脏、六腑和奇恒之腑。中医学的整体观察和"以象测藏"的认识方法,决定了"脏腑"的结构是一个在形态性结构框架的基础上赋予了功能性结构成分而形成的形态功能合一性结构。因此,中医学中"脏腑"的概念,不仅是一个解剖学概念,而更重要的是一个生理、病理学概念,一个功能单位的概念。例如心"如倒垂莲蕊"的形态及"主血脉"的功能,无疑是通过解剖分析而发现的,而其"主神志"的功能则是通过整体观察推理而赋予心的。脏器是西医学的一个形态学概念,是指机体的内、外器官

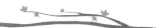

而言。如心、肝、脾、肺、肾、胆、胃、胰腺、膀胱等,为内脏器官;眼、耳、鼻等,为感觉器官。因此,"脏腑"与"脏器"的名称虽然大致相同,但其内涵却大不一样。一个中医学脏腑的功能可能包括西医学几个脏器的功能;而一个西医脏器的功能,可能分散在中医学的好几个脏腑的功能之中。

"藏象"是中医学特有的概念,包括五脏、六腑和奇恒之腑,也就是我们常说的"脏腑"。

一、五脏

五脏,即心、肺、肝、脾、肾。脏,通藏,有贮藏之意,为精气贮藏之所。五脏的共同生理功能是主"藏精气",即化生和贮藏精、气、血、津液等精微物质。五脏主藏精气,精气盈满为宜,但不存贮水谷或浊气,产生的浊气则应及时输注于腑,由腑传导排泄至体外,所以五脏的共同生理功能特点是"藏而不泻""满而不能实"。五脏的形态结构属实体性器官,分别位于胸腔和腹腔之中。

(一)心

心,五行属火,与自然界夏气相通应。心为神之居,血之主,脉之宗,具有主宰人体生命活动的功能,故《黄帝内经》称其为"君主之官""五脏六腑之大主""生之本"。

心的主要生理功能为主血脉、主藏神。心与小肠相表里,在体合脉,其华在面,开窍于舌,在志为喜,在液为汗。

1. 主血脉 心主血脉,是指心气有主管血脉和推动调控血液在脉道中循行的作用。心主血脉包括主血和主脉两个方面。

(1)主行血、生血

行血:心气能推动血液运行,以输送营养物质于全身脏腑形体官窍,发挥其营养和滋润作用,血液的正常运行虽与五脏密切相关,但心泵血作用尤为重要,它是血液运行的动力。

生血:由水谷之精所化生营气和津液入脉中,经心火(即心阳)的"化赤"作用,变成红色的血液。因此心参与血液的生成。

(2)主脉:心主脉是指心气推动和调控心脏的搏动和脉管的舒缩,使脉道通利,血流通畅。心与脉直接相连,互相沟通,形成一个密闭循环的管道系统。在这个系统中,血液的正常运行,除了需心气充沛外,还有赖于血液的充盈和脉道的通利。心气是血液运行的动力,心血是心主血脉生理功能的物质基础,脉道通利,是指脉管富有弹性并畅通无阻。

2. 主神志 又称心主神明或心藏神。是指心具有统率人体五脏六腑、形体官窍的一切生理活动和主司人体精神意识思维活动的功能。故《素问·灵兰秘典论》说:"心者,君主之官也,神明出焉。"

(1)主宰人体生命活动:人体的脏腑、经络、形体、官窍,各有不同的生理功能,但它们都必须在心神的主宰和协调下,分工合作,才能进行协调统一的正常生命活动。

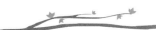

（2）主司精神意识思维：《灵枢·本神》说"所以任物者谓之心"，心主"任物"是指心具有接收、处理和反映外界客观事物或信息，从而进行意识、思维和情志活动的生理作用。人体复杂的精神活动在"心神"的主导下，由五脏协作共同完成，故情志所伤，首伤心神，心神不宁则脏腑气机紊乱。

心主血脉和心藏神的功能是密切相关的。一方面，血液是神志活动的物质基础，心神必须得到心血的濡养才能正常地工作。另一方面，心主血脉的功能也受心神的主宰，心神清明，则能驭气调控心血的运行，使血液在脉中正常运行。所以心的这两种功能是相互影响的。

附：心包络

心包络，简称心包，是心脏外面的包膜，为心脏的外围组织。在经络学中，手厥阴心包经与手少阳三焦经相为表里。

由于心包络是心的外围组织，故有保护心脏、代心受邪的作用。古代医家认为，心为人身之君主，邪不能犯，所以外邪侵袭心时，首先侵犯心包络。后世医家受到"心不受邪"的思想影响，将外感热病中出现的神昏谵语等心神功能失常的病理变化，称为"热入心包"；将由痰浊引起的神识模糊、神志痴呆等心神昏乱的病证，称为"痰蒙心包"。实际上，心包受邪所出现的病证，即是心的病证。

（二）肺

肺在五行中属金，与自然界秋气相通应。肺与心同居膈上，位高近君，犹如宰辅，故称为"相傅之官"。因其位置最高，覆盖诸脏，故有"华盖"之称。肺叶娇嫩，上通鼻窍，外合皮毛，与自然界息息相通，故易受外邪侵袭，故有"娇脏"之称。

肺的主要功能是主气、司呼吸、主宣肃、主行水、朝百脉。肺与大肠相表里，在体合皮，其华在毛，开窍于鼻，在志为悲（忧），在液为涕。

1. 主气、司呼吸　主气、司呼吸是指人体一身之气均为肺所主，并通过肺的呼吸运动具体实施。肺主气包括主呼吸之气和主一身之气两个方面。

（1）主呼吸之气：肺主呼吸之气，是指肺通过呼吸运动，吸入自然界的清气，呼出体内的浊气，实现机体与外界环境之间的气体交换，以维持人体的生命活动。

（2）主一身之气：肺主一身之气，是指肺具有主持、调节全身各脏腑经络之气的作用，即肺通过呼吸而参与气的生成和气机调节的作用。

一是参与宗气的生成。宗气是一身之气的重要组成部分，是由肺所吸入的清气和脾胃运化的水谷精气所构成。宗气盛衰关系着一身之气的盛衰，肺是通过参与宗气的生成而起到主一身之气的作用的。

二是调节全身气机。气机，即气的运动，升降出入为其基本的运动形式。肺的呼吸运动本身，就是气的升降出入运动的具体体现。肺有节律的一呼一吸运动，带动着全身气的升降出入运动，从而对全身气机起着调节作用。

2. 主宣发肃降　宣发与肃降是肺气升降出入运动的具体表现形式。

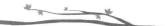

（1）宣发：所谓"宣发"，即宣通、布散的意思，是指肺气的向上升宣和向外布散的作用。肺的宣发主要体现在 3 个方面。

一是呼出体内浊气。通过肺气的向上向外运动，将体内在生命活动中不断产生的浊气经口鼻随呼气运动排出体外。

二是输布精微和津液。肺将脾所转输的水谷精微和津液，布散到全身，外达于皮毛，起到滋润和濡养的作用。

三是宣发卫气。卫气源于脾所运化的水谷精微，靠肺气之宣发而布散全身，外达肌表，以发挥其温分肉、充肌肤、肥腠理、司开合的作用，并将汗液排出体外。

（2）肃降：所谓"肃降"，即清肃、下降之意，是指肺气的向内向下清肃通降的作用。肺气的肃降作用，主要体现在 3 个方面。

一是吸入自然界的清气。通过肺气向下向内的运动，将自然界的清气吸入，并向内向下布散，以供脏腑组织生理活动的需要。

二是输布精微和津液。通过肺气向下的通降作用，将脾转输于肺的水谷精微和津液向下向内布散于脏腑组织，以营养和滋润脏腑组织。另外，肺为水之上源，肺气肃降，能通调水道，使脏腑代谢后所产生的浊液下输于肾，经肾的气化作用，将浊液化为尿液，注入膀胱，排出体外。

三是肃清异物。肺气的清肃作用，能及时清除肺和呼吸道的异物，保持其洁净，从而使肺气运动畅达无阻。

肺的宣发和肃降是相反相成的矛盾运动，是相互制约、相互为用的两个方面。没有正常的宣发，就不可能有正常的肃降；反之，没有正常的肃降，必然会影响正常的宣发。

3. 主行水　肺主行水，又称肺主通调水道。是指肺具有疏通和调节水液运行的通道，从而推动水液的输布和排泄的作用。肺主行水全赖肺气的宣发和肃降作用。肺气的宣发，一方面使水液向上、向外布散，另一方面将水液化为汗液排出体外。肺气的肃降，一方面使水液向下、向内输布，另一方面将脏腑代谢后所产生的浊液形成尿液而排出体外。

4. 朝百脉　肺朝百脉，是指肺与百脉相通，全身的血液都通过百脉会聚于肺，经肺的呼吸，进行体内外清浊之气的交换，然后再通过肺气的宣降作用，将饱含清气的血液通过百脉输送到全身。

（三）脾

脾五行属土，与自然界长夏相通应。脾胃同居中焦，是人体对饮食物进行消化、吸收并输布其精微的主要脏器，《黄帝内经》称为"仓廪之官"。脾胃所运化的水谷精微是人出生后赖以生存的根本，故称脾胃为"后天之本"。

脾的主要生理功能是主运化、生化气血、主升清、主统血。脾与胃相表里，在体合肌肉而主四肢，开窍于口，其华在唇，在志为思，在液为涎。

1. 主运化　脾主运化，是指脾具有把饮食水谷转化为水谷精微和津液，并将水谷精微和津液吸收、转输到全身各脏腑组织的生理功能。

（1）运化水谷:运化水谷是指脾对饮食物的消化吸收和对水谷精微的转输作用。脾的运化过程可分为3个阶段:一是消化,即帮助胃的"腐熟"及小肠的"化物",将饮食物分解为精微和糟粕两个部分。二是吸收,即帮助胃肠道吸收水谷精微。三是输布,即通过"散精"作用,将水谷精微上输于肺,再经肺的宣发与肃降而输布至全身。

（2）运化水液:运化水液是指脾有吸收、输布水液,调节水液代谢的作用。人体的水液代谢是由肺、脾、肾、小肠、大肠、膀胱、三焦等脏腑共同完成的,肺居上为"水之上源";肾位下为"主水之脏";脾居中焦,为水液升降输布之枢纽。脾在水液代谢的过程中,起着上腾下达的枢转作用。

2. 主生化气血　脾所运化的水谷精微是气血化生的物质基础。气与血的生成均与脾密切相关,如宗气、营气、卫气的生成,离不开脾所运化的水谷之气,元气亦有赖于脾所运化的水谷精微的不断充养。由此可见,化生血液的营气和津液均来源于脾所运化的水谷精微,故说脾为"气血生化之源"。

3. 主升清　脾主升清的作用主要体现在两个方面:一是指脾气上升,将水谷精微等营养物质,吸收并向上输送至心肺,然后再通过心肺的布散作用,以营养全身;二是脾气升发,以升举内脏,维持内脏位置的相对恒定,防止其下垂。

4. 主统血　脾主统血,是指脾气有统摄血液在脉内正常运行,防止其逸出脉外的功能。脾统血的作用是通过气的摄血功能而实现的,实际上是气对血液统摄作用的具体体现。

（四）肝

肝五行属木,与自然界春气相通应。肝的生理特性是主升、主动,喜条达而恶抑郁,故称为"刚脏"。《素问·灵兰秘典论》把肝喻之为"将军之官"。

肝的主要生理功能是主疏泄、主藏血。肝与胆相表里,在体合筋,其华在爪,开窍于目,在志为怒,在液为泪。

1. 主疏泄　肝主疏泄,是指肝具有疏通、调畅全身气机,使之通而不滞、散而不郁的作用。肝主疏泄功能主要表现在调畅气机、调节情志、促进脾胃消化、促进血液运行和水液输布、调节生殖功能5个方面。

（1）调畅气机:气的升降出入运动是人体生命活动的基本形式。由于肝的生理特点是主升、主动、主散,因此肝具有疏通、调畅的功能。肝的正常疏泄作用,可维持全身气机的疏通与畅达,保持着全身各脏腑经络之气的升降出入运动的平衡。

（2）调节情志:人体的精神情志活动,除由心所主宰外,也与肝的疏泄功能密切相关。这是因为情志活动的物质基础是气血,正常的情志活动,依赖于气血的正常运行。肝能调畅气机,贮藏血液,因此肝的疏泄功能正常,是保证气机调畅、气血和调的一个重要因素,所以说肝能够调畅情志。

（3）促进脾胃消化:肝对脾胃的消化吸收功能具有促进作用,主要体现在调节脾胃气机和分泌排泄胆汁两个方面。

一是调节脾胃气机。脾主运化,其气主升;胃主受纳,其气主降。而肝的疏泄功能可

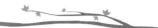

使全身气机疏通畅达,从而协调脾胃气机的升降平衡,保证了消化吸收功能的正常完成。

二是分泌排泄胆汁。肝之余气化生胆汁,而胆汁泄于小肠,亦有赖于气机的调畅。所以胆汁的分泌与排泄,都与肝的疏泄功能密切相关。

(4)促进血液运行和水液输布:气的推动作用是血液运行和水液输布的动力,气机的调畅是正常血液循行和水液代谢的保证。肝的疏泄能调畅气机,使全身脏腑经络之气的运行畅达有序。

(5)调节生殖功能:女子的排卵与月经,男子的排精与生殖功能,都与肝的疏泄作用有密切关系。肝的这一生理作用通过调理冲任二脉和精室来实现的。

1)调理冲任:妇女的经、带、胎、产等特殊的生理活动与诸多脏腑密切相关,但与肝脏的关系尤为密切,故有"女子以肝为先天"之说。冲为血海,任主胞胎,冲任二脉与女性生理功能密切相关。而冲任二脉与足厥阴肝经相通,隶属于肝,所以肝主疏泄,调畅气机,又可调理冲任二脉的生理活动。

2)调节精室:精室为男子藏精之所。男子精液的正常排泄,是肝肾二脏共同作用的结果,肝的疏泄作用与肾的闭藏作用相辅相成,协调平衡,则精室开合有度,精液排泄有节,保证了男子的性功能和生殖功能的正常。

2.主藏血　肝藏血,是指肝具有贮藏血液、调节血量及收摄血液的功能。肝藏血的生理功能表现在以下3个方面。

(1)贮藏血液:血化生于脾,受藏于肝,肝脏是人体贮藏血液的主要器官,故古人称肝为"血库""血海""血之府库"等。肝贮藏血液的作用,可体现在两个方面。一是肝脏储备大量的血液,以供机体各脏腑组织的需要。二是肝中所藏血液能够涵养肝脏本身,保持肝体柔和,阴阳平衡。

(2)调节血量:肝贮藏充足的血液,可根据机体各部分组织器官活动量的变化而调节循环血量,从而保证正常生理活动的需求。在正常情况下,人体各部分血量是相对恒定的,但随着机体活动量的增减、情绪的变化、外界气候的变化等因素,人体各部分的血量也会随之而改变。这种变化是通过肝的藏血和疏泄功能实现的。

(3)收摄血液:肝具有收摄血液、主持凝血、防止出血的功能。肝的这种作用是通过肝气与肝血来实现的。肝气属阳,能固摄血液,以防止其逸于脉外而发生出血;肝血属阴,阴主凝聚,使出血之时能迅速凝固。

肝主疏泄功能与肝主藏血功能密切相关,二者相辅相成,相互为用。肝主疏泄关系到人体气机的调畅,肝主藏血关系到血液的贮藏和调节,故二者密切的关系就体现为气与血的和调。

(五)肾

肾五行属水,与自然界冬气相通应。肾藏先天之精,主生殖,为生命之本源,故称为"先天之本"。肾藏精,主蛰,故又称为"封藏之本"。肾主司全身水液代谢,又被称为"水脏"。

肾的主要功能是藏精,主水,主纳气。肾与膀胱相表里,在体合骨,主骨,生髓,通脑,其华在发,开窍于耳及二阴,在志为恐,在液为唾。

1. 主藏精 肾藏精,是指肾具有贮存、封藏人身精气的作用。肾所藏之精包括"先天之精"和"后天之精"。肾中精气,具有促进生长发育、促进生殖繁衍及促进血液生成等生理功能。

(1)促进生长发育:机体生、长、壮、老、死的自然规律,与肾精的盛衰密切相关。肾精为人体生长发育之根本,如肾精亏少,儿童则发育迟缓,筋骨痿软;成人则未老先衰,齿摇发落。补肾益精,既可治疗儿童生长发育障碍,又是延缓衰老和治疗老年性疾病的重要方法。

(2)促进生殖繁衍:肾精是胚胎发育的原始物质,它还能促进生殖功能的成熟。女子"二七而天癸至,任脉通,太冲脉盛,月事以时下,故有子……七七,任脉虚,太冲脉衰少,天癸竭,地道不通,故形坏而无子也"。丈夫"二八,肾气盛,天癸至,精气溢泻,阴阳和,故能有子……七八,肝气衰,筋不能动,天癸竭,精少……"因此,肾精对生殖功能起着决定性的作用,为生殖之本。如肾藏精功能失常,生殖功能则低下,表现为男子不育,女子不孕。

(3)促进血液生成:肾藏精,精生髓,髓可生血,肾精能化而为血,参与血液的生成,故有"血液之源在于肾"之说。

2. 主一身之阴阳 肾藏精,精能化气,由肾精化生之气,即肾气。肾精属阴,肾气属阳。肾阴,为人体阴液之根本,是肾功能活动的物质基础,对机体各脏腑组织起着滋养、濡润作用。肾阳,为人体阳气之根本,是肾功能活动的动力,对机体各脏腑组织起着推动、温煦作用。肾阴肾阳被视为五脏阴阳的根本。

3. 主水液 肾具有主持和调节体内水液代谢的功能。肾主水的功能是通过肾的气化作用而实现的,具体表现在 3 个方面。

一是蒸腾气化,升清降浊。肾可接纳肺通调水道而下输的水液,肾中阳气可将水液蒸腾气化,分别清浊,将清者重新上输于脾肺,再布散于周身;将浊者下注于膀胱,生成尿液排出体外。

二是推动与调节整个水液代谢过程。肾藏精,为元气化生之源,元气具有激发、促进各脏腑功能的作用,肺对水液的宣降、脾对水液的转输、三焦的气化,其动力皆源于肾气。

三是肾主开阖。开,是将浊水、废水排出体外;阖,是将机体需要的水液得以保存。同时,其开阖功能还体现在对膀胱贮尿和排尿的控制。

4. 主纳气 肾主纳气,是指肾具有摄纳肺气,促进其吸清呼浊,从而保持呼吸深度,防止呼吸表浅的作用。人体的呼吸运动,总为肺所主,而肾藏元气为各脏腑生命活动的原动力,肺所吸气的纳降,必须要依赖肾气的摄纳作用才能下归于肾,从而使呼吸保持一定的深度。因此,人体正常的呼吸运动是肺肾两脏功能相互协调的结果,正如《类证治裁·喘证》中所说:"肺为气之主,肾为气之根"。

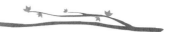

二、六腑

六腑,即胆、胃、小肠、大肠、膀胱、三焦。六腑共同的生理功能是主"传化物",即受纳和腐熟水谷,传化和排泄糟粕。六腑的共同生理功能特点是"泻而不藏""实而不能满"。六腑的形态结构属中空的管腔器官,主要位于腹腔之中,三焦则分布于胸腹腔。

(一)胆

胆,为六腑之一,又为奇恒之腑。胆属阳属木,与肝相表里。胆的主要生理功能是贮藏、排泄胆汁和主决断,《黄帝内经》称之为"中正之官"。

1.贮藏和排泄胆汁 胆汁由肝所化生,贮藏于胆,并在肝的疏泄作用下,通过胆道排泄入小肠。胆汁具有促进饮食物消化的作用。

2.主决断 胆主决断是指胆在精神意识思维活动过程中,具有促进对事物判断,以防御和消除某些精神刺激(如大惊、大恐)的不良影响的功能。正如《素问·灵兰秘典论》所说:"胆者,中正之官,决断出焉。"其实,"胆主决断"功能是大脑精神和思维活动的一部分。

(二)胃

胃是机体对饮食物进行消化吸收的主要脏器,属阳属土,与脾相表里,主要功能是受纳、腐熟水谷,《黄帝内经》称为"水谷之海""太仓"。脾胃常被合称为"后天之本"。

1.主受纳水谷 受纳,是接受和容纳之意。饮食入口,容纳于胃,故胃有"太仓""水谷之海"之称。气、血、津液的化生,都源于胃所受纳的水谷,故胃又有"水谷气血之海"之称。

2.主腐熟水谷 腐熟,是食物经过胃的初步消化,形成食糜的过程。胃把所受纳的水谷进行消磨和腐熟,变成食糜,下传于小肠,通过进一步消化吸收,其精微物质经脾之运化而营养全身。

(三)小肠

小肠是机体对饮食物进行消化、吸收的重要器官,属阳属火,与心相表里。主要功能为受盛化物和泌别清浊,《黄帝内经》称之为"受盛之官"。

1.主受盛化物 小肠受盛化物的功能主要表现在两个方面:一是小肠受盛由胃下移而来的初步消化的饮食物,起着容器的作用;二是经胃初步消化的饮食物(食糜),在小肠内必须停留一定的时间,以利于小肠对其进一步消化,将水谷分化为可以被机体利用的营养物质和糟粕。

2.主泌别清浊 所谓泌别清浊,即指经过小肠消化后的饮食物,被分为水谷精微和食物残渣两部分,其中的水谷精微,由脾转输,运送到全身,食物残渣则被下输到大肠,所以又称"分清别浊"。小肠在吸收水谷精微的同时,也吸收了大量的水液,故又称"小肠主液"。

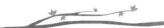
（四）大肠

大肠属阳属金,与肺相表里。主要功能是传导糟粕,《黄帝内经》称之为"传导之官"。

1. 主传导糟粕　大肠接受由小肠下移的食物残渣,再重新吸收其中多余的水分,使之形成有形的便条,经肛门适时排出体外。

2. 主津　大肠在传导由小肠下注的饮食残渣过程中,将其中部分水液再吸收,称为"大肠主津"。

（五）膀胱

膀胱是贮存和排泄尿液的器官,属阳属水,与肾相表里。主要生理功能是贮存及排泄尿液,《黄帝内经》称之为"州都之官"。

1. 贮存尿液　尿液为津液所化。人体之津液代谢后的废水下归于肾,经肾的气化作用,升清降浊,清者重新输送回体内,浊者则气化成尿液,下输于膀胱而贮存。

2. 排泄尿液　尿贮存于膀胱,达到一定容量时,通过膀胱的气化作用,从溺窍排出体外。

（六）三焦

三焦是中医藏象学说中的一个特有概念,是上焦、中焦、下焦的合称。膈以上为上焦,包括心与肺;横膈以下到脐为中焦,包括脾与胃、肝和胆;脐以下至二阴为下焦,包括肾、大肠、小肠、膀胱。主要功能是运行元气、运行水液和运行水谷,《黄帝内经》称之为"决渎之官"。

1. 运行元气　元气是人体最根本之气,是生命活动的原动力。《难经·六十六难》说:"三焦者,原气之别使也。"元气通过三焦,外达肌肤腠理,内至五脏六腑,充沛于全身,以激发、推动各个脏腑组织的功能活动。所以说,三焦既是元气运行的通道,又是气化的场所。

2. 运行水液　三焦为人体水液运行的主要通道。《素问·灵兰秘典论》曰:"三焦者,决渎之官,水道出焉。"决渎,即疏通水道。也就是说三焦有疏通水道、运行水液的功能。全身的水液代谢,是由肺、脾和肾等多个脏腑的协同作用而完成的,但必须以三焦为通道,才能正常地输布与排泄,如果三焦水道不利,则肺、脾、肾输布调节水液的功能将难以实现,所以又把水液代谢的协调平衡作用,称为"三焦气化"。

3. 运行水谷　《难经·三十一难》曰:"三焦者,水谷之道路。"三焦具有运行水谷、协助输布精微、排泄废物的作用。其中,上焦有输布精微的功能;中焦有消化吸收和转输水谷精微的功能;下焦有排泄粪便和尿液的功能。

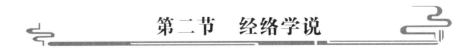

第二节　经络学说

经络学说是古人在长期的生产生活与医疗实践中,通过施用砭刺、艾灸、导引、推拿

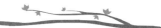

按摩、气功吐纳及药物治疗等方法进行保健和治疗,体验、感受并发现了经络感传现象,再结合一定的解剖学知识以及自然界的普遍现象与规律,而逐步形成的一种理论知识。它不仅较好地解释了人体客观存在的循经感传现象,而且与藏象学说、精气血津液学说等相互辅翼,深刻地阐释了人的生理功能活动和病理变化,对临床各科,尤其是针灸、推拿、按摩、气功等都起到了重要的指导作用。正如《灵枢·经脉》所言:"经脉者,所以能决死生,处百病,调虚实,不可不通。"

一、经络系统的组成

经络,即经脉和络脉的总称,是运行全身气血、联络脏腑肢节、沟通上下内外、感应传导信息、调节功能平衡的通路系统。

经者,径也,有路径、途径之意;经脉是经络系统的主干。络者,有联络、网络之意;络脉是经脉的分支。经脉多纵行于躯体深部,且有一定的循行路线;络脉常循行于体表浅部,且循行无规律,纵横交错,网络、遍布于全身。通过经脉与络脉的相互沟通与联系,把人体的五脏六腑、四肢百骸、五官九窍、皮肉筋脉等联结成了一个统一的有机整体。

人体的经络系统主要由经脉系统和络脉系统两大部分组成。

(一)经脉系统

经脉系统包括十二正经与奇经八脉。

1. 十二正经　十二正经,又称"十二经脉",包括手三阴经、手三阳经、足三阴经、足三阳经,共十二条经脉。十二正经均有一定的起止部位、一定的循行部位与交接顺序,在四肢的分布与走向有一定的规律,与脏腑有直接的属络关系,相互之间也有表里相合关系。十二经脉是气血运行的主要通道。另外,与十二经脉相关的还有"十二经别""十二经筋""十二皮部"。所谓"十二经别",是十二经脉各别出的一条较大的分支。"十二经筋""十二皮部",都是十二经脉的附属部分,均从属于十二经脉,也属经脉系统。

2. 奇经八脉　奇经八脉,即冲脉、任脉、督脉、带脉、阴跷脉、阳跷脉、阴维脉、阳维脉。它们具有统率、联络和调节十二经脉的作用。与十二正经不同的是,奇经的分布不像十二经脉规则,与脏腑没有直接的属络关系,相互之间也无表里相合关系。

(二)络脉系统

络脉,是经脉的分支,有别络、浮络、孙络之分。

1. 十五别络　十五别络是络脉中的较大者,十二正经、督脉、任脉各自别出一支,再加上脾之大络,合为"十五别络"。别络主要具有加强互为表里的两经之间在体表的联系作用。

2. 浮络　浮络是循行于人体体表浅部,且浮而易见的络脉。

3. 孙络　孙络是络脉中较细小的分支,是最细小的络脉。

二、十二经脉

(一)十二经脉的命名

十二经脉左右对称地分布于人体的两侧,分别循行于上肢或下肢的内侧或外侧,每一条经脉又分别属于某一脏或某一腑。因此,十二经脉中每一条经脉的命名,都是依据其循行分布于上肢或下肢、内侧(为阴)或外侧(为阳)、所属脏腑的名称这三方面而命名的,其命名规律如下。

(1)上为手,下为足:凡循行上肢的经脉叫手经;循行于下肢的经脉叫足经。

(2)内为阴,外为阳:凡循行于四肢内侧面的经脉叫阴经;循行于四肢外侧面的经脉叫阳经。内侧面有前、中、后之分,分别为太阴、厥阴、少阴;外侧面也有前、中、后之分,分别为阳明、少阳、太阳。

(3)脏为阴,腑为阳:凡属于脏的经脉叫阴经,凡属于腑的经脉叫阳经(表2-1)。

表2-1 十二经脉名称分类表(阴经行于内侧,阳经行于外侧)

部位	阴经(属脏)	阳经(属腑)	循行部位	
手	手太阴肺经	手阳明大肠经	上肢	前缘
	手厥阴心包经	手少阳三焦经		中线
	手少阴心经	手太阳小肠经		后缘
足	足太阴脾经*	足阳明胃经	下肢	前缘
	足厥阴肝经	足少阳胆经		中线
	足少阴肾经	足太阳膀胱经		后缘

注:* 在内踝上八寸以下,肝经走在前缘,脾经走在中线,至内踝上八寸处两经交叉,之后,脾经走在前缘,肝经走在中线。

(二)十二经脉的走向与交接规律

十二经脉的走向与交接是有一定规律的。《灵枢·逆顺肥瘦》说:"手之三阴,从脏走手;手之三阳,从手走头。足之三阳,从头走足;足之三阴,从足走腹。"即手三阴经,从胸腔走向手指末端,交手三阳经;手三阳经从手指末端走向头面部,交足三阳经;足三阳经从头面走向足趾末端,交足三阴经;足三阴经从足趾走向腹腔、胸腔,交手三阴经。在这里把十二经脉走向规律归纳为"举手直立,阴升阳降"(升指上行,降指下行)。这样就构成一个"阴阳相贯,如环无端"(《灵枢·营卫生会》)的循环路径。

(三)十二经脉在体表的分布规律

十二经脉在体表的分布也有一定的规律。

1.四肢部 阴经行于肢体的内侧面,阳经行于肢体的外侧面。内侧三阴经的分布为

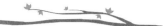

太阴经行于前缘,厥阴经行于中线,少阴经行于后缘。外侧三阳经分布为阳明经行于前缘,少阳经行于中线,太阳经行于后缘。其中,需注意的是在下肢内踝上八寸以下,肝经走在前缘,脾经走在中线,至内踝上八寸处两经交叉,之后,脾经走在前缘,肝经走在中线。

2.头部 手足阳明经行于额面部;手足少阳经行于头侧部;手足太阳经行于面颊、头顶和头后部。由于手足三阳经皆会于头面,故有"头为诸阳之会"之说。

3.躯干部 手三阴经均从腋下出于体表;手三阳经行于肩胛部;足三阳经中的阳明经行于前(胸腹面)、太阳经行于后(背面)、少阳经行于侧面;足三阴经均行于腹面。循行于腹面的经脉,自内向外的顺序为足少阴肾经、足阳明胃经、足太阴脾经和足厥阴肝经。

(四)十二经脉表里配合

手足三阴三阳经,通过各自的经别和别络互相沟通,组成六对"表里相合"关系(表2-2)。

相为表里的两条经脉,分别循行于四肢内外两侧的相对位置,并于四肢末端交接,且各自属络于相为表里的脏或腑,即阴经属脏络腑;阳经属腑络脏。这样,既加强了表里两经的联系,又促进了相为表里的脏与腑在生理功能上的相互协调与配合。在病理上,表里两经也可相互影响。在治疗时,相为表里的两经的腧穴可交叉使用。

表2-2 十二经脉表里关系

表	手阳明大肠经	手少阳三焦经	手太阳小肠经	足阳明胃经	足少阳胆经	足太阳膀胱经
里	手太阴肺经	手厥阴心包经	手少阴心经	足太阴脾经	足厥阴肝经	足少阴肾经

(五)十二经脉流注次序

十二经脉中的气血运行,是按十二经脉的前后衔接的顺序,依次流注而循环往复的。即从手太阴肺经开始,依次传至手阳明大肠经、足阳明胃经、足太阴脾经、手少阴心经、手太阳小肠经、足太阳膀胱经、足少阴肾经、手厥阴心包经、手少阳三焦经、足少阳胆经、足厥阴肝经,最后又回到肺经,首尾相贯,如环无端。

(六)十二经脉的循行部位

1.手太阴肺经 起于中焦,下络大肠,还循胃口,通过膈肌,属肺,至喉,横行至胸部外上方(中府穴),出腋下,沿上肢内侧前缘下行,过肘窝,入寸口,上鱼际,直出拇指桡侧端(少商穴)(图2-1)。

分支:从手腕的后方(列缺穴)分出,沿掌背侧走向示指桡侧端(商阳穴),交于阳明大肠经。

2.手阳明大肠经 起于示指桡侧端(商阳穴),经过手背部行于上肢外侧(即伸侧)前缘,上肩,至肩关节前缘,向后到第7颈椎棘突下(大椎穴)与督脉交会,再折向前下行入缺盆(锁骨上窝),进入胸腔络肺,向下通过膈肌下行至大肠,属大肠(图2-2)。

　　分支:从锁骨上窝上行,经颈部到面颊,入下齿中,回出挟口两旁,左右交叉于人中,至对侧鼻翼旁(迎香穴),交于足阳明胃经。

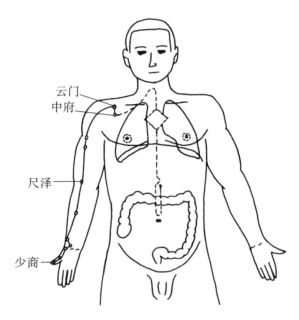

图2-1　手太阴肺经

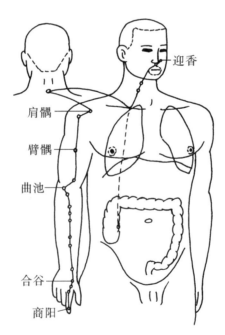

图2-2　手阳明大肠经

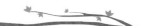

3.足阳明胃经　起于鼻翼旁(迎香穴),挟鼻上行,左右交会于鼻根部,旁行入目内眦,与足太阳经相交,向下沿鼻柱外侧,入上齿中,还出挟口两旁,环绕口唇,在颏唇沟承浆穴处左右相交,退回沿下颌骨后下缘到大迎穴处,沿下颌角上行过耳前,经上关穴,沿发际到达额前(头维穴)(图2-3)。

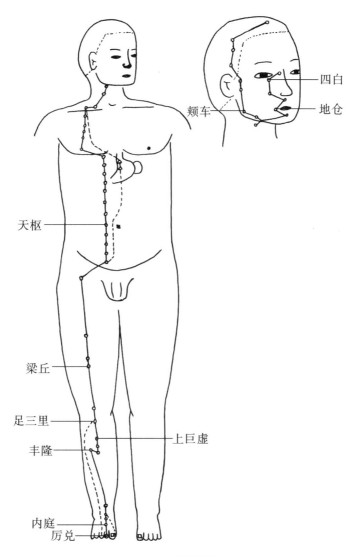

图2-3　足阳明胃经

分支:从颌下缘(大迎穴)分出,下行到人迎穴,沿喉咙向下后行到大椎,折向前行,入缺盆,深入胸腔,下行穿过膈肌,属胃,络脾。

直行者:从缺盆出体表,沿乳中线下行,挟脐两旁(旁开两寸),下行至腹股沟处的气街穴。

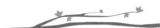

　　分支:从胃下口幽门处分出,沿腹腔内下行至气街穴,与直行之脉会合,而后沿大腿之前侧下行,至膝膑,向下沿胫骨前缘下行至足背,入足第二趾外侧端(厉兑穴)。

　　分支:从膝下 3 寸处(足三里穴)分出,下行入中趾外侧端。

　　分支:从足背上冲阳穴分出,前行入足大趾内侧端(隐白穴),交于足太阴脾经。

　　4. 足太阴脾经　起于足大趾内侧端(隐白穴),沿内侧赤白肉际,上行过内踝前缘,沿小腿内侧正中线上行。至内踝上八寸处,交出足厥阴肝经之前,上行沿大腿内侧前缘进入腹中,属脾,络胃。向上穿过膈肌,沿食管两旁,连舌本,散在舌下(图2-4)。

　　分支:从胃别出,上行通过膈肌,注入心中,交于手少阴心经。

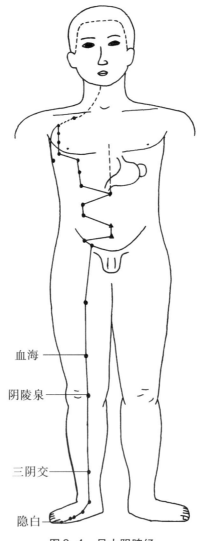

血海

阴陵泉

三阴交

隐白

图2-4　足太阴脾经

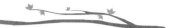

5. 手少阴心经　起于心中,走出后属心系,向下穿过膈肌,络小肠(图2-5)。

分支:从心系分出,挟食管上行,连于目系。

直行者:从心系出来,退回上行经过肺,向下浅出腋下(极泉穴),沿上肢内侧后缘,过肘中,经掌后锐骨端,进入掌中,沿小指桡侧,出小指桡侧端(少冲穴),交于手太阳小肠经。

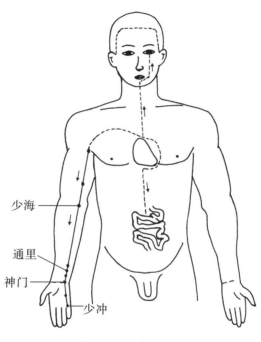

图2-5　手少阴心经

6. 手太阳小肠经　起于小指外侧端(少泽穴),沿手背尺侧上腕部,循上肢外侧后缘,过肘部,到肩关节后面,绕行于肩胛部,交会于大椎穴,再前行入缺盆,深入体腔,络心,沿食管下行,穿过膈肌,到达胃部,下行,属小肠(图2-6)。

分支:从缺盆出来,沿颈部上行至面颊,至目外眦后,退行进入耳中(听宫穴)。

分支:从面颊部分出,向上行于目眶下,至目内眦(睛明穴),交于足太阳膀胱经。

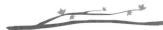

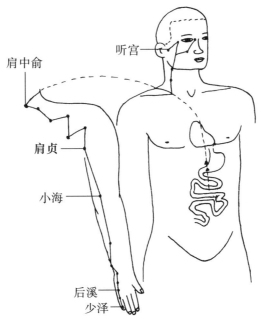

图2-6　手太阳小肠经

7.足太阳膀胱经　起于目内眦(睛明穴),向上到达额部,左右交会于头顶部(百会穴)(图2-7)。

分支:从头顶部分出,到耳上角部。

直行者:从头顶部分出,向后下行至枕骨处,进入颅腔,络脑,回出后下行到项部(天柱穴),再下行交会于大椎穴,然后分左右沿肩胛内侧,从脊柱两旁(脊柱正中线旁开一寸五分)下行,到达腰部(肾俞穴),进入脊柱两旁的肌肉,深入体腔,络肾,属膀胱。

分支:从腰部分出,沿脊柱两旁下行,穿过臀部,从大腿后侧外缘下行至腘窝中(委中穴)。

分支:从项部(天柱穴)分出下行,经肩胛内侧,从附分穴挟脊(脊柱正中线旁开三寸)下行至髀枢,经大腿后侧至腘窝中与前一支脉会合,然后下行穿过腓肠肌,出走于足外踝后,沿足背外侧缘至小趾外侧端(至阴穴),交于足少阴肾经。

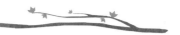

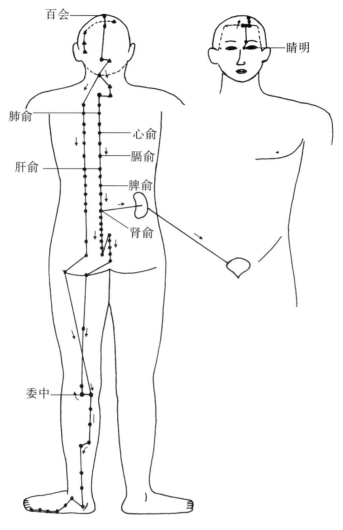

图2-7　足太阳膀胱经

8.足少阴肾经　起于足小趾下,斜行于足心(涌泉穴),出行于舟骨粗隆之下,沿内踝后,分出进入足跟部,向上沿小腿内侧后缘,至腘窝内侧,上股内侧后缘入脊内(长强穴),穿过脊柱至腰部,属肾,络膀胱(图2-8)。

直行者:从肾上行,穿过肝和膈肌,进入肺,沿喉咙到舌根两旁。

分支:从肺中分出,络心,注入胸中,交于手厥阴心包经。

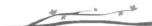

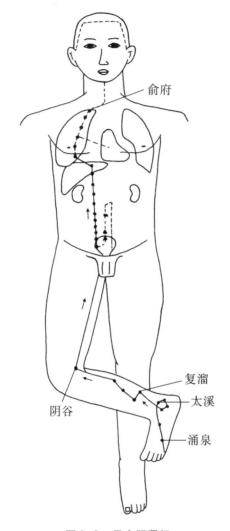

图 2-8 足少阴肾经

9.手厥阴心包经 起于胸中,出属心包络,向下穿过膈肌,依次络于上、中、下三焦(图 2-9)。

分支:从胸中分出,沿胸浅出胁部至腋下三寸处(天池穴),向上至腋窝下,沿上肢内侧中线入肘,过腕部,入掌中(劳宫内),经中指桡侧,出中指桡侧端(中冲穴)。

分支:从掌中分出,沿环指出其尺侧端(关冲穴),交于手少阳三焦经。

10.手少阳三焦经 起于环指尺侧端(关冲穴),向上沿环指尺侧至手腕背面,上行于前臂外侧尺、桡骨之间,过肘尖,沿上臂外侧向上至肩部,向前行入缺盆,布于膻中,散络心包,穿过膈肌,依次属上、中、下三焦(图 2-10)。

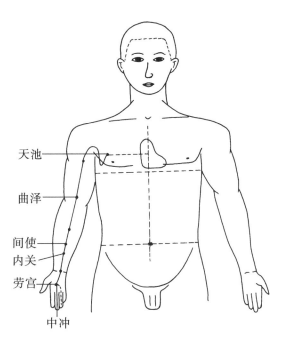

天池

曲泽

间使
内关
劳宫

中冲

图2-9　手厥阴心包经

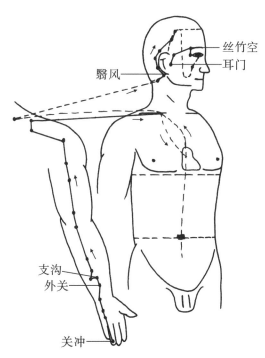

丝竹空
耳门

翳风

支沟
外关

关冲

图2-10　手少阳三焦经

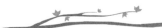
分支:从膻中分出,上行出缺盆,至肩部,左右交会于大椎,分开上行到项部,沿耳后(翳风穴),直上出耳上角,然后屈曲向下,经面颊部至目眶下。

分支:从耳后分出,进入耳中,出走耳前,经上关穴前,在面颊部与前一支相交,至目外眦(瞳子髎穴),交于足少阳胆经。

11.足少阳胆经　起于目外眦(瞳子髎穴),向上至额角(额厌穴),然后向下到耳后(完骨穴),再折向上行,经额部至眉上(阳白穴),又向后折至风池穴,沿颈下行至肩上,左右交会于大椎穴,前行入缺盆(图2-11)。

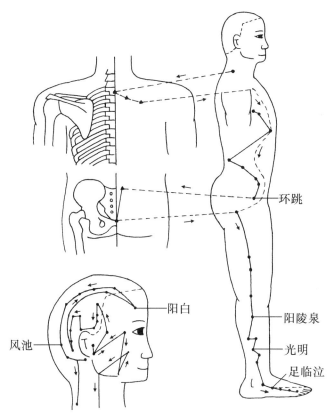

图2-11　足少阳胆经

分支:从耳后完骨穴分出,经翳风穴进入耳中,出走于耳前,过听宫穴至目外眦后方。

分支:从目外眦分出,下行至下颌部的大迎穴处,同手少阳三焦经分布于面颊部的支脉相合,行至目眶下,再向下经过下颌角部下行至颈部,经颈前人迎穴旁,与前脉会合于缺盆后,下行进入胸腔,穿过膈肌,络肝,属胆,沿胁里浅出气街,绕毛际,横向至髋关节环跳穴处。

直行者:从缺盆下行至腋,沿胸侧,过季胁,下行至髋关节环跳穴处与前脉会合,再向下沿大腿外侧、膝关节外缘,行于腓骨前面,直下至腓骨下端(绝骨穴),浅出外踝之前,沿

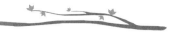

足背行,出于足第四趾外侧端(窍阴穴)。

分支:从足背(足临泣穴)分出,前行出足大趾外侧端,折回穿过爪甲,分布于足大趾爪甲后丛毛处,交于足厥阴肝经。

12.足厥阴肝经　起于足大趾爪甲后丛毛处,向上沿足背至内踝前一寸处(中封穴),向上沿胫骨内缘,在内踝上八寸处交出足太阴脾经之后,上行过膝内侧,沿大腿内侧中线进入阴毛中,绕阴器,至小腹,挟胃两旁,属肝,络胆,向上穿过膈肌,分布于胁肋部,沿喉咙的后边,向上进入鼻咽部,上行相连目系,出于额,上行与督脉会于头顶部(图2-12)。

分支:从目系分出,下行颊里,环绕口唇的里边。

分支:从肝分出,穿过膈肌,向上注入肺,交于手太阴肺经。

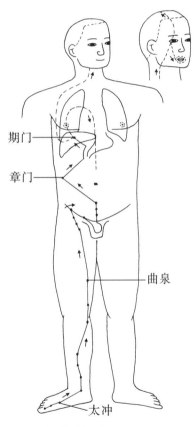

图2-12　足厥阴肝经

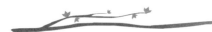

三、奇经八脉

(一)奇经八脉的概念及生理特点

奇经八脉是督脉、任脉、冲脉、带脉、阴跷脉、阳跷脉、阴维脉、阳维脉的总称。由于它们的分布不像十二经脉那样规则,同脏腑没有直接的属络关系,相互之间也没有表里相合关系,因此,与十二正经不同,故称"奇经"。奇经有八条,故又称为"奇经八脉"。

奇经八脉纵横交叉于十二经脉之间,主要具有以下3个方面的作用。

1.加强十二经脉之间的联系 如阳维脉能维系诸阳经;阴维脉能维系诸阴经。带脉能约束纵行诸经,并沟通彼此之间的联系。冲脉上下贯通,为全身血气之要冲,渗灌三阴、三阳,督脉能总督一身之阳经;任脉能总任一身之阴经。

2.调节十二经脉的气血 奇经八脉错综分布,循行于十二经脉之间,当十二经脉气血旺盛有余时,则流注于奇经八脉,蓄以备用;当十二经脉气血不足时,则从奇经八脉溢于十二经脉,以补充调节。

3.奇经与肝、肾、脑、髓、胞宫等脏腑有较密切的生理和病理上的联系 肝为藏血之脏,而冲脉为"血海",肝的藏血、调血功能与冲脉有联系。又如督脉与肾、脑、髓的生理功能密切相关;任脉与胞宫妊娠有一定关系等。

(二)奇经八脉的循行和功能

1.督脉 督脉起于胞中,下出会阴,沿脊柱里面上行,至项后风府穴处进入颅内,络脑,并由项沿头部正中线,经头顶、额部、鼻部、上唇,到上唇系带处(图2-13)。

分支:从脊柱里面分出,络肾。

分支:从小腹内分出,直上贯脐中央,上贯心,到喉部,向上到下颌部,环绕口唇,再向上到两眼下部的中央。

督,有总督、督管、统率之意。督脉行背部中央,多次与诸阳经相交汇,能总督一身之阳经,故称其为"阳脉之海"。其次,督脉与脑、肾、脊髓有密切关系。

2.任脉 任脉起于胞中,下出会阴,经阴阜,沿腹部和胸部正中线上行,至咽喉,上行至下颌部,环绕口唇,沿面颊,分行至目眶下(图2-14)。

分支:由胞中别出,与冲脉相并,行于脊柱前。

任,有担任、任受之意。任脉循行于腹面正中线,其脉多次与手足三阴经及阴维脉交汇,能总任一身之阴经,故称为"阴脉之海"。任,又通"妊",因起于胞中,故与女子妊娠有关,而称"任主胞胎"。

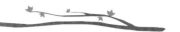

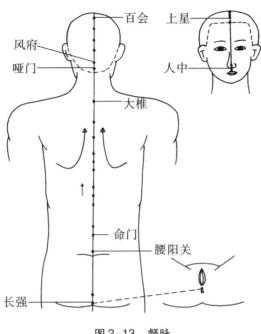

图2-13　督脉

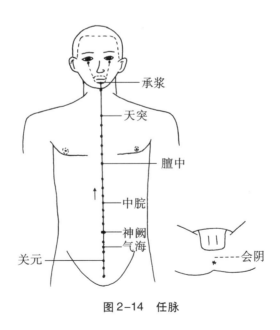

图2-14　任脉

3. 冲脉　冲脉起于胞中,下出会阴,从气街部起与足少阴经相并,挟脐上行。散布于胸中,再向上行,经喉,环绕口唇,到目眶下(图2-15)。

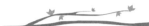

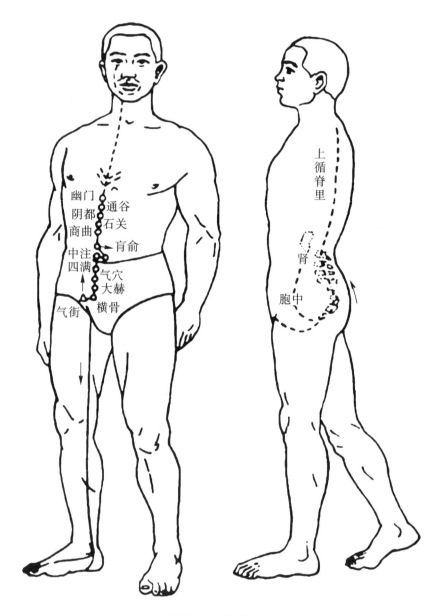

图2-15 冲脉

分支:从气街部分出,沿大腿内侧进入腘窝,再沿胫骨内缘,下行到足底。

分支:从内踝后分出,向前斜入足背,进入大趾。

分支:从胞中分出,向后与督脉相通,上行于脊柱内。

冲,有要冲之意。冲脉贯穿全身,为诸经气血之要冲,能调节十二经脉的气血,故有"十二经脉之海"及"血海"之称。

此外,冲脉、任脉与女子的经、带、妊、胎、产、育等密切相关,尤其是女子的月经。因

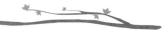

此，月经失调常归因于"冲任不调"。

4.带脉 带脉起于季胁，斜向下行到带脉穴，绕身一周，环行于腰腹部。并于带脉穴处再向前下方沿髂骨上缘斜行到少腹。

带，有腰带之意。带脉环腰一周，犹如束带，能约束纵行诸经。此外，带脉与女子月经、带下也有一定关系。

5.阴跷脉和阳跷脉 阴跷脉起于内踝下足少阴肾经的照海穴，沿内踝后直上小腿、大腿内侧，经前阴，沿腹、胸进入缺盆，出行于人迎穴之前，经鼻旁，到目内眦，与手足太阳经、阳跷脉交汇。

阳跷脉起于外踝下足太阳膀胱经的申脉穴，沿外踝后上行，经小腿、大腿外侧，再向上经腹、胸侧面与肩部，由颈外侧上挟口角，到达目内眦，与手足太阳经、阴跷脉会合，再上行进入发际，向下到达耳后，与足少阳胆经会合于项后。

跷，有轻健跷捷之意。跷脉有濡养眼目、司眼睑开合和下肢运动的功能。古人还有阴阳跷脉"分主一身左右之阴阳"之说。

6.阴维脉和阳维脉 阴维脉起于小腿内侧足三阴经交会之处，沿下肢内侧上行，至腹部与足太阴脾经同行，到胁部与足厥阴肝经相合，然后上行至咽喉，与任脉相会。

阳维脉起于外踝下，与足少阳胆经并行，沿下肢外侧向上，经躯干部后外侧，从腋后上肩，经颈部、耳后，前行到额部，分布于头侧及项后，与督脉会合。

维，有维系和维护之意。阳维脉有维系、联络全身阳经的作用；阴维脉有维系、联络全身阴经的作用。

四、经络的生理功能

经络的生理功能主要表现在沟通联系、运输渗灌、感应传导、调节平衡等方面。

(一)沟通联系作用

人体是一个有机的统一整体。机体各脏腑组织、五官九窍、皮肉筋骨相互之间，无论是在组织结构上还是在生理功能上都密切相关、紧密配合，共同构成生命整体，形成整体的生命活动。机体的这种彼此联系、相互配合，主要是通过经络的沟通联系作用来实现的。由于经络在机体内纵横交错、四通八达、出表入里、通上达下、属络脏腑、联络肢节、布散皮肉筋骨，全身无处不至，因而就将身体各部有机地联系起来，加强了彼此之间的联系，使之能够相互配合与协调。其具体作用主要表现为以下几点。

1.沟通脏腑与外周体表肢节的联系 这种联系主要是通过十二经脉及十二经筋、十二皮部来实现的。

2.沟通脏腑与官窍的联系 位于体表的官窍，包括眼、耳、口、鼻、舌、二阴等，这些官窍与脏腑之间的密切关系主要是通过经脉的沟通来实现的。

3.沟通脏腑之间的联系 互为表里的脏腑之间主要是通过彼此经脉之间的相互属络而加强联系的；此外，由于经脉在体内的循行经过，布散流注，也使得脏腑之间加强了联系；另外十二经别的循行又补充了正经的不足。这样通过经脉的沟通与联系，加强了脏腑之间彼此的联系。

4.沟通经脉之间的联系　机体十二经脉是彼此连接、如环无端的整体,再加之彼此之间的相互交会、交叉,以及通过经别、别络的交会联络,更加强了彼此之间的联系。此外,十二经脉还通过奇经八脉来加强联系,如阳经均要交会于督脉的大椎穴;阴经在腹部多次与任脉相交会。由于人体经络之间有着多方面、多层次的沟通与联系,因此经络成为具有完整结构的机体调节系统。

(二)运输渗灌作用

人体各脏腑组织器官均需要气血的营养和温煦,经脉是运行气血的主要通道。正由于经脉的运行渗灌作用,才能使气血内溉脏腑,外濡腠理,脏腑组织在气血的不断循环灌注濡养下,生理功能得以正常发挥。所以《灵枢·本藏》说:"经脉者,所以行血气而营阴阳,濡筋骨,利关节者也。"

十二经脉是人体经络系统的核心,也是人体气血运行的主要通道。《灵枢·营气》认为机体气血的运行,主要沿着十二经脉流注衔接的次序,并与任、督两脉构成首尾相接、如环无端的整体,使气血循环往复不息,灌注到各脏腑组织器官之中,以提供营养,并带走代谢浊物,从而维持和发挥其正常的生理功能。

(三)感应传导作用

感应传导,是指经络对体内外的各种信息刺激的感受、接应,并把这种信息沿经络的循行路线传导到其他部位。经络是人体各组成部分之间的信息传导网,当肌表受到某种刺激时,刺激量就沿着经脉传导于体内有关脏腑,使该脏腑的功能发生变化,从而达到疏通气血和调整脏腑功能的目的。脏腑功能活动的变化亦可通过经络而反映于体表。经络循环四通八达而至机体每一个局部,从而使每一局部成为整体的缩影。针灸时所产生的"得气"或"行气"现象,即是典型的经络感应与传导。另外,药物治疗疾病,也必须通过经络的传导作用,方能使药物到达病所,发挥治疗作用,由此而产生了"药物归经"与"引经报使"理论。

(四)调节平衡作用

经络对于人体的气血、阴阳、脏腑功能具有调节作用,以维护其正常的生理平衡。如在一般生理状况下,当十二经脉及脏腑气血充盛而有余时,便溢注于奇经八脉,从而维护其十二经脉及脏腑中的气血正常;而当十二经脉及脏腑气血不足时,奇经八脉中的气血又溢注于十二经脉,从而补充其不足,以维护其正常。经络的这种调节作用,还着重体现在疾病状态下,当机体气血阴阳发生偏盛偏衰时,可采用针刺、艾灸等手段,刺激经络,以激发经气,从而产生调节作用,使壅盛者泄其有余,衰弱者补其不足,从而达到治疗效果以恢复正常的目的。

五、经络学说在中医学中的应用

经络学说不仅可以说明人体的生理功能,而且在阐释疾病病理变化、指导疾病的诊

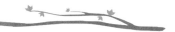

断与治疗方面,也具有极为重要的价值。

(一)阐释疾病病理变化

在生理情况下,经络有运行气血、感应传导的作用。在病理情况下,经络则成为传递病邪和反映病变的途径。

1. 外邪由表入里的传播途径　经络内属脏腑,外联皮肤、筋骨。外邪侵袭体表,通过经络的传递,可内传脏腑。如外邪侵袭肌表,初见寒热头痛等症,若外邪循经内传于肺,则可出现咳喘、胸痛、胸闷等肺失宣肃的症状。故《素问·皮部论》说:"邪客于皮则腠理开,开则邪入客于络脉,络脉满则注于经脉,经脉满则入舍于藏府也……"

2. 内脏病变反映于体表的途径　经络不仅是外邪由表入里的途径,而且也是脏腑与体表组织之间病变相互影响的途径。内脏病变通过经络传导,反映于体表的某些特定部位及官窍。如肝病可见两胁或少腹疼痛;胸痹、真心痛可表现为胸前区疼痛,且疼痛沿左侧手少阴心经循行路线放射至手臂内尺侧缘;胃火上炎则牙龈肿痛;肝胆火旺则耳聋耳痛。

3. 脏腑病变相互传变的途径　由于脏腑之间通过经络沟通联系,所以在疾病状态下,经络可成为脏腑之间病变相互传变的途径。如互为表里的脏与腑病变之间的传变:如心火循经下移小肠;大肠实热,腑气不通,可使肺气不利而出现咳喘胸满等。亦有非表里关系的脏腑病变的传变:如肝失疏泄可影响脾胃运化,因为足厥阴肝经挟胃;肾虚水泛可凌心射肺,因为足少阴肾经入肺、络心。

(二)指导疾病的诊断

应用经络学说诊断疾病,主要体现在通过经络的循行部位,判断病位的经络脏腑所在。

1. 循经辨证,判断病位　由于经脉各自有其特定的循行部位和脏腑属络,因此,临床根据疾病症状出现的部位,可判断病在何经、何脏或何腑。如腰部疼痛多与肾有关;两胁疼痛多为肝胆疾病;缺盆中痛常是肺脏病变。又如头痛一症,痛在前额者,多与阳明经有关;痛在两侧者,多属少阳经病变;痛在后头部及项部者,多与太阳经有关;痛在巅顶者,多与厥阴经有关。

2. 按察腧穴,判断病位　腧穴是经气聚集的地方,脏腑病变时,病气常可在特定的腧穴部位出现反应,或表现为压痛,或呈现为结节状、条索状的反应物,或局部出现一些形态变化等。因此,根据这些病理反应,可帮助进行诊断。如肝病时,肝俞穴及期门穴多有压痛;胆病时,在胆俞穴及胆囊穴附近常有压痛;胃痛时,在胃俞穴及足三里穴会有明显的痛觉异常;肺脏有病时可在肺俞穴出现结节;长期消化不良者,可在脾俞穴见到异常变化等。

(三)指导疾病的治疗

1. 循经取穴　针灸和按摩疗法,主要是针对某一经或某一脏腑的病变,在其病变的邻近部位或经络循行的远隔部位上取穴,通过针灸或按摩,以调整经络气血的功能活

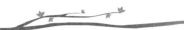

动,从而达到治疗的目的。而穴位的选取,首先必须按经络学说来进行辨证,断定疾病属于何经后,再在其经脉的循行路线上和与之有密切联系的经脉上来选穴进行治疗,这就是"循经取穴"。

2. 分经用药　药物治疗也是以经络为渠道,通过经络的传导转输,使药达病所,发挥其治疗作用。古代医家根据某些药物对某一脏腑经络所具有的特殊选择性作用,创立并形成了"药物归经"理论。还根据经络学说,创立了"引经报使"理论。如治疗头痛,属太阳经的可用羌活,属阳明经的可用白芷,属少阳经的可用柴胡。因为羌活、白芷、柴胡不仅分别归手足太阳、阳明、少阳经,且能作为他药的向导,引导他药归入上述各经而发挥治疗作用。

第三章

常用灸材与南阳艾

第一节　灸法及灸材的演变

灸法的产生是在人类掌握了火的应用之后,距今大约170万年前的元谋人就已经懂得用火。汉代许慎《说文解字》说:"灸,灼也,从火久声。"即是以火烧灼之意。经《中国针灸源流考》证,灸法的起源相当于原始社会时期,距今1万年左右。在殷商甲骨文中,有一个字表示一个人肚子上放草,躺在床上,据推断这就是用灸法治病,还有表示用火灸下肢的象形文字。《黄帝虾蟆经》载有"八木之火"的木灸、温针、灸灼及火烙疗法曾广为流传于殷商两朝。经后世诸多医家的努力,使灸法日臻完善,种类越来越多。

一、汉及汉以前——灸法初步形成

灸材以艾为主,兼有其他材料。

1. 艾作为主要灸材,并作为灸法的代名词　灸法起源于原始社会,自灸法产生以来,最初是燃烧一般的树枝来烧灼,此后经过长年的筛选,最后选择了部分木枝作为主要灸材,艾即在这一时期得到较好的发展。《诗经·王风》记载"彼采艾兮",这是目前艾最早的记载。《孟子·离娄》云:"犹七年之病,求三年之艾也。"至《内经》言灸则用艾,并把艾作为灸法的代名词。《素问·汤液醪醴论》:"当今之世,必齐毒药攻其中,镵石针艾治其外也。"《灵枢·经水》:"其治以针艾,各调其经气,固其常有合乎。"由此可见,这一时期已将艾确立为灸治的专用材料了,艾作为一种较好的施灸材料,开始得到广泛地运用,并逐步占据了主导地位。

2. 其他灸材　《足臂十一脉灸经》曰:"取敝蒲席,燔其末以麃膏末渝者灸痟以和口傅之灸梓叶。燔朴灸之。灸蛇豪,取阐根,自付……入猪膏……傅疥而灸。"《五十二病方》载灸法有两种:一是以艾裹"呆垢"的灸法,"取呆垢,以艾裹"是最早的加药灸;二是点燃蒲绳之类的灸。

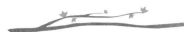

二、晋隋唐——灸法逐步发展

在这一时期,由于临床更为重灸,随之施灸材料也有了进一步的发展,施灸材料丰富。除常用艾以外,还有以下灸材。

1. 蜡 《肘后备急方·卷七》记载用蜡灸法治疗犬咬人,"火炙蜡,以灌疮中"。

2. 竹茹 《千金翼方·卷二十四》首次记载了竹茹灸,以竹茹代艾作炷灸患处治疗恶核疔肿,"刮竹箭上取茹作炷,灸上二七壮"。

3. 硫黄 《备急千金要方·卷二十三》中记载硫黄灸治疗蜂瘘,"以石硫黄随多少燃烛烧,令汁出,着疮孔中,须臾间见蜂数十,蜂尽乃瘥"。

4. 蔓菁子 《外台秘要·二十九卷》首次提出捣蔓菁子为炷治疗金疮疮口,"蔓菁子净洗一升,捣令细,粘手撮为炷,以灸疮上一两度,热彻即瘥"。

5. 药艾结合 孙思邈根据不同病证,在艾中加入一定的药物,补充了单用艾作为灸材的不足,对后世药条灸、雷火神针、太乙神针的出现都有一定的影响。如《千金翼方·卷二十四》治疗鼠瘘,"以艾一升熏黄如枣大,干漆如枣大,三味末之,和艾作炷灸之三七壮"。治疗瘰疬破溃者,将大麻花与艾叶"等分合作炷,灸漏上百壮"。

三、宋金元——灸法不断充实

到宋金元时期,灸材有所创新。一方面以艾为主的灸疗继续发展,另一方面出现了一些使用特殊灸材的灸疗方法。《太平圣惠方·卷一百》还记录了8种不宜用来施灸的树木,"古来用火灸病。忌八般木火。切宜避之。八木者。松木火难瘥增病,柏木火伤神多汗,竹木火伤筋目暗,榆木火伤骨失志,桑木火伤肉肉枯,枣木火内伤吐血,枳木火大伤气脉,橘木火伤荣卫经络"。说明在这一时期,人们在对施灸材料的选择认识上逐渐成熟。

1. 天灸 《针灸资生经》所载灸法不拘一格,除直接灸、隔物灸以外,还首次记载了用旱莲草等刺激性药物作灸材,行天灸治疗疟疾。《针灸资生经第三》:"乡居人用旱莲草椎碎。置在手掌上一夫(四指间也)当两筋中。以古文钱压之。系之以故帛。未久即起小泡。谓之天灸。"

2. 鼠粪 《针灸资生经第三》记载了鼠粪灸用于保健,"旧传有人年老而颜如童子者,盖每岁以鼠粪灸脐中一壮故也"。

四、明清——灸法趋于系统与完善

1. 蜡 蜡灸法首见于《肘后备急方》,但叙述较为简单,没有具体操作方法。《医宗金鉴·外科卷上》用蜡灸治疗痈疽初起,《神灸经纶·卷四》用此法治疗毒疮久不收口,"先以湿面随痈疽肿根作圈高寸余,实贴皮上如井口形,勿令渗漏,圈外围布数重,防火气烘肤,圈内铺蜡屑三四分厚,次以铜漏杓盛桑木炭火悬蜡上烘之,令蜡化至滚,再添蜡屑随添以井满为度"。

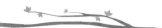

2.神灯、桑柴　《医宗金鉴·外科卷上》治疗痈疽初起,用神灯照法和桑柴火烘法。《神灸经纶·卷四》亦用此两种方法治疗毒疮久不收口,"朱砂、雄黄、血竭、没药(各二钱)、麝香(四分),共为细末,每用三分红棉纸裹药搓捻长七寸,麻油浸透用火点着,离疮半寸许,自外而内周围徐徐照之,火头向上药气入内,毒气随火解散,自不致内侵脏腑";"用新桑树根劈成条或桑木枝长九寸,劈如指粗,一头燃着吹灭,用火向患处烘片时,火尽再换,每次烘三四枝,每日烘二三次"。

3.阳燧锭　《医宗金鉴·外科卷上》用多种药物研末和硫黄熔化在一起制成"阳燧锭"进行施灸,治疗痈疽流注、上石疽。《外科卷下》治疗蜈蚣蛀、便毒。《针灸逢源·卷五》亦用此法治疗蜈蚣蛀,"手指骨节坚肿形如蝉,肚不红不肿。屈伸艰难,日久方知木痛。此体虚人由湿痰寒气凝滞而成……外以阳燧锭(蟾酥末、朱砂末、川乌末、草乌各五分末,直僵蚕一条末,用硫黄一两五钱,麝香二分,冰片一分搅匀即倾入湿瓷盆内速荡转成片矣,冷收瓷罐内),用时取甜瓜子大一块,红枣肉粘于灸处,于坚处灸之自消"。

4.雷火针、太乙神针　明清时期出现了用药末与艾绒混合制成艾卷的"雷火针"及"太乙神针"。《针灸大成·卷九》记载:"治闪挫诸骨间痛,及寒湿气而畏刺者。用沉香、木香、乳香、茵陈、羌活、干姜、穿山甲各三钱,麝少许,蕲艾二两,以绵纸半尺,先铺艾茵于上,次将药末掺卷极紧,收用。按定痛穴,笔点记,外用纸六七层隔穴,将卷艾药,名雷火针也,取太阳真火,用圆珠火镜皆可,燃红按穴上,良久取起,剪去灰,再烧再按,九次即愈。"《寿世保元·卷五》用雷火针治疗痛风,《医宗金鉴·外科卷下》用雷火针治疗附骨疽、咬骨疽、流注等外科疾病。《针灸逢源·卷三》记载太乙针法,"艾绒(二两)、桃树皮、乳香、没药、硫黄、雄黄、穿山甲、川乌、草乌(各一钱)、麝香(三分)。上药为末用绵纸一层药一层卷紧或用线扎。灸时用红布衬于痛处。将此针在火上烧着灸之"。

5.雌雄霹雳火　《医宗金鉴·外科卷下》治疗脱疽用雌雄霹雳火灸法,"雌黄、雄黄、丁香(各二钱)、麝香(一分),上为细末,用蕲艾茸二钱,将药末搓入艾内,作豌豆大,丸安患上灸之,毋论痒痛,以肉焦为度"。

6.草纸　《医宗金鉴·外科卷下》用草纸灸治疗枯筋箭,"根大顶小者,用铜钱一文套疣子上,以草纸穰代艾连灸三壮,其患枯落,疣形若大,用草纸蘸湿,套在疣上灸之"。

第二节　灸材——艾草临床应用特性

　　通过长期的实践,几千年来历代医家所用灸疗材料各有不同,也常针对不同病症尝试采用其他材料施灸。但纵观古今所用灸材多以艾为主,现在中医临床所使用艾灸也是如此。先秦至清末的 2 000 多年以来,历代医家通过长期的临床实践,逐步发展和完善了灸法内容,积累了丰富的灸疗经验。灸法之灸材是通过长期实践,逐步由八木之灸发展而来的,纵观灸法在数千年医疗实践的应用过程,被广泛应用于临床的灸材是艾,其在灸

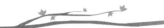

材中占主体地位。在现代临床文献中灸疗所使用的施灸材料,出现频率居首位的是艾,占73.10%,古今灸疗临床施灸材料中艾占主体地位,其他材料辅之。艾这一主体灸材的选择过程,是历代医家经过临床实践优胜劣汰的过程,是艾的特性经临床实践考验的过程,更是艾较之于其他灸材优势日显的过程。分析其原因可能有以下几点。

(1)艾具有其他灸材不可比拟的优点。①原料充足,分布广泛:艾为多年生草本,分布于我国大部分地区,生长于路旁、草地、荒野、林缘等处,亦有栽培者。《本草图经》:"艾叶,旧不著所出州土,但云生田野,今处处有之。"②性能优良:艾性味辛、苦,温,归肝、脾、肾经。气味芳香,易燃烧,燃烧时热力温和,能窜透皮肤,直达深部。《素问·异法方宜论》:"藏寒生满病,其治宜灸焫。"可见灸法具有温经通络、行气活血、祛湿逐寒等功效。③炮制简单,便于操作:将艾叶拣去杂质,去梗,筛去灰屑,碾碎成绒,拣去硬茎及叶柄,筛去灰屑,制成艾绒,艾绒细软,便于加工成艾炷、艾卷,用以熏灸体表穴位。《红炉点雪》:"凡用艾叶须陈久者,治令细软,谓之熟艾。若生艾灸火,则伤人肌脉……拣取净叶,捣去尘屑,石臼中木杵捣熟,罗去渣滓,取白者再捣至柔烂如绵为度,用炷燥则灸火有力。"

(2)部分灸材疗效特殊,应用于某些病证。在临床上有一些特殊疾病,使用某些灸材施灸会取得较好疗效,故在临床上沿用至今。例如"阳燧锭"灸法,具有表皮灼痛不甚而热力可深达病所的优点,尤其对于疼痛畏寒在深部的疾病,非一般灸法所能及,用此灸法更为合适。

(3)由于自身或外界因素,部分灸材应用减少或消失。部分灸材由于自身的一些缺陷,如不易晒干、点燃,燃烧时烟雾较大,气味难闻,火候难以控制等,或因为时代变迁,生活环境和医疗条件的巨大改变,一些病症证发病率降低或有了更为有效的治疗方法,导致部分灸材在临床应用的减少或消失。如《千金翼方》记载的治疗恶核疔肿的竹茹灸,《外台秘要》记载的治疗金疮中风蔓菁子灸,随着临床实践的发展而逐步退出历史舞台。

目前常用艾灸类别及其特性如下。

一、艾草

艾草,又称医草、冰台、灸草、香艾等,自然生长于山野之中,我国各地均有生长,为菊科多年生灌木状草本植物,叶似菊,表面深绿色,背面灰色有茸毛。

艾叶性味苦、辛,温,归肝、脾、肾经。《本草从新》中亦有记载:"艾叶苦辛,生温熟热,纯阳之性,能回垂危之阳,通十二经,走三阴,理气血,逐寒湿,暖子宫……以之灸火,能透诸经而除百病。"《名医别录》云:"艾味苦,微温,无毒,主灸百病。"艾叶具有通经活络、温经止血、散寒止痛、生肌安胎、回阳救逆、养生保健的作用。内服能治宫寒、行经腹痛、崩漏带下;外用则能灸治百病。尤其适用于阳虚寒胜或风寒湿邪所致的疾病。加之艾叶遍产各地,便于采集,价格低廉,因此几千年来,一直为针灸临床所应用。

艾草作为重要的灸疗材料,其采集有着严格的时间。每年阴历的5月中旬,是艾叶生长将要成熟的时间。此时叶盛花未开,正是植物生长茂盛的阶段,性味完壮,药力雄厚,做成的艾绒富有弹性,绒长而柔韧,是优良的艾绒,适于采收。植物一旦开花结果,叶

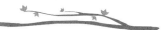

肉内储藏的营养物质就会向花、果转移,从而降低叶类药材的质量。

二、艾绒

每年在阴历的4—5月间,当艾草叶盛花未开时,采收新鲜肥厚的艾叶,放置日光下暴晒干燥,然后放在石臼中或其他器械中,反复捣烂压碎,使之细碎如棉絮状,筛去灰尘、粗梗及杂质,留下的柔软纯艾纤维,即成柔软如棉的艾绒,其色淡灰黄,干燥易燃者为佳。

艾绒按加工(捣筛)程度不同,分粗细几种等级,临床根据病情的需要而选用。细艾绒柔软、干燥、无杂质、易燃烧、易成团,热力温和,存放时间久,久经日晒,火力柔和,挥发油挥发已尽,多用于直接灸,灸时痛感较轻,病人易接受。粗艾绒含有较多杂质、生硬、不易团聚、挥发油尚存于内,燃烧时火力暴烈,《本草纲目》称其"易伤人肌脉",灸时不时有火星爆出,多用于间接灸。

艾绒的新陈,对施灸的效果也有一定影响。新产艾绒内含挥发性油质较多、燃烧快、火力强,燃着后烟大,艾灰易脱落,易烧伤皮肤等,故临床上应用陈艾而不宜用新艾,在《本草纲目》上有:"凡用艾叶须用陈久者,治令细软,谓之熟艾。若生艾灸火则易伤人肌脉。"陈艾含挥发油少,燃烧缓慢,火力温和,燃着后烟少,艾灰不易脱落,具有温经络、去湿寒、补元阳、调邪气、治百病的功效,是一种纯阳之品,为灸疗的最佳材质。艾绒制成后经过一段时期的干燥贮藏使用为好。在《孟子·离娄篇》中有"七年之病,求三年之艾",说明古人对艾的选择已有相当丰富的经验。

艾绒极易吸水受潮,若保藏不善,就会霉烂或是虫蛀,而影响燃烧。因此,平时应保藏在干燥密闭的容器内。天气晴朗时,应经常放日光下暴晒,梅雨季节期间更应注意。

三、艾炷

艾叶制成艾绒以后,还要经过进一步加工,即制成艾炷、艾条、艾饼等,才能用于灸疗。将艾绒做成一定大小的圆锥形的艾团,称为艾炷,艾炷以壮为计数,每燃烧一个艾炷称为一壮。

艾炷制作方法:一般用手指搓捻,取适量的纯净陈旧的艾绒,先置于手心中,用拇指搓紧,再放在平板上,以手拇、示、中三指边捏边旋转,把艾绒捏成上尖下平圆底的圆锥体形状。这种圆锥形体小,不但放置方便平稳,而且燃烧时火力由弱至强,患者易于接受。手工制作艾炷要求搓捻紧实,上下均匀,剔除粗梗杂物,耐燃而不易爆裂。

此外,有条件的可用艾炷器制作。艾炷器中有圆锥形空洞,洞下留一小孔,将艾绒放入艾炷器的空洞之中,另用圆棒直插孔内紧压,即成为圆锥形小体,然后用针从艾炷器背面之小孔中将制成的艾炷顶出备用。用艾炷器制作的艾炷,艾绒紧密、均匀、结实,大小一致,更便于应用。现代艾炷的制作,可用机器大规模生产,艾绒细致而紧密。为加工方便,炷形有的改为小圆柱,但用法和功效不变。

根据临床需要,艾炷的大小常分为3种规格。据历代针灸医籍的记载和临床经验,大者如蚕豆大小,中者为黄豆大小,小者为麦粒大小,皆为上尖下大的圆锥体,便于平

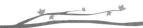

放和点燃。为了便于临床研究,准确掌握艾炷剂量的大小,故规定出标准艾炷,其艾炷底的直径为0.8 cm,艾炷高度为1 cm,艾炷的重量约为0.1 g,可燃烧3~5 min。此即为临床常用的大型艾炷,中型艾炷为大型艾炷的一半大小,小型艾炷又为中型艾炷的一半大小。大艾炷多用于胸腹和腰背部,常用于间接灸;中艾炷多用于胸腹及背部,一般在适应了使用小艾炷灸的基础上后再慢慢增大为中艾炷;小艾炷可用于头部及四肢部位,直接放于穴位上燃烧,多用于直接灸,由于这种灸法较为常用,也被称为麦粒灸。除以上3种情况外,针对小孩或女性及体弱者,也常用艾绒制成如针尖大小的特小艾炷施灸,可减轻疼痛,如使用谨慎也可不留瘢痕。

四、艾条

艾条也叫艾卷,是从太乙针、雷火针演变而来的。简单来说是将艾绒放在纸中,搓转成不同直径、不同长度的圆柱形。因为使用简便,不起泡,不发疮,无痛苦,病人还可以自行艾灸,故为现在临床常用灸材。

(一)分类

根据艾绒内是否添加其他药物,可分为纯艾条(清艾条)和药艾条两类。

1. 纯艾条　成分只有艾绒,不掺杂其他中药成分。其制作过程是:取30 cm长、20 cm宽的桑皮纸或棉纸,将24 g艾绒均匀放在纸上,用手搓转成直径为1.5 cm的圆柱形,搓得越紧越好,再用鸡蛋清或胶水将其粘好,晒干即成。具有散寒止痛、温经止血、除湿开郁、生肌安胎、回阳救逆的作用。能灸治百病,无论虚寒实热均可。

2. 药艾条　药艾条是在艾绒中加入多种中药成分而制作成的艾条,如在制作艾条时,除放入艾绒外,再加入肉桂、干姜、丁香、独活、细辛、白芷、雄黄、苍术、没药、乳香、川椒等药粉,能更好地辅助艾火起作用,在明清期间常用的实按灸的艾条如雷火神针、太乙神针等即为药艾条。

(二)艾条质量鉴别

1. 味道分辨　好的艾条味道温和、清香,普通的艾条闻起来有点刺鼻,劣质的艾条因为其中含有不少杂质,烟比较大,有呛的感觉。

2. 外观分辨　好的艾条中的艾绒是土黄色的,细腻、柔软。普通的艾条,看上去粗糙,发青色。

3. 燃烧时间分辨　两条相同长度的艾条做比较,质量好的艾条要比质量较差的艾条燃烧的时间短。

4. 艾烟分辨　纯度高的艾的烟是白蓝色的,而杂质多的艾的烟是黑色的。

5. 灸感分辨　好的艾条,皮肤感觉温暖而柔和,温热的感觉绵绵不断地渗入皮肤,顺着身体延展,舒服。普通的艾条,很容易有烧灼感,刺痛,热力较为猛烈。

6. 艾条制作工艺分辨　好艾条手感质朴醇厚,松紧适度,燃烧火力均匀。劣质艾条较为疏松,火力变化较大。

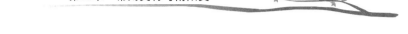

第三节　南阳艾

南阳地处我国南北气候过渡带、东西地貌的中心位置,拥有北纬33°区域独有的地理适生带。八百里伏牛山横亘西北,淮河之源桐柏山锁定东南,白河之水蜿蜒其间。地处亚热带向北温带过渡地带,四季分明,雨量充沛,物产植被丰茂,森林覆盖率34%。得天独厚的自然条件孕育着丰富的中药材资源,使南阳成为全国屈指可数的天然中药材宝库。境内已查明的天然药物有2 436种,品种数量占全国的20%,盛产山茱萸、辛夷、桐(柏)桔梗、裕丹参、唐半夏、杜仲、唐栀子、天麻、艾等名优中药材,中药材蕴藏量2.5亿千克。在明代,艾草已为南阳最重要的中药材,《明嘉靖南阳府志校注·土产·药品》记载:(南阳府产中药材有)"艾、草乌、细辛、黄柏、木通、枸杞子、蔓荆子"。

南阳艾及近邻种品种众多,是全国的艾草天然基因库。据调查统计,在桐柏太白顶自然保护区、内乡宝天曼保护区、西峡老界岭自然保护区,国家级、省级分类学专家现已查出确认艾蒿品系48种,蒿属植物256种,远超全国其他地方。

一、南阳艾的自然资源优势

(一)南阳艾种植溯源

南阳人工种植艾历史悠久。汉代,南阳皇室宗亲及大地主的庄园内广植香草,其中就有艾蒿。张衡《南都赋》记述:"其香草则有薛荔蕙若,薇芜荪苌。"张揖《说文解字注》:"薛,藾蒿也。"至宋代,南阳设有管理经营中药材的机构——惠民合药局,在官方的推动下,南阳药材种植业得到空前发展,出现了药材种植专业户,称为"药户"。明清时期,南阳中医药得到较快发展,艾草种植面积也逐渐增加,但总体上看,仍以农户零星种植为主,产量有限。

20世纪90年代起,随着艾制品热的兴起,南阳市开始规模化地种植艾,发展艾草产业,其种植模式以企业流转土地种植和加工企业与种植大户(合作社)订单种植为主。

(二)南阳艾种质资源

南阳是全国最适合多种艾类生长的区域之一,是我国长江流域浅山丘陵区种类最多、面积最大的艾分布区之一,形成了特有的艾生态系统和重要的艾种质资源基因库,拥有艾蒿品系48种,蒿属植物256种,主要栽培品种有野艾蒿、五月艾、蒙古蒿、红足蒿、魁蒿等。艾属数占全国的95%,艾种数占全国的85%。

南阳艾即指生长于河南省南阳市区域内的菊科植物艾及其变种。叶片肥厚,叶背白色绒毛厚密细长,香气浓郁。南阳艾茎圆柱形,有纵棱,长80～110 cm,直径0.3～0.8 cm,表面淡绿色至淡紫色。质硬,断面白色。叶互生,有短柄。完整叶片展平后呈卵

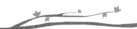

状椭圆形,羽状浅裂至半裂,裂片椭圆状披针形,边缘有不规则的粗锯齿。茎表面淡绿色至淡紫色。叶上表面灰绿色或深黄绿色,有稀疏的柔毛和腺点;下表面密生灰白色绒毛。茎质硬,叶柔软。气清香,味苦。夏、秋季花蕾未呈现时采收。

(三)南阳艾利用溯源

早在三万年前的石器时代,生息在伏牛山腹地的先人们已经制作艾绒,用作取火的材料,南阳艾文化的起源亦可追溯到距今三万年前的旧石器时代。河南省南阳市南召县的小空山山洞内发现了人类"冰台取火"遗址。南召古人类从石崖上的凹槽中取冰,利用冰块球面凸透镜的原理聚光,举冰引燃艾绒取火,这就是"冰台取火"。这证实了汉《淮南子·万毕术》中:"削冰令圆,举以向日,以艾承其影则火。"记载不虚,后人为了纪念这一伟大发现,就将艾草叫作"冰台"。艾草的"冰台"之名即源于此。

艾绒应用的文献记载最早见于《左传》:鲁成公十年,晋景公病,延秦国太医令医缓来诊,医缓说:"疾不可为也,在膏之上,肓之下,攻之不可,达之不及,药不至焉。"晋朝时曾任南阳太守的杜预在其《春秋左氏经传集解》注释道:"攻"指艾灸,"达"指针刺。

南阳艾药用记载始于张仲景经方。《金匮要略》载有 2 个用艾处方。

(1)妇人有漏下者,有半产后因续下血都不绝者,有妊娠下血者,假令妊娠腹中痛,为胞阻,胶艾汤主之。

芎归胶艾汤方:川芎、阿胶、甘草各二两,艾叶、当归各三两,芍药四两,干地黄四两。

上七味,以水五升,清酒三升,合煮取三升,去滓,内胶,令消尽,温服一升,日三服。不差,更作。

(2)吐血不止者,柏叶汤主之。

柏叶汤方:柏叶、干姜各三两,艾三把。

上三味,以水五升,取马通汁一升,合煮取一升,分温再服。

(四)历代文献中有关艾的记载

张衡《南都赋》记载了汉代南阳私人庄园中所栽培的多种香草,"其香草则有薜荔蕙若,薇芜荪苌"。其中的"薜"为一种草本植物,东汉训诂学家张揖所撰《说文解字注》注释:"薜,藤蒿也。"藤蒿即艾蒿。

《后汉书·张衡传》载:"珍萧艾于重笥兮,谓蕙芷之不香也。"萧艾即古代艾草的名称之一。

《明嘉靖南阳府志校注·土产·药品》:(中药材有)"艾、草乌、细辛、黄柏、木通、枸杞子、蔓荆子。"

《南阳市志》(河南人民出版社,1989 年)记载:辖区有药材 70 余种,艾(叶)名列其中。

《河南省南阳县地名志》(福建地图出版社,1990 年)记载:潦河坡乡(今卧龙区潦河坡镇)盛产山黄草,即艾。

《南阳市卧龙区志》(中州古籍出版社,2018 年):艾(叶),为卧龙区境重要的中药材。

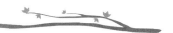

二、南阳艾的现代应用

20世纪末以来,业界对南阳艾的研究和应用更加全面深入,在南阳艾的品种、成分、药理、制剂、临床应用研究,艾叶综合开发利用及产业化发展等方面均取得了许多新进展,并按照"突出特色、强化研发、普及应用"的发展思路,全面发展艾草种植业、精深加工业、灸疗服务和文旅康养业,形成"三产联动"闭环体系。

在药理作用研究方面,众多的药理实验已证明艾叶有抗菌、抗病毒、抗支原体及衣原体、抗炎、平喘、镇咳、祛痰等作用。从而使艾叶的应用范围在传统基础上有较大扩展,并为艾叶的扩展应用提供了理论根据。

在艾叶制剂方面,传统剂型有汤剂、丸剂、散剂、酒剂、熏洗剂、香囊剂、灸剂等,现已发展到胶囊剂、气雾剂、片剂、合剂、洗剂、茶剂及油剂等新剂型,从而提高艾叶疗效、降低不良反应、方便使用。在现代临床应用方面,艾叶已被广泛应用于治疗妇科、消化系统、风湿痹痛类等多种疾病,均取得了较好疗效。灸法是艾叶应用的主要方面,实验证明艾灸具有增强免疫、护肝、防治脑血管疾病等作用,还具有抗溃疡、促消化、镇痛、解热等作用。

在艾叶资源综合开发利用及艾产业发展方面也取得了较快的发展,衍生出了布艺家纺、专业机械装备、文化旅游等产业链,开发出艾蚊香、艾叶牙膏、艾叶浴剂、艾叶油香精、艾蒿枕、无烟艾条等系列产品。近几年,艾阴洁皮肤黏膜抗菌洗剂、艾叶健肤沐浴露、艾叶除菌香皂、艾叶健肤花露水、艾叶抑菌洗手液等产品也陆续面世。据初步统计,以艾叶为原料研制生产的艾产品有艾灸养生、洗浴保健、熏蒸消毒、清洁喷雾、外敷保健、日用保健品、中间体提取、艾疗器械、保健食品、饮料添加剂以及动物饲料等十二大类200多种产品。同时,以艾灸为重点,把产业链条向销售终端延伸,开设艾灸堂馆的做法,在南阳艾灸企业中已经早有开拓者。结合艾产业发展良好态势,南阳市支持鼓励各级医疗机构和社会开展艾灸服务,全市各级医疗机构均能提供艾灸服务,社会化艾灸馆遍布城乡,达1 300多家。2019年又开展了标准化灸疗服务"三进"(进医院、进社区、进家庭)活动,对灸疗服务特别是社会化灸疗服务进行规范,发布实施了《社会艾灸馆建设规范》地方标准,打造了振丹艾灸苑、艾生元、景芸康、妙仲堂、国医仲景、仲景国粹等品牌灸疗养生馆,老百姓在家门口就能享受到规范化的艾灸服务。

三、南阳市艾草种植规模与产能

据统计,2021年,南阳市艾草种植面积已经超过了30万亩,其中邓州市、桐柏县种植艾草的面积达4万多亩,唐河、社旗、南召、宛城等县区种植面积均在万亩以上。据对艾种植基地和种植户田间测产数据调查,种植艾容易丰产,当年栽苗当季成苗,当年可收获三茬,一次栽种可定三年。一年生艾一般亩产干叶可达200 kg左右;二年生、三年生艾一般亩产干叶400 kg左右。2021年,全市艾草总产量35万吨,实现种植产值7.5亿元,已成为全国最大的艾叶收购集散地。

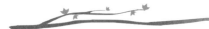

四、南阳艾的研究机构、教育培训及技术推广

（一）南阳医学高等专科学校科研实验中心

南阳医学高等专科学校科研中心是该校专门从事中医药科研工作的部门，主要致力于南阳道地药材及仲景经方的现代化研究，是南阳医专进行中医药科学研究、技术服务的重要基地。医专内设南阳市艾制品工程技术研究中心、南阳市艾草标准化研究重点实验室、中国中药协会艾草专业委员会，研究制定艾草标准 10 余项。

（二）南阳理工学院河南省张仲景方药与免疫调节重点实验室

南阳理工学院河南省张仲景方药与免疫调节重点实验室主持开展了南阳市第四次中药资源普查工作，摸清了南阳中药资源家底；阐明了南阳艾叶的优势和特色，为合理开发利用南阳艾叶资源打下了较好的基础；建设了"南阳艾种质资源保护与创新基地"；对艾叶及艾绒标准进行了研究，发布了《南阳艾》地方标准，研发了"驱蚊止痒花露水"等系列产品。

（三）河南省艾草开发利用工程技术研究中心

河南省艾草开发利用工程技术研究中心针对艾草产业发展过程中存在的重大关键技术和共性瓶颈技术问题，重点开展了以下几个方面的研究：①艾草栽培种植技术创新。明确了艾草对作物和杂草的化感作用，揭示了艾草重茬现象的成因，为艾草合理耕作和多元化利用奠定了基础。成功开发了艾草专用复合微生物菌剂。②建立艾草品质评价标准。采用串联高分辨质谱等先进检测技术，分析艾草不同品种有效成分含量，初步建立了艾草品质实验室评价标准。③艾草种质资源开发及品质鉴定评价。采用微形态学方法，对艾及其近缘种腺体和绒毛进行研究，进一步为艾草近缘种资源开发及其品质鉴定提供标准。

（四）南阳艾产业学院

2021 年 4 月，为服务艾草产业发展，南阳医学高等专科学校牵头成立南阳艾产业学院。该学院是一所利用高校的学科优势，与地方政府、行业企业等多主体共建共管共享的非独立法人机构。培养适应和引领现代艾产业发展的高素质应用型人才、复合型人才、创新型人才，促进引领区域产业发展，提升高等教育产教融合水平和服务经济社会发展能力，构建产、学、研、创一体化融合平台，推动科技成果转移、转化。

2021 年 10 月，南阳艾产业学院首届理事会成立。理事会由南阳医学高等专科学校及相关职能部门、行业协会、相关企业、企业家和知名行业专家学者等组成。学院下设南阳艾产业科研与鉴定中心、人才培养与培训中心、灸法专业委员会、针推专业委员会、中医养生保健专业委员会、行业发展与指导专业委员会等机构，由各行业的专家担任主任。该院先后承担了河南省中医药专项《不同产地艾叶及艾绒制品质量标准化研究》和张仲景基金专项《灸用艾绒产品质量标准研究》，通过分析研究，建立了完善的艾叶及艾绒制品质量评价标准，明确了南阳艾相关的诸多技术问题，为"南阳艾"地理标志产品申报和

道地药材基地建设提供了科学依据。近年艾产业学院致力打造"南阳艾、仲景灸"品牌,即开展"仲景灸法"相关的理论体系、标准体系和应用体系研究,编写《仲景灸保健师》培训教程和《仲景灸疗学》专著,制定仲景灸法标准(初、中、高级)、仲景灸馆标准。开展"仲景灸法"实践研究,形成应用体系。

(五)上海交通大学南阳市卧龙区培训中心

上海交通大学南阳市卧龙区培训中心成立于1989年,为正科级事业单位。该中心是河南省人社厅认定的"河南省补贴性职业技能提升行动定点培训机构"、南阳市人社局认定的"南阳市就业技能定点培训机构"。2021年9月,成立南阳市卧龙区艾草产业培训学校,与培训中心合署办公。开设的专项职业技能培训有:中医艾灸疗法、中医康复理疗、艾草种植、花生高产栽培、电商直播、环境与物品消毒、农村建筑工匠、混凝土构件制作等十多个专业。

第四章
常用艾灸疗法

第一节　热敏灸

热敏灸是选择热敏腧穴悬灸，激发透热、扩热、传热等经气传导，从而达到气至病所，显著提高疗效的一种新灸法。热敏灸源于经典、基于临床、继承创新，是陈日新教授带领科研团队历经 30 余年的科研成果，热敏灸无创痛、安全、无不良反应，患者易于接受。

一、热敏灸感

当悬灸某个腧穴时，被灸者会产生一种深透、远传等特殊的灸感［注：热敏灸感包括透热、扩热、传热、局部不（微）热远部热、表面不（微）热深部热、非热觉 6 类特殊灸感，并伴有舒适喜热感］。艾灸该腧穴邻近部位或其他某个体表部位时，被灸者仅出现局部与表面的热感，不产生这类特殊感觉。

热敏灸理论由以下八大规律组成。

（1）人体腧穴存在静息态与敏化态两种状态。

（2）在疾病状态下，人体体表腧穴会发生敏化，敏化态的腧穴对外界相关刺激呈现小刺激大反应。

（3）腧穴敏化的类型多种多样，而腧穴热敏化是一种新类型。腧穴热敏化的特征是当受到艾热刺激时呈现透热、扩热、传热、局部不（微）热远部热、表面不（微）热深部热及非热觉等腧穴放大现象。

（4）腧穴热敏化具有普遍性，其分布具有证候相关性。

（5）腧穴热敏化的类型、部位、面积、强度具有动态性。

（6）艾灸热敏化腧穴极易激发经脉感传乃至气至病所。

（7）探敏取穴施灸能大幅度提高临床疗效。

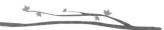

(8)经气所过主治所及,灸之要,气至而有效,效之信,若风之吹云,明乎若见苍天。

基于上述腧穴热敏化新规律,发明了探感定位、辨敏施灸、量随人异、敏消量足的热敏灸新疗法。热敏灸的操作技术关键可用十六字来概括:探感定位、辨敏施灸、量因人异、敏消量足。前两句是有关施灸部位的操作技术关键,后两句是有关施灸剂量的操作技术关键。探感定位指热敏灸在穴位选取上和传统选穴不同,是以感觉法确定最佳施灸部位,即6种热敏灸感的出现部位为最佳施灸部位。因此需要以艾热为刺激源探查不同部位的灸感,从而确定热敏穴位作为施灸部位;辨敏施灸指不同热敏灸感携带了不同的艾灸信息,尽管表明这些穴位都是热敏穴位,但有首选与后选、主选与次选之分,这些需要我们分析、辨别,如以出现热敏灸感经过或直达病变部位的热敏穴位为主选热敏穴位,以出现非热灸感的热敏穴位为主选热敏穴位,而非热灸感中又以痛感优于酸胀感,以出现较强的热敏灸感的热敏穴位为首选热敏穴位,在上述敏化穴位的分析辨别基础上采用相应的悬灸方法施灸。量因人异指艾灸剂量由艾灸强度、艾灸面积、艾灸时间3个因素组成,在前两个因素基本不变的情况下,艾灸剂量主要由艾灸时间所决定。在施行热敏灸疗法时,每穴的施灸时间不是固定不变的,而是因人、因病、因穴而不同,是以个体化的热敏灸感消失为度的施灸时间。不同热敏穴位施灸时从热敏灸感产生透热、扩热、传热、局部不(微)热远部热、表面不(微)热深部热、其他非热感觉至热敏灸感消失所需要的时间是不同的,从几分钟至几十分钟甚至几小时不等,这就是热敏穴位的最佳个体化施灸剂量。敏消量足指热敏灸疗法强调每次艾灸要达到个体化的消除穴位敏化状态的饱和灸量,这是保证热敏灸临床疗效的关键之一,每次给予艾热刺激的量最终取决于热敏化态穴位的消敏或脱敏量,达到这个剂量灸疗疗效明显提高,这时穴位的热敏态转化为消敏态即非热敏态,这个艾灸剂量就是这个热敏穴位的最佳充足剂量。陈日新团队经过大量临床研究,结合临床实际操作的特点,推荐单穴每次施灸时间为40 min,强调每次施灸穴位少而精,可叠加施灸时间,常灸出奇效。

二、探查工具

艾条悬灸是开通经络、激发灸性传感的最佳灸法,根据腧穴热敏化的特性和临床疗效研究结果证实,艾热刺激为最佳激发热敏化腧穴方式,故选择合适的艾条是达到腧穴热敏化的必要条件。艾条以艾绒为主要成分卷成的圆柱形长条物。应根据病情需要和腧穴热敏直径的不同而选择不同直径的艾条。注:热敏灸使用的艾条一般规格为直径16~40 mm;艾绒精度为(1∶8)~(1∶5)。

三、探查部位与探查方法

选择合适的穴位,能够较容易达到热敏化的状态,还要考虑临床实际操作的方便性以及患者的接受程度,否则难以全面地评论探查部位的适用程度。

对于热敏灸的探查手法,目前总共有如下3种。第一种包括4步手法,即先悬灸2 min以温热局部气血,继以雀啄灸3 min以加强热敏化作用,再循经往返2 min,以激发

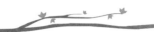
经气,再进一步施温和灸以发动传感,当患者感受到艾热发生透热、扩热、传热、局部不热远部热、表面不热深部热或其他非热感觉中的一种时即出现了腧穴热敏化现象,也就是所谓的热敏化穴,然后继续施灸。第二种是用纯艾条在距离皮肤 2~5 cm 处实施温和灸,当患者感受到如上灸感时,亦视为探查出热敏化腧穴。第三种是回旋手法,最易激发感传,甚至有些患者仅在运用回旋手法时有循经感传,停止回旋手法则感传消失,并且部分初次行热敏灸法未出现感传的患者,经行手法按摩后再行热敏灸法即能激发感传。

四、操作规范

(一)施灸前准备

1. 艾条选择　根据病情需要和腧穴热敏直径的不同而选择不同直径的艾条。

2. 部位选择　依据探感定位(灸感定位法)和辨敏施灸原则,选取施灸部位。

3. 体位选择　体位的选择以被灸者感到舒适,充分暴露施灸部位,肌肉放松为原则。常用体位为卧位、坐位,建议首选卧位。

4. 环境要求　同门诊治疗室的要求,并应设有排烟或消烟装置。环境温度应保持在 24~30 ℃为宜。

5. 灸感宣教　施灸者应要求被灸者在治疗过程中注意力集中,认真体会在艾灸过程中的灸感,并及时与施灸者沟通交流。

(二)操作方法

1. 探感定位　热敏灸以灸感定位法确定热敏腧穴。艾条距离体表约 3 cm,以传统腧穴定位为中心,在其上下左右范围内施以循经、回旋、雀啄、温和组合手法进行悬灸探查,热感强度适中而无灼痛,被灸者出现 6 类热敏灸感[透热、扩热、传热、局部不(微)热远部热、表面不(微)热深部热、非热觉 6 类特殊灸感,并伴有舒适喜热感]中的 1 类或 1 类以上的部位,即为热敏腧穴,不拘是否在传统腧穴的标准位置上。

2. 辨敏施灸　辨敏施灸是通过辨别热敏腧穴的灸感特点,从而选取最优热敏腧穴施灸。选优原则按下列顺序:以出现非热觉的热敏腧穴为首选热敏腧穴;以出现热敏灸感指向或到达病所的热敏腧穴为首选热敏腧穴;以出现较强的热敏灸感的热敏腧穴为首选热敏腧穴。

3. 量因人异　热敏灸时,每穴每次施灸时间以热敏灸感消失为度,因病因人因穴不同而不同,平均施灸时间约为 40 min,这是热敏腧穴的最佳个体化每次施灸时间量。

4. 敏消量足　只要与疾病相关的热敏腧穴存在,就需要进行疗程施灸,直至所有与该病症相关的热敏腧穴消敏,这是治疗该病症的充足疗程灸量(图 4-1)。

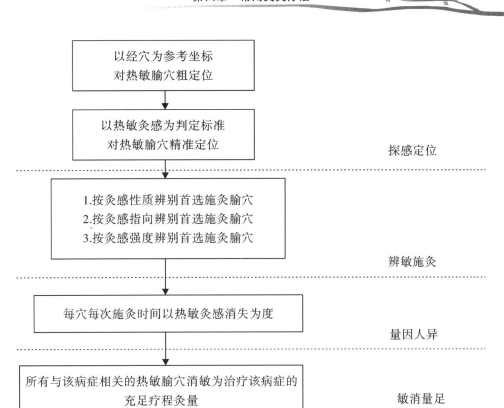

图 4-1　热敏灸操作方法

五、适应证与禁忌证

(一)适应证

适用于出现热敏腧穴的各种病症,不拘于寒、热、虚、实、表、里证。

(二)禁忌证

(1)婴幼儿、灸感表达障碍者。

(2)昏迷、脑出血急性期、大量吐(咯)血的患者。

(3)孕妇的腹部和腰骶部、感觉障碍与皮肤溃疡处。

(4)过饥、过饱、过劳、酒醉状态等。

六、注意事项

1.施灸前　应告知被灸者艾灸过程,消除对艾灸的恐惧感或紧张感。

2.施灸时　应根据年龄、性别、体质、病情,采取舒适的体位,并充分暴露施灸部位。热敏灸操作时应注意热感强度适宜,避免烫伤,注意防止艾火脱落灼伤患者或烧坏衣物。

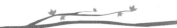

3.治疗后　应告知被灸者在施灸结束后2 h之内不宜洗澡,注意保暖,避风寒。如果局部出现水疱,水疱较小时,宜保护水疱,勿使破裂,一般数日即可吸收自愈;如水疱过大,用注射器从水疱低位刺入,将渗出液吸出后,保持局部清洁,以防感染。热敏灸结束后,须将燃着的艾条彻底熄灭,以防复燃。

第二节　麦粒灸

麦粒灸具有治疗作用点精准、温热效用深透、特殊的短暂穿透样灼痛以及灸后的愉悦畅快感和局部持续的无菌性炎症等特点,能够激发人体免疫调节功能,提高自身抵抗力和修复能力,达到治疗疾病的目的。

麦粒灸属于艾灸疗法中直接灸范畴,是使用麦粒大小的艾炷直接放在穴位上烧灼,借助灸火及药物对机体穴位的刺激作用,用以防治疾病的一种疗法。

在火的利用中,中华民族的先贤发现了用艾粒烧灼体表所引起的灼痛和化脓,蕴藏着巨大的防治疾病的潜力,一种原始性创新的外治方法——中国麦粒灸诞生了。借艾火之力以触发机体自我调整功能,这种具有奇特效应机制的疗法,数千年来一直吸引针灸界探索其防治疾病的临床规律和适宜病症。

一、麦粒灸灼痛与化脓规律

任何一种疗法的效应都与其在操作方面具有的某些特点密切相关。麦粒灸将上尖、中粗、下尖而带平的艾粒直接置放于皮肤,有利于造成特殊而适宜的燃烧烈度。艾粒上尖,易于点燃;中粗,可让穴位皮肤逐渐适应升高的温度;下尖带平,有利于艾粒站立平稳,使温度下传集中。麦粒灸一方面使患者出现强烈的穿透性灼痛感,另一方面使局部组织不同程度地损伤,产生异体蛋白,由此进一步激活机体的防御机制,从而产生持久及多方面的调整。这种短暂灼痛与施灸后持续的瘢痕刺激恰到好处地结合为其他针灸手段所不具有。

1.麦粒灸的短暂灼痛　麦粒灸施灸时所产生的刺激主要是短暂灼痛,即患者所说的"烫",而不可能使局部有明显的温热感,即使是无瘢痕的轻度麦粒灸,也以极短暂的灼痛为特点,哪怕灼痛只有0.1 s,就足以启动麦粒灸效应机制。由于麦粒灸操作不可避免会出现瞬间灼痛,因此需要权衡疗效与灼痛的利弊,并向患者解释说明,在患者理解与配合的基础上操作则更为妥当。一般经过数壮施灸之后,绝大多数患者都能欣然依从这种灼痛。灼痛的强弱完全可以通过移除艾火的速度来控制。操作轻度麦粒灸可手持镊子静候在燃烧的艾粒旁,当艾粒烧剩1/5~2/5,患者呼"烫"时,即刻用镊子拣除剩余艾火,再继续施灸下一壮。对于已经有麦粒灸治疗经验,尤其穴位上已有瘢痕的患者,可以让艾粒烧得更透,待出现明显灼痛再拣除艾火,甚至可以让艾粒着肤烧完。临床上麦粒灸的

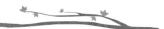

烧灼程度应该循序渐进,随着患者耐受性的提高而逐渐增加强度,患者首次接受麦粒灸,尤其操作最初数壮时,当患者一呼"烫",就应尽可能快速利落地夹除残炷艾火,不要让患者忍受艾火的灼痛,促使患者很快适应麦粒灸的特殊刺激形式。以后的操作就需要静观患者一动一颦,当患者已经耐受则可适当减慢移走艾火的时间,使患者进一步出现"如针刺状"的穿透感。因此适时地掌握移走艾火的速度和节奏,是施行麦粒灸的关键手法之一,移走速度过快,患者的灸感不明显,疗效就会受到影响。反之,移走艾火的速度过慢,又可能使皮肤烫伤,给患者带来不必要的痛苦。因此,移走艾火速度或节奏的掌握,这个看似简单的动作,针灸医生却需要悉心专注地"以意为之",其意义与毫针施行手法讲究"治神"要求,将"得气"调整到适宜状态有异曲同工的意义。

2.麦粒灸的持续炎症　麦粒灸除了在施灸时短暂的灼痛,还表现为施灸结束后局部产生持续的炎症甚至化脓。轻度麦粒灸仅有极其短暂的灼痛,伴有灼痛穿透深部以及畅快感觉,这些感觉一般在施灸数小时后都会消失。但如果增强施灸强度、增加施灸壮数,施灸局部的组织就会变性坏死,宏观上可以见到组织变暗。麦粒灸的无菌性炎症会持续数天,随着频频施灸甚至持续数周、数月。促使麦粒灸发炎化脓的主要措施,首先要将艾粒搓得紧实,施灸时可逐渐增加艾粒的大小。适当增加施灸壮数,每壮都要烧尽为止。与一般烫伤不同,麦粒灸灸后 7 ~ 15 d 才开始化脓,形成灸疮,化脓由焦痂的边缘开始向中央扩展。黑痂在停止施灸 15 ~ 25 d 后才会脱落。脓水多者可每隔 1 ~ 2 d 更换消毒敷料。发炎化脓程度不足,可采用多次施灸、外贴灸疮膏、注意灸后调养等措施,来促进化脓、增加脓量以提高疗效。麦粒灸造成的穴位异体蛋白的刺激,其持续时间之长是其他针灸疗法的穴位刺激不能比拟的。与短暂灼痛刺激性质不同,麦粒灸穴位炎症刺激虽无任何感觉,但局部炎症化脓所蕴含的"天然疫苗"意义却十分值得关注。因为它与人工生物疫苗不同,灸法的化脓不是向机体输入某种蛋白,麦粒灸的炎症化脓似乎还向机体输入了一套新的工作程序,它含有针对多种不确定的致病因素的必要指令,以便指示身体相机制造出相应的"疫苗"来。灸法化脓会激发有限的免疫功能,因此对于人类面临种种新生疾病的威胁,麦粒灸是不能忽视的武器之一。对病因复杂、病位广泛的顽症痼疾和疑难病症,麦粒灸更具优势。同时麦粒灸局部炎症化脓所引发的"疫苗样效应"对人体免疫系统影响十分明显,因此当难治性疾病同时兼有慢性炎症、免疫功能异常时,如带状疱疹、类风湿关节炎、结核病、慢性肝炎、癌肿等,更适宜选用麦粒灸或针刺与麦粒灸并用。即使当人类已经拥有确有成效的疫苗,对于那些由于疫苗禁忌及不良反应或其他原因不能接种疫苗的人们,麦粒灸"以火促通"的化脓治疗也可以设置弥补的防线。

二、操作规范

(一)施灸前准备

1.麦粒灸艾炷制备　选用精细柔软纯净的艾绒,做成麦粒大小的圆锥体艾炷,质量 3 mg,高 3 mm,腹径 2 ~ 3 mm。

2.穴位选择与定位　根据受术者的身体情况选择适当的穴位或部位。穴位的定位

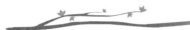

应准确。

3. 体位选择　当治疗时所取穴位在身体正面、侧面、背面时,分别取仰卧位、侧卧位、俯卧位。当治疗时所取穴位在身体头部、肩部时,分别取仰靠坐位或俯伏坐位。

4. 其他辅助用品　消毒弯盘、消毒棉签、消毒棉球、消毒镊子、凡士林、蒜泥液、酒精灯、消毒纱布、打火机、线香、垃圾缸、龙胆紫、磨口瓶、清水、碘伏。

5. 受术者准备　缓解患者紧张情绪,适当饮水,饭后 0.5 h 排空大小便。实施麦粒灸前应全面了解受术者情况,加强与受术者的交流,消除其对疗法的恐惧感,若要使用化脓麦粒灸时,应征求受术者的同意。

6. 环境卫生要求　保持环境安静、清洁卫生、温度适宜,具备排风设备。

7. 消毒　施灸前应该对施术者双手和受术者施灸部位进行消毒,消毒可采用 75% 酒精。

（二）操作方法

1. 施灸原则　施灸顺序应先灸上部,后灸下部;先灸背部,后灸腹部;先灸头身,后灸四肢;先灸阳经,后灸阴经。施灸壮数先少后多,施灸艾炷先小后大。施灸手法有补有泻,需根据辨证而定,虚者宜补,实者宜泻。

2. 化脓麦粒灸　化脓麦粒灸操作步骤具体如下:①可用消毒棉签蘸取适量龙胆紫在皮肤穴位上作出标记。②安放麦粒灸艾炷时可先在穴位上涂些大蒜泥、凡士林或清水,以增加黏附和刺激作用,然后在其未干时将麦粒灸艾炷放在指定穴位上。③用线香从麦粒灸艾炷尖部点燃,根据补泻情况,任其自燃或者微微吹气助燃,第 1 壮燃至艾炷剩余 2/5 ~ 1/5,受术者烧灼感明显时,施术者须用镊子或手将未燃尽的麦粒灸移去或压灭,更换麦粒灸艾炷,再灸第 2 壮。④第 2 壮仍在原处,再次出现烧灼痛时,施术者可用左手拇、示、中 3 指按摩或轻叩穴道周围以减轻痛苦,当疼痛难以忍受时,即再次用镊子将未燃尽的麦粒灸移去或压灭。对于已经有麦粒灸治疗经历,尤其穴位上已有灸疮瘢痕的受术者,可以让麦粒灸燃烧得更透,如受术者不出现剧烈的烧灼疼痛感,可以让麦粒灸着肤烧完。⑤每穴一般可灸 5 ~ 7 壮,初次施灸壮数应从少到多。⑥灸后穴位局部常可能变黑、变硬、结痂,第 2 天应在结痂处继续施灸,不出数日,即能达到化脓的目的。

3. 非化脓麦粒灸　非化脓麦粒灸操作步骤如下:①可用消毒棉签蘸取适量龙胆紫在皮肤穴位上作出标记。②安放麦粒灸艾炷时可先在穴位上涂些大蒜泥、凡士林或清水,以增加黏附和刺激作用,然后在其未干期间将麦粒灸艾炷放在指定穴位上。③用线香从麦粒灸艾炷尖部点燃,根据补泻情况,任其自燃或者微微吹气助燃,当第 1 壮燃至受术者感到灼痛时,施术者立刻用镊子或手将未燃尽的麦粒灸移去或压灭,更换麦粒灸艾炷,再灸第 2 壮。④第 2 壮仍在原处,每穴一般可灸 3 ~ 5 壮,初次施灸壮数应从少到多,以穴位局部出现红晕为度。

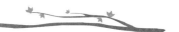

三、适应证与禁忌证

(一)适应证

麦粒灸具有温经散寒、消炎镇痛、消瘀散结、防病保健之功,能够广泛适用于风寒湿痹、寒痰喘咳、脏腑虚寒、元阳虚损等引起的神经、消化、肌肉骨骼、结缔组织、心脑血管等慢性疾病的康复治疗。

(二)禁忌证

(1)心脏虚里处、大血管处、皮薄肉少处禁灸。

(2)孕妇下腹部与腰骶部,囟门未闭合之儿童前头部禁灸。

(3)睾丸、外生殖器、乳头部禁灸。

(4)颜面、关节活动处不应采用化脓灸。

(5)外感风热、各种感染性发热、高热、脉象数急者禁灸。

(6)阴虚火旺、抽搐痉挛、极度衰弱、大病初愈及糖尿病患者禁灸。

(7)极度疲劳、情绪不稳、大汗淋漓、昏迷、温度感觉障碍者禁灸。

四、施灸后处理

1.灸疮化脓　灸疮化脓期间,正常的无菌性化脓,脓液较淡,色白。若发生细菌感染而化脓,脓色呈黄绿色时,可使用抗菌消炎药物。假如脓液过多,为防止继发感染污染衣物,每天可用双氧水和生理盐水清洗疮口,并用消毒纱布轻轻擦拭伤口,不可擦伤流血。一般灸疮面不大可任其自愈,20 d 左右后结痂即可。如疮口比较大,要注意脓水的清洗,每日不可间断。

2.灸后皮肤红晕　灸后皮肤出现红晕是正常现象。若艾火热力过强,施灸过重,皮肤易发生水疱。小水疱无须处理,如果水疱较大,用消毒针刺破后消毒,防止感染,数日内可痊愈。

五、注意事项

(1)灸疮化脓期间,要避免重体力劳动,疮面局部勿用手搔以保护痂皮,并保持清洁防止感染,同时可多吃一些营养较丰富的食物,促使灸疮的正常透发,有利于提高疗效。

(2)注意晕灸的发生,如发生晕灸现象应该立即停止施灸,让受术者平卧于空气流通处,松开领口,给予温白糖水(糖尿病者慎用)或温开水,闭目休息即可。对于猝倒神昏者,可以针刺水沟、十宣、百会、合谷、内关、太冲、涌泉等穴位以急救。

(3)受术者在精神紧张、大汗、劳累后或饥饿时不宜进行麦粒灸治疗。

(4)对儿童受术者进行治疗操作时,应认真守护观察,以免发生烫伤。

(5)灸疮愈合之后 1 个月内忌吃发物和刺激性食物(如葱、姜、蒜、海鲜、韭菜、羊肉等),以避免灸疮复发化脓。

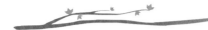

附录1　麦粒灸艾炷的制备

麦粒灸艾炷所用艾绒应为陈年精绒。将艾绒少许置于左手示、中指之间,用拇、示、中3指将艾绒揉匀,形成适当大小的艾团,然后将艾团置于拇、示指之间,大拇指向前,用力将艾团搓紧,艾团即成细条状,直径约为3 mm。左手捏住艾条,露出麦粒大小长度;右手用无齿镊尖端紧紧夹住艾条露出部分根部,横向用力扯下,即形成圆锥形麦粒灸艾炷。精艾绒是指3~5年陈艾叶经过反复的粉碎、筛选,最终得到没有杂质,且叶柄、秸秆的纯度达到(25~50)∶1以上的艾绒,其颜色多为金黄色,这种绒就称为金艾绒或精绒。精绒具有高纯度的特点,易于燃烧,产生的艾烟少且气味芳香,火力温和,穿透力强,多用于麦粒灸。

附录2　补泻手法

麦粒灸之补泻手法始载于《内经》,后见于《针灸大成》。《灵枢·背腧》:"以火补者,毋吹其火,须自灭也;以火泻者,疾吹其火,传至艾,须其火灭也。"《针灸大成》乃遵经旨,略有发挥:"以火补者,毋吹其火,须待自灭,即按其穴;以火泻者,速吹其火,开其穴也。"

用口吹艾火助燃,可在短时内达到足够的刺激强度,补法时,不用吹其火,让艾火慢慢燃烧以待自灭,然后按住其穴位稍后离开。用艾火泄邪之时,可以迅速吹旺艾火,吹火的同时还可用手护拥施灸穴位四周,使艾火温度更加集中而强烈,艾火燃尽后无需按住其穴位。

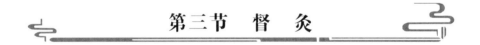

第三节　督　灸

督灸是在督脉脊柱段(位于后正中线处,指始于大椎穴终于腰俞穴的部位)施以"隔姜泥铺灸",通过经络、腧穴、药物、艾灸的共同作用防治疾病的一种中医特色疗法。

督脉为阳脉之海,督灸疗法选用最具纯阳之性的艾绒,再配合具有解表散寒作用的生姜,在后背督脉的脊柱段进行"隔姜艾灸"治疗。督灸疗法具有治疗时间长、治疗面积大的特点,能够很好地强壮真元、调和阴阳、温通气血,有效地扶助阳气、提高身体抗病能力,达到治疗疾病、保健康复的作用。

督灸主要适用于督脉相关、脊柱相关性疾病,以及因阳气不足、风寒湿邪侵袭所致的风湿、消化、呼吸、内分泌、妇科、生殖、泌尿等各系统疾病。

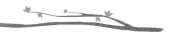

一、操作规范

(一)施灸前准备

1. 艾绒及姜泥的制备　选用精细柔软纯净的艾绒100 g。将1 500 g左右新鲜生姜去皮并制备成姜泥,挤出多余水分,保持姜泥柔软潮湿即可。

2. 穴位选择与定位　选取督脉的大椎穴至腰俞穴为施灸部位。

3. 体位选择　治疗时患者取俯卧位,全身放松,暴露治疗部位。

4. 其他辅助用品　督灸灸具、打火机、镊子、酒精棉球、桑皮纸、无菌纱布、督灸粉、刮痧板、刮痧油、消毒弯盘、酒精灯、垃圾缸。

5. 受术者准备　缓解紧张情绪,适当饮水,饭后0.5 h排空大、小便。实施督灸前应全面了解受术者情况,加强与受术者的交流,消除其对疗法的恐惧感。

6. 环境要求　保持环境安静,清洁卫生,温度适宜,具备排风设备。

(二)施灸

1. 体位　受术者取俯卧位,使全身放松,暴露治疗部位。

2. 取穴　选取督脉的大椎穴至腰俞穴为施灸部位。

3. 刮痧　沿着背部督脉脊柱走行方向,用刮痧板端角等钝性器具轻压出十字印记定位。然后在督脉及膀胱经第一侧线涂抹介质后进行轻手法刮痧,使皮肤微微泛红即可。

4. 消毒　以酒精棉球沿施术部位自上而下常规消毒3遍。

5. 撒督灸粉　在督脉的治疗部位自上而下薄撒一层督灸粉(用量约2 g),之后在其上覆盖一张长约70 cm,宽约15 cm的桑皮纸,可根据患者体型调节纸张大小。

6. 铺姜泥　将姜泥平铺于桑皮纸上(与桑皮纸边缘留出2 cm左右距离),要求上下均匀,薄厚一致约1.5～2.5 cm。然后在其上均匀铺满约2～3 cm厚的艾绒。

7. 施灸　点燃艾绒,待完全燃尽为1壮,继续同前添加艾绒点燃,如上灸取3壮,灸完3壮即可。

8. 清洁灸处　将桑皮纸连姜泥一同卷起,然后用无菌纱布轻轻擦干净灸后皮肤。

(三)施灸后处理

灸后皮肤出现红晕是正常现象。若艾火热力过强,施灸过重,皮肤易发生水疱。小水疱无须处理,如果水疱较大,以酒精棉球自上而下常规消毒3遍,用一次性无菌针头沿水疱下缘平刺,疱液自然流出,再以消毒干棉球按压干净即可。

二、适应证与禁忌证

(一)适应证

督灸主要适用于督脉相关、脊柱相关性疾病,以及因阳气不足、风寒湿邪侵袭所致的风湿、消化、呼吸、内分泌、妇科、生殖、泌尿等各系统疾病。

(1)慢性风湿性疾病康复:强直性脊柱炎、风湿性关节炎、类风湿性关节炎等。

(2)慢性骨关节疾病康复:腰椎间盘突出症、骨性关节炎、骶骨关节炎等。

(3)慢性妇科疾病康复:痛经、月经紊乱、不孕不育、产后病等。

(4)慢性神经内科疾病康复:多种疾病导致的肢体活动、感觉等功能障碍。

(5)其他慢性虚寒性疾病康复:慢性胃炎、慢性肠炎、慢性咳嗽等。

(6)亚健康调养康复:身体疲乏、倦怠无力、反复感冒等免疫功能低下、疲劳综合征等。

(二)禁忌证

(1)装有心脏起搏器者禁用本疗法。

(2)孕妇、哺乳期者禁用本疗法。

(3)儿童及严重内科疾病者禁用本疗法。

(4)对疗法所用药物、介质过敏者,以及局部皮肤破损者禁用本疗法。

(5)外感风热、发热、脉象数疾者禁用本疗法。

(6)阴虚火旺、大汗淋漓、极度衰弱、大病初愈者禁用本疗法。

(7)极度疲劳、抽搐痉挛、情绪不稳、温度感觉障碍者禁用本疗法。

(8)其他不适宜灸法治疗情况的禁用本疗法。

三、注意事项

(1)受术者在精神紧张、大汗后、劳累后或饥饿时不宜进行本疗法治疗。

(2)治疗期间要密切观察受术者,防止温度过高或因受术者活动导致艾绒脱落发生烧烫伤。

(3)治疗室内应有排烟设备,及时排烟。

(4)治疗结束后,嘱受术者休息后缓慢坐起,继续休息5～10 min后方可离开诊室,避免体位性眩晕。

(5)注意晕灸的发生,如发生晕灸现象应及时处理。应立即停止施灸,让受术者平卧于空气流通处,松开领口,给予温白糖水(糖尿病者慎用)或温开水,闭目休息即可。对于猝倒神昏者,可以针刺水沟、十宣、百会、合谷、内关、太冲、涌泉等穴位以急救,必要时及时送医急救。

(6)嘱受术者灸后注意保暖,避免受寒,适当休息,避免熬夜。

(7)调节饮食,清淡素食,避免寒凉、酒类及肥甘之品,以免影响疗效。

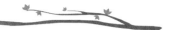

附录1

艾绒的选取：督灸所用艾绒应为陈年精绒。陈年精绒，是指用3～5年陈艾叶经过反复的粉碎、筛选，最终得到没有杂质、叶柄、秸秆的纯度为(8～20)∶1或以上的艾绒，其颜色多为黄色。陈年精绒具有高纯度、不含杂质的特点，易于燃烧，产生的艾烟少且气味芳香，火力温和，穿透力强，适于做督灸使用。

附录2

督灸粉的制备：麝香、肉桂、丁香、斑蝥、川芎、冰片、附子、桂枝、细辛等9味，各2g，各药共为细末。

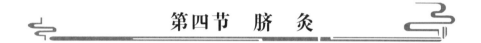

第四节 脐 灸

脐灸是一种中医外治法，其作用主要是疏经通络、行气活血进而调节人体阴阳与脏腑功能，最终达到防治疾病的目的。其具体做法则是将药物做成合适的剂型(如糊、散、丸、膏等)敷在脐部，或在脐部给予某些物理刺激如隔盐灸、隔姜灸、隔葱灸、隔附灸、药饼灸等法。

脐，即肚脐，亦是神阙穴，焦会元在《会元针灸学》中对该穴有详细的解释："神阙者，神之所舍其中也。上则天部，下则地部，中为人部。两旁有气穴、肓俞。上有水分、下脘；下有胞门、横户，脐居正中。如门之阙，神通先天。父母相交而成胎时，先天脐带形如荷茎，系于母之命门。天一生水而生肾，状如未敷莲花，顺五行以相生。赖母气以相转，十月胎满，则神注于脐中成人，故名神阙。"它是元神所藏之处，也是胎儿从母体吸取营养的通道。从经络学说来看，脐是经络的总枢，是经气汇聚之海，人体生命之中枢。神阙穴为任脉上的一个重要腧穴，任、督、冲三脉为"一源三歧"，带脉是横于腰腹部的经脉，因此脐与任脉、督脉、冲脉、带脉四经直接相通。任脉为阴脉之海，脐通过任脉与全身阴经相联通。督脉为阳脉之都纲，督领全身阳气，脐通过督脉与诸阳经相交通。冲脉为十二经脉之海，是十二经气血通行之要冲，脐通过冲脉与十二正经经气相联通。因此，脐可治百病，补虚泻实，调阴阳，补人体正气，调节脏腑，通达气机，是调治三焦疾病之要穴。

脐疗法有着悠久的历史，在殷商时期就有彭祖蒸脐和太乙真人熏脐法防病治病的传说。从长沙马王堆出土的成书，春秋战国时期的帛书《五十二病方》中载有肚脐填药、敷药、涂药及角灸脐法，不难看出当时脐疗法的应用非常简朴。而后随着时代的发展，有关脐疗法的记载也越来越多，至近现代随着中医药事业的进一步发展，同时人们也注意到现行的给药方式所存在的问题，这促使医学界不断地去寻求新的有效的给药方式，而脐疗则是一种有效安全的给药途径，故引起诸多研究者的重视，这使得脐疗研究有了突

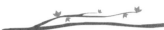

飞猛进的发展。目前认为脐疗的作用机制有:其一,脐部皮肤薄,皮下有丰富的血管,给药时避免了"首过效应";其二,脐部正好位于人体黄金分割点,以及它天然形成的隐窝,给药方便好吸收;其三,神阙穴通过十二经脉、奇经八脉等经络感传效应而调节全身脏腑气血。

一、脐灸疗法种类

(一)悬起灸脐

点燃艾条,手持之在脐部上方悬起灸之,距离以脐部觉温热但又能耐受为度。可直接灸脐部,或隔药物悬起灸。由于操作简便,相对安全,此种灸法现代多用。

(二)直接灸脐

将大小适中的艾炷,直接放在脐上施灸,当艾炷燃剩 2/5 而患者感到微微灼痛时,可易炷再灸。一般以脐部皮肤红晕而不起疱为度。脐部一般禁止瘢痕灸。如《备急千金要方》中用艾炷直接灸脐数壮乃至数十壮,治疗肠中常鸣,上冲心之证。出于安全及患者能否接受的考虑,此法现代多不用。

(三)隔物灸脐

先在脐部或脐内放置药物或盐、姜、葱、附子饼等物质,再放艾炷或艾条或艾灸盒(艾炷最常用)灸之,即艾炷与药物之间有药物间隔。如《类经图翼》用干净盐填脐中,灸7 壮,后去盐,换川椒 21 粒,上以姜片盖定,再灸 14 壮,即以膏贴之,治妇人宫冷不受孕。

1. 隔姜灸脐 将鲜姜切成直径 3 ~ 4 cm,厚 0.2 ~ 0.3 cm 的薄片,中间用针刺几孔,然后将姜置于脐上,再将艾炷放在姜片上施灸。灸完所需壮数,以皮肤红晕不起疱为度。隔姜灸,最早可见于明代杨继洲的《针灸大成》上卷,上面记载用灸聚泉治咳嗽:"灸法用生姜切片如钱厚,搭于舌上穴中,然后灸之。"在《万病回春》中用隔姜灸法治疗中寒。"用麝香、半夏、皂荚各一钱为末,填脐中,用生姜切薄片贴脐上,放大艾火灸姜片上,蒸灸二七壮"。

2. 隔盐灸脐 将纯净的食盐填敷于脐部,或于盐上再置一薄姜片,上置艾炷施灸。《备急灸法》用盐填脐孔灸之,以大艾炷灸 21 壮,治疗产后小便不通,治疗后不通可再灸。《世医得效方》《增补明医指掌》中亦有记载。

3. 隔蒜灸脐 将鲜大蒜头切成厚 0.2 ~ 0.3 cm 的薄片,中间用针刺几孔,或直接将鲜蒜捣烂如泥,置于脐上,然后将艾炷放在蒜片或蒜泥上施灸,艾炷燃尽后,易柱再灸。《类经图翼》中如治小儿脐风,用独头蒜,切片,安脐上,以艾灸之,至口中有蒜气即止啼。由于蒜本身具有比较大的刺激性,故现代多不用隔蒜灸脐。

4. 隔药灸脐 将药物研成细末,直接敷于脐部或将药末调和成饼状或糊状后敷于脐部,再放置艾炷施灸,借艾炷热力助药力吸收。如《医学入门》《串雅外编》都记载用温脐种子方填入脐部,荞麦面加水搓条围脐,用艾灸之以治疗宫冷不孕之证。

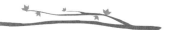

（四）温灸器灸脐

将艾条或艾绒加工后放入专门制作的温灸器，置于脐部熨灸。在所选区域放置温灸盒。点燃 3～5 cm 长的艾条段 2～3 段或艾团（须预先捏紧）3～5 团，对准穴位放在铁窗纱上，盖好封盖，要留有缝隙，以使空气流通，艾段燃烧充分。封盖用于调节火力、温度大小。一般而言，移开封盖，可使火力增大、温度升高；闭紧封盖，使火力变小，温度降低。以保持温热而无灼痛为宜。如合盖闭紧，患者仍感觉灼痛时，可将盒盖适当移开，以调节热度。待艾条燃尽后将盒子取走即可。灸材除用艾条外，尚可在艾绒中掺入药物进行灸治；亦可先在穴区贴敷膏药或涂敷药糊等，行隔物灸法。温盒灸，每次治疗 20～30 min。每日 1～2 次，一般 7～10 d 为一个疗程。

二、操作规范

（一）施术前准备

1. 选药原则

（1）脐疗用药必须遵循辨证施治、选方用药的原则。

（2）所用药一般宜有一定的刺激性，但又不致发疱溃破，损伤皮肤。

（3）所用药物一般宜气味俱厚，但有毒之品一定要控制用量，做到低毒高效。

（4）一般选择具有浓烈芳香走窜性味的药物，以便增强药剂的皮肤穿透性。

（5）一般选用醋、酒、油、水等做调和剂，或以其减缓药物性味，或以其增强药物通达走窜之性，或者以其调和赋形。

2. 剂型选择　根据治疗需要选取适当的剂型。常用剂型为散剂、膏剂、糊剂、丸剂等。

3. 体位选择　体位选择仰卧位，并嘱患者充分暴露脐部，以方便取穴、用药和治疗。

4. 环境要求　本法一般在室内进行，要求室内温度适宜，空气流通，清洁卫生。

5. 消毒

（1）部位消毒：应用含 75% 医用酒精或 0.5%～1% 碘伏的棉球按常规消毒法擦拭消毒脐部及四周皮肤。

（2）术者消毒：医者双手可用肥皂擦拭，后用水清洗干净，再用 75% 医用酒精棉球擦拭。

（二）操作方法

1. 悬起灸　点燃艾条，手持之在脐部上方悬起灸之，距离以脐部觉温热但又能耐受为度。可直接灸脐部，或隔药物悬起灸。

2. 隔物灸　先在脐部或脐内放置药物或盐、姜、葱、附子饼等物质，再放艾炷或艾条（艾炷最常用）灸之，即艾炷与药物之间有药物间隔。

（1）隔姜灸：将鲜姜切成直径 3～4 cm，厚 0.2～0.3 cm 的薄片，中间用三棱针针 5～10 孔，然后将姜置于脐上，再将艾炷放在姜片上施灸。灸完所需壮数，以皮肤红晕不起疱

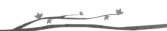

为度。

（2）隔盐灸：将纯净的食盐填敷于脐部，或于盐上再置一薄姜片，上置艾炷施灸。

（3）隔药灸：将药物研成细末直接敷于脐部，或将药末调和成饼状或糊状后敷于脐部，再放置艾炷施灸，借艾炷热力助药力吸收。

（4）温灸器灸：将艾条或艾绒加工后放入专门制作的温灸器，置于脐部熨灸。施术后处理。

3. 脐灸疗法的正常反应

（1）在脐部可出现局部发红，片刻后消失，恢复正常皮色。

（2）或兼微热痛感。

4. 脐灸疗法的术后处理

（1）去除药物后应用消毒棉球轻轻拭去脐部残留的药物，若脐部微觉痛痒，不可搔抓，数日内自可消退。

（2）脐疗后如果出现水疱，只要不擦破，可任其自然吸收。若水疱过大，可用一次性消毒针从疱底刺破，放出水液后，再用消毒敷料覆盖。

（3）若皮肤破损，应常规消毒，并用无菌敷料覆盖其上。

三、禁忌证

（1）急性严重疾病、接触性传染病、严重心脏病、心力衰竭。

（2）皮肤高度过敏、传染性皮肤病，肚脐及肚脐周围长有肿瘤（肿块），脐部感染溃烂。

（3）精神分裂症、抽搐、高度神经质及不合作者。

四、注意事项

（1）一般采用仰卧位，充分暴露脐部，以方便取穴、用药和治疗。同时应注意保暖，避免受寒。

（2）用药前，应严格消毒，一般用75%医用酒精或0.5%～1%碘伏的棉球按常规消毒法擦拭消毒脐部及四周皮肤，以免发生感染。

（3）脐疗用药虽有自己的特点，但一般情况下仍需辨证用药方能提高疗效。

（4）在施治之前，应详细询问了解患者的全身情况，并询问药物过敏史和孕育及胎产史，避免药物过敏反应，或引起堕胎流产等医疗事故的发生。孕妇宜慎用或禁用脐疗，有麝香等堕胎或大辛大毒药物更当慎用或忌用。孕妇不适合使用灸脐疗法，脐部拔罐、脐部热熨等脐疗方法，以及较重的推拿手法。安装心脏起搏器等金属装置的患者不可使用磁疗法，以免引起危险。

（5）治疗应该在室内进行，若在冷天或寒冬，室内应保持比较高的温度，医者应操作迅速，以免患者受凉感冒。

（6）在进行灸疗时，要注意室内通风或安装排烟设备，以免灸疗产生的烟引发患者严重的不适感。

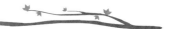

（7）药物敷脐后要外加固定,对胶布过敏者可用纱布包扎固定。对儿童患者,要加强护理,避免其用手抓挠,以防药物脱落。

（8）脐疗药物常具刺激性或温热性,应用时间长会出现局部皮肤发痒、灼辣,甚至发生疱疹、溃烂。因此贴敷药物剂量不宜过大,贴敷时间不宜过长,尤其儿童皮肤嫩薄,提倡间歇使用,每个疗程之间休息 3～5 d,如皮肤发生水疱者,可用消毒针挑破,外涂龙胆紫溶液。

（9）由于脐部吸收药物较快,故个别患者会出现腹部不适或隐痛感,一般过几天会自行消失。

（10）用熨法要适当控制药物温度,以免烫伤皮肤。尤其是老人和儿童,以及感觉减退的瘫痪患者,更应注意。

（11）脐部有溃疡、水肿者,不宜拔罐。高热抽搐者,亦不宜拔罐。

（12）脐疗药物中多含有芳香挥发的成分,所以预制的各种制剂必须密封保存,以免有效成分挥发。

第五节　雷火灸

雷火灸疗法具有药力峻、火力猛、渗透力强、灸疗面广的特点。能通经活络、活血化瘀、消肿止痛、追风除湿、散瘿散瘤、扶正祛邪。

"赵氏雷火灸"是重庆地方用于风寒湿邪所致的各种痹证的一种中医特色疗法。它起源于明代,在本草纲目中记载为雷火神针。雷火神针主要成分是麝香、硫黄、乳香、没药、穿山甲、红花等,把这些药材做成直径1.5 cm的药柱。治疗时,用7～9层布包含火头在穴位上熨烫以治疗风寒湿痹、痿证和虚寒证等。因为疗效像雷神治病一样迅速灵验而得名。不过直接按灸,粗大的火头很容易透过包裹的布烫伤患者,鉴于这个原因,在清朝乾隆年间,重庆璧山区有一位名叫赵忠德的医生做了一个创新,他将雷火神针做粗了近一倍,直径变为 3 cm,点燃以后不直接接触患者身体,而改为悬灸法。这样,患者不会被烫伤,而且由于灸体粗大、火力同样峻猛、见效一样迅速。赵忠德给这种灸法改名为雷火灸,从此雷火灸在赵氏家族代代相传。

第二代传承人赵成林,继承父业使用雷火灸治病,在当地小有名气。第三代传人赵炳宣,用雷火治疗疑难症、阴毒,并总结出独到的经验。第四代传人赵时碧将赵氏雷火灸在配方、用法、器具和治疗病种上进行了改进和突破,撰写了中国雷火灸疗法,形成了一套完整的赵氏雷火灸疗法,使赵氏雷火灸得到前所未有的发展。第五代传人张丽,积极推广宣传赵氏雷火灸,坚持应用于临床治疗中,推动了赵氏雷火灸的传承。第六代传人陈璇如为广东省中医院传统疗法中心中医师,在传承雷火灸手法的应用实践中,敢于创新,扩大了雷火灸的治疗病谱。

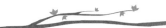

一、手法及操作规范

(一)雀啄法

雷火灸火头对准应灸处,采用像鸡啄米、雀啄食似上下移动的方法。这种方法多用于泄邪气时,在患部和腧穴上使用。

(二)小回旋法

雷火灸火头对准应灸的部位或穴位,作固定的小回旋转,此种方法可采用顺时针方向旋转,多用于泻法;若采用反时针方法,多用于补法。

(三)螺旋形灸法

雷火灸火头对准应灸部位中心点,逐渐由小而大,可旋至碗口大,反复使用由小而大的操作方法,按顺时针螺旋形方法旋转,多用于泻法;若按反时针方向进行螺旋形反复旋转,多用于补法。

(四)横行灸法

超越病灶部位,灸时移动方向,左右摆动,距离皮肤 1～2 cm,多用于泻法;距离皮肤 3～5 cm,多用于补法。

(五)纵行灸法

超越病灶部位,灸时上下移动火头,距离皮肤 1～2 cm,多用于泻法;距离皮肤 3～5 cm,多用于补法。

(六)斜向灸法

超越病灶部位,灸条火头斜形移动,距离皮肤 1～2 cm,多用于泻法:距离皮肤 3～5 cm,多用于补法。在治疗鼻炎多种疾病上常采用。例如:印堂穴移到鼻翼的两侧迎香穴,必须采用斜向灸法。

(七)拉辣式灸法

医者用左手三指平压躯干软组织,由近端向远端移动,雷火灸距离皮肤 2 cm,保持红火,随着医者的手在患者皮肤上施灸。每个方位每次拉动距离不少于 10 cm,拉动次数为 3～5 遍为佳。属于雷火灸自创新手法。

(八)"十指冲"法

雷火灸灸法中有手指十指冲、足趾十指冲,部位是指趾末端前侧面,五指(趾)尖聚拢,雷火灸火头对准指(趾)尖,距离为 1 cm 左右,快速地用小回旋手法,患者感觉刺痛后移开,每次施术 7～9 次,为泻法,尤其是泻脏腑邪热、止痛、灸疗后产生的燥热均有显著的效果。

(九)摆阵法

用温灸盒,如一孔式、两孔式等,根据病情可以摆横阵、竖阵、斜阵、平行阵、丁字的孔

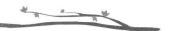

以固定灸阵等。

二、补泻手法

(一)补法

雷火灸距离皮肤 3 ~ 5 cm,灸疗时间在 20 min 左右,皮肤始终感觉能承受的温热度,热度又逐渐向深部组织渗透,缓吹灰,自然燃烧,为雷火灸之补法。

(二)泻法

1. 雷火灸距离皮肤 1 cm　用雀啄法,固定小旋转法施灸(顺时针),速吹灰,保持火头火红,雀啄 5、7、9、11 次为一壮(分年龄与患者承受力决定用几次为一壮);固定小旋转灸法,每旋转 7、9、11 次为一壮,速吹灰,保持火头火红。以上两种手法,每灸一壮要用手或手指平压一下被灸处的皮肤或腧穴,以降低皮肤温度,便于再次施灸。反复各灸 5、7、9 壮,灸至皮肤发红,深部组织发热为度。

2. 距离皮肤 2 cm　速吹灰,保持火头鲜红,在患部及其周围灸 10 ~ 20 次,前后、上下连续熏灸 20 ~ 30 min,其中间每移动 20 次,医者用手掌按压被灸皮肤一次,灸至皮肤鲜红,深部组织发热。

3. "十指冲"泻法　泻脏腑邪热、止痛、灸疗后产生的燥热均有显著的效果。在多种疾病灸疗中,配合十指冲治疗,作用非常显著。

三、适应证

1. 痛症　损伤、风湿、颈肩腰腿痛、头痛、骨质增生、网球肘、胸腹胀满、中风偏瘫等症引起的疼痛或不便。

2. 鼻疾　急性鼻炎、急慢性鼻窦炎、过敏性鼻炎、肥大性鼻炎等。

3. 眼疾　近视、视疲劳、眼干燥症、视神经萎缩等。

4. 耳疾　中耳炎、突发性耳鸣、老年性耳鸣、耳聋等。

5. 减肥　单纯性肥胖、产后肥胖等。

6. 妇科病　痛经、输卵管堵塞、子宫肌瘤、卵巢囊肿、慢性盆腔炎、月经不调、宫寒不孕症等。

7. 男科病　阳痿、早泄、尿频、尿急等。

8. 脾胃疾病　慢性胃炎、胃胀、呕吐、泄泻、便秘等。

9. 亚健康　失眠、疲劳等。

四、注意事项

(1)用灸时,火头应与皮肤保持用灸距离,切忌火头接触皮肤,以免烫伤。

(2)治疗中,应保持红火,随时注意患者表情,以患者能忍受为度,以避免灼伤。

(3)点穴时,若配合按摩手法(以拇指或示指指腹轻揉穴位),疗效更佳。

（4）治疗后，请勿即刻洗涤，否则影响疗效。

（5）对体质虚弱、神经衰弱的患者，治疗时火力宜小，精神紧张的患者应先消除其思想顾虑，饥饿的患者应先进食或喝些糖水。

（6）进行雷火灸时，治疗人员可戴一次性手套进行操作。治疗过程中注意对患者其他暴露部位保暖（尤其注意春秋冬季节）。

（7）眼外伤、青光眼（眼底正出血期）、内脏正出血期、高热患者、高血压正发期、心衰及早期孕妇等患者忌用。

（8）使用温灸盒，要注意随时移动，温灸盒移动的距离是一个火头的距离，上下左右移动均可。因为温灸的时间较长，以防烫伤。

烫伤的处理：治疗中，如有皮肤烫灼伤，可用乙醇消毒降温，或用紫草油涂抹烫伤处。必要时须盖消毒纱布。不宜用手抓烫伤处。

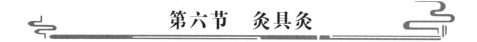

第六节 灸具灸

一、968 随身灸

（一）产品优势及设计亮点

1. 安全性领先　医用高分子材质，健康环保，阻燃耐高温；可拆卸可消毒医用胶圈底座；碳钢磨具，科技感强。

2. 有效性领先　模块化多穴同灸万向组合，拆卸方便（组合灸）；随身绑扣，安全舒适（随身灸）；带净烟和微烟控制功能；双层结构，隔热防护，温度恒定；垂直导引，艾针结合，表面不热深部热喇叭外筒，球釜内胆，科学聚能。

（二）产品图片

产品图片见图4-1。

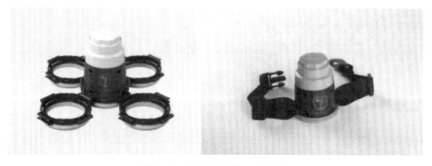

图 4-1　968 组合灸及随身灸

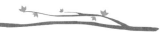

（三）使用方法

（1）首先检查包装的完整性，检查本包装内器械是否完好无损。

（2）使用时，首先逆时针旋转灸盖，打开灸筒。将灸材安装在灸材固定针上。

（3）插灸材时，要求灸材尽量插入中心位置，让灸材保持垂直状态，不可倾斜。

（4）点燃灸材时，应充分点燃（吹一下让整个面发红），调节环调至最大挡施灸 40 s 至 3 min 后，根据个体差异化（灸感、耐受的热感）调至最佳施灸档位。

（5）将固定带一端固定于灸筒的一端，然后将灸筒放置于施灸的部位或穴位处，将固定带的另一端通过施灸部位或穴位处环绕固定于灸筒的另一端，调节固定带松紧度，将灸器固定于施灸部位或穴位处（适用于 968 随身灸）。

（6）多穴同灸时，根据施灸穴位的选择，通过连接器将多个灸器连接成相应的穴位图形，并放置于施灸穴位处即可（适用于 968 组合灸）。

（7）调节灸感时，根据施灸的部位或穴位，选择患者舒适自然的体位，灸器与患者身体保持垂直（侧或正垂直向上，不可尾部垂直向上）的位置。

（8）选用灸材时，儿童及成人的三阴交、四肢穴位及体质较敏感人士，建议自最高施灸距离开始使用，逐步调整施灸距离。

（9）每支灸材可施灸 22～50 min。施灸完毕，请取出燃烧后的灸材，放入盛水容器中，切勿直接扔进垃圾桶内。

（10）如果继续施灸，在灸材固定针上重新安装新的灸材，重复上述操作。

二、958 穴位灸

（一）产品优势及设计亮点

1. 安全性领先　医用高分子材质，健康环保，阻燃耐高温；专用一次性分体粘贴式底座，防止交叉感染；碳钢磨具，科技感强。

2. 有效性领先　带净烟和微烟控制功能；双层结构，隔热防护，温度恒定；垂直导引，艾针结合，表面不热深部热；多穴同灸效率高、解放双手省人工；喇叭外筒，球釜内胆，科学聚能。

（二）产品图片

产品图片见图 4-2、图 4-3。

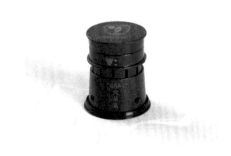

图 4-2　958 穴位灸具(1)

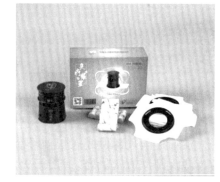

图 4-3　958 穴位灸具(2)

(三)产品使用方法

(1)首先检查包装的完整性,检查本包装内器械是否完好无损。

(2)使用时首先逆时针旋转灸盖,打开灸筒。取一支灸材,安装在灸材固定针上。

(3)插灸材时,要求灸材尽量插入中心位置,让灸材保持垂直状态,不可倾斜。

(4)点燃灸材时,应充分点燃(吹一下让整个面发红),调节环调至最大档(向上调节)施灸 40 s 至 3 min 后,根据个体差异化(灸感、耐受的热感)调至最佳施灸档位直至结束。

(5)调节灸感时,根据施灸的部位或穴位,选择患者舒适自然的体位,灸器与患者身体保持垂直(侧或正垂直向上,不可尾部垂直向上)的位置。

(6)选用灸材时,儿童及成人的三阴交、四肢穴位及体质较敏感人士,建议自最低档开始使用,逐步加大。

(7)每支灸材可施灸 22~50 min。施灸完毕,请取出燃烧后的灸材,放入盛水容器中,切勿直接扔进垃圾桶内。

(8)如果继续施灸,在灸材固定针上重新安装新的灸材,重复上述操作。

(9)在应用雷火灸法时,选定好要施灸的穴位后,将固定部(底座、贴膜)粘贴固定于选好的穴位处,并将配好的中药(最好为粉末状或碎末状)均匀放置于固定部内,然后将灸筒下端旋转扣合于固定部上,最后在长度不变的情况下,更换直径更大的艾炷固定于艾炷固定针上并点燃使其充分燃烧,将点燃后的艾炷固定针旋转扣合于灸筒上端即可。

(10)在应用隔物灸法时,选定好要施灸的穴位后,将固定部(底座、贴膜)粘贴固定于选好的穴位处,并将需要隔垫的物品放置于固定部内,然后将灸筒下端旋转扣合于固定部上,最后将艾炷固定于艾炷固定针上并点燃使其充分燃烧,将点燃后的艾炷固定针旋转扣合于灸筒上端即可。

(11)在应用督灸灸法时,取督脉的大椎穴至腰俞穴为施灸部位,依次将固定部(底座、贴膜)沿大椎穴粘贴固定至腰俞穴,并将需要隔垫的物品依次放置于每个固定部内,然后将所有灸筒下端旋转扣合于每个固定部上,最后将艾炷固定于艾炷固定针上并点燃使其充分燃烧,将点燃后的艾炷固定针旋转扣合于灸筒上端即可。

(12)在应用热敏灸灸法时,选定好要施灸的穴位后,将固定部(底座、贴膜)粘贴固定于选好的穴位处,然后将灸筒下端旋转扣合于固定部上,最后将艾炷固定于艾炷固定针上并点燃使其充分燃烧,将点燃后的艾炷固定针旋转扣合于灸筒上端,在固定部不动的情况,进行连续施灸,当患者出现特异性现象后,即可完成。

三、969 大碗灸

(一)产品优势及设计亮点

1.安全性领先　可满足局部重灸需求,全身通用,带弹性固定绑带;医用高分子材质,健康环保,阻燃耐高温;碳钢磨具,外观精美。

2.有效性领先　带净烟和微烟控制功能;双层结构,隔热防护,温度恒定;垂直导引,艾针结合,表面不热深部热;多穴同灸效率高、解放双手省人工;喇叭外筒,球釜内胆,科学聚能。

(二)产品图片

产品图片见图 4-4、图 4-5。

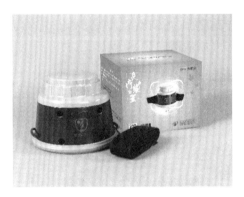
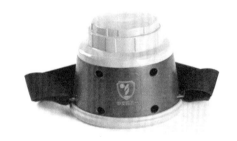

图 4-4　大碗灸具(1)　　　　图 4-5　大碗灸具(2)

(三)使用方法

(1)首先检查包装的完整性,检查本包装内器械是否完好无损。

(2)使用时,首先逆时针旋转灸盖,打开灸筒。将灸材安装在灸材固定针上。

(3)插灸材时,要求灸材尽量插入中心位置,让灸材保持垂直状态,不可倾斜。

(4)点燃灸材时,应充分点燃(吹一下让整个面发红),调节环调至最大挡施灸40 s ~ 3 min 后,根据个体差异化(灸感、耐受的热感)调至最佳施灸档位。

(5)将固定带一端固定于灸筒的一端,然后将灸筒放置于施灸的部位或穴位处,将固定带的另一端通过施灸部位或穴位处环绕固定于灸筒的另一端,调节固定带松紧度,将灸器固定于施灸部位或穴位处。

(6)调节灸感时,根据施灸的部位或穴位,选择患者舒适自然的体位,灸器与患者身体保持垂直(侧或正垂直向上,不可尾部垂直向上)的位置。

(7)选用灸材时,儿童及成人的三阴交、四肢穴位及体质较敏感人士,建议自最高施灸距离开始使用,逐步调整施灸距离。

(8)每支灸材可施灸 22 ~ 50 min。施灸完毕,请取出燃烧后的灸材,放入盛水容器中,切勿直接扔进垃圾桶内。

(9)如果继续施灸,在灸材固定针上重新安装新的灸材,重复上述操作。

四、微烟小悬灸

(一)产品设计亮点

1. 外观　微烟顶部加盖隔烟棉;侧壁不打孔设计,除顶部罐体全身不透气(已成功申请实用新型专利 & 外观专利)。通过巧妙的构思将多种功能附加到很小的纸筒上,多个构件互相配合保证灸感温度和时长。

2. 防烫可调温　底部放置打孔铝箔纸隔热板;双层纸筒防烫手;上下调温功能。

3. 艾炷定位防脱　改进艾针结构,增加限位和防脱两种功能(已成功申请实用新型专利)。

4. 温度稳定　极品黄金艾炷;测试所得最佳高度;上下调温装置。

5. 别致点火方式　内筒侧壁对应双面开槽,火焰从槽中穿过,点燃艾炷。

6. 健康环保　全身使用可回收可降解材料;杜绝用胶水固定艾炷的方式。

(二)产品图片

产品图片见图 4-6、图 4-7。

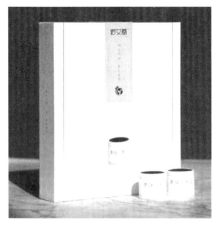

图 4-6　微烟小悬灸(1)

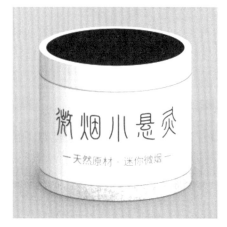

图 4-7　微烟小悬灸(2)

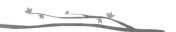

（三）使用方法

（1）从盒中取出产品。

（2）轻轻拔出上盖。

（3）检查灸材是否居于正中位置，从两侧凹槽处充分点燃灸材。

（4）将上盖缓缓放回下筒。

（5）揭开底部医用胶贴粘贴层。

（6）贴在需灸疗部位进行熏灼，以温热舒服、皮肤潮红为宜，并保证皮肤清洁。

（7）温度过高时可轻轻旋起上盖降温。

（8）灸疗完成后及时取下，并在确保灸材燃尽后丢弃，谨防火灾发生。

第五章
仲景灸法常用腧穴

第一节 经络与腧穴的临床应用

一、经络与腧穴

针灸治病,同中医临床各科治病所依据的脏腑、经络、阴阳、五行、四诊、八纲等祖国医学理论完全一致,其中与经络学说更为密切。历代医家,以腧穴为基础发展了经络学说,又以经络学说为指导,不断地丰富了腧穴的内容。经络同腧穴有着密切的关系,经络是人体运行气血、联络脏腑、沟通内外、贯串上下的径路,腧穴是脏腑、经络之气输注交会于体表的部位。它们在生理、病理和治疗方面有着密切的联系,经络和腧穴是针灸治疗的基础。针灸腧穴治疗疾病,主要依赖于经络的作用产生疗效。

(一)经络的联系属络与腧穴的关系

人体是一个完整的有机体,各条经脉都有一定的分布部位,各个脏腑都与一定的经络相属络,各个组织、器官、脏腑之间,都有着紧密的联系,而经络则是人体内外、上下、左右、表里的主要联系者。经气的循行传注、转输营养、运行气血、传导反应、调节平衡等功能活动,均以经络的联系属络为基础。

在疾病发生、发展过程中,脏病会涉及腑,腑病会影响脏。例如肾阳不足,命门火衰,会影响膀胱气化功能,发生尿频、尿急、尿闭等;脾阳不振,失其健运,就会涉及胃的受纳腐熟功能,发生反胃、呕吐、腹胀纳呆等,同时胃的功能失常也会影响脾的运化,发生腹胀、泄泻、消化不良等。再如六经的传变和并病、合病等。这都与经络的属络有密切关系。《伤寒论》运用的六经辨证法则,也是以经络的联系属络作用为基础的。太阳病的头痛、项强,少阳病的胁痛、耳聋,都是依据经络循行部位而确定的。

在治疗方面,取补温补肾阳的腧穴,治愈膀胱气化功能失常的病证;取补温补脾阳的

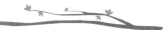

腧穴,治愈胃腑受纳腐熟功能失常的病证;取泻太阳经的昆仑穴治愈太阳病的头痛、项强,以及循经取穴,上病取下、下病取上、左病取右、右病取左等取穴方法,都是借经络的联系属络通路发生疗效的。

（二）经络的转输营养与腧穴的关系

经络是运行气血的通路。健康人的阴平阳秘、气血旺盛、脏器濡养等,主要是由于经络能输送营养物质到全身各部,从而保证了全身组织器官的正常功能活动。例如手得血而能握,足得血而能步,肝受血而能视和五脏藏精,六腑传化,以及皮肤的色泽、毛发的荣养等,这都与经络的转输营养作用有密切关系。

在疾病的发生、发展过程中,任何原因致使经络痹阻,气血运行不畅,都会出现如肢体麻木、疼痛、无力或肌肉萎缩、毛发枯萎等。如肝血不足,不能上荣于目出现的夜盲证,肾阴不足出现的眼干昏涩、咽干,血不养筋出现的肢节无力等,这些都与经络的转输障碍有密切关系。

在治疗方面,取通畅经络的有关腧穴,使转输营养的经络径路通畅,则肢体麻木、疼痛、无力和肌肉萎缩、毛发憔悴就可治愈。取补益肝血的腧穴(补)治愈夜盲证;取补益肾阴的腧穴(补)治愈咽干、眼干;取补益阴血的腧穴(补)治愈贫血等,这都是通过改善经络的转输营养作用而治愈疾病的。

（三）经络的传导反应与腧穴的关系

经络的相互维系、经气的功能活动与经络的传导作用有密切关系。在正常的情况下,体表感受外界刺激,通过经络的传导反应于内脏,内脏功能活动通过经络的传导反应于体表。机体能抵御外邪,保卫机体,适应自然界各种环境的变化,也都与经络的传导反应有密切关系。

在疾病的发生、发展过程中,脏腑有病,体表相应部位出现特殊感觉或反应物(如压痛点、敏感带、放射性疼痛,或结节状、条状反应物等)。如《素问·脏气法时论》篇说:"肝病者,两胁下痛引少腹,令人善怒","心病者,胸中痛,胁支满,胁下痛,膺背肩胛间痛,两臂内痛"和《灵枢·邪气脏腑病形》篇说:"小肠病者,小腹痛……当耳前热。"又如肝胆火旺循经上扰的耳鸣、耳聋或中耳炎;阑尾炎多在上巨虚处有明显的压痛反应等,这都是通过经络的传导反应于体表出现的征象。同样是体表病变,能内传脏腑,如疔毒归心和"脉痹不已,复感于邪,内舍于心"等,则是通过经络由表及里地向内脏传导反应。

在治疗方面,上巨虚能治疗阑尾炎,神门穴能治疗疔毒归心,针刺肝经的太冲穴能治疗肝病,都是通过经络由表及里的传导作用发生疗效的。针泻坵墟穴,酸胀感觉循经上行走达于耳部,治愈了耳病;针泻内庭穴,酸胀感觉循经上行走至咽部、齿部,治愈了咽痛、齿痛,这是通过经络的由体表某部传导于体表的另一部位发生疗效的。气机不畅、气滞血瘀、气血失调等病证,是经络阻滞影响传导所出现的,而通过针灸有关腧穴通畅经络,改善经络功能,即可疏畅气机和调和气血。人中、涌泉、十宣等穴的开窍启闭作用,也是通过经络的传导功能产生疗效的。

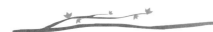

(四)经络的调节平衡与腧穴的关系

经络的调节作用,可使脏腑组织之间保持相对平衡,内外协调,阴平阳秘;可使脏腑之间的生理功能活动相辅相成,互相制约。脏腑、肢体、五官等共同进行着有机的整体活动,使机体内外、上下、左右保持着统一而又协调的有机配合,主要与经络的调节平衡有密切关系。

在疾病发生、发展和转归的过程中,当某种因素导致某部经络失其正常的生理功能时,另一部分经络就会给予调节。脏腑之间,由于经络失其调节,出现如心肾不交、脾虚及肺、心脾不足、肝乘脾土等病理变化,出现脏腑彼此之间的太过或不及和上下、升降失调的病理变化。例如肝主升发,升之太过,肝阳上亢,则头痛、眩晕、面赤、耳聋等;脾气主升,气虚升之不及,则头痛、眩晕;肺主肃降,降之不及,则咳嗽、喘促;肺气肃降太过,则气促、气虚下陷;胃腑主降,应降反升,则恶心、呕吐、纳呆食少,甚至呃逆;上不制下,气虚下陷,则子宫脱垂、脱肛、遗尿等;下不制上,肾不纳气,则呼多吸少,动则气喘。

在治疗方面,如泻足三里、公孙,和胃降逆;泻百会,太冲或行间,平肝潜阳;补气海、太溪,补肾纳气;补百会、合谷、足三里,升提下陷之气;补复溜泻神门,交通心肾等。又如口眼歪斜、半身不遂,针刺健侧腧穴而愈病。这都是通过改善经络的调节平衡作用而获得疗效的。针灸的补不足泻有余,"虚者补之,实者泻之"等,也都是调节平衡的具体用法。

总之,腧穴之所以具有众多的治疗作用(如补气、养血、补肾、平肝等),主要是以经络的联系属络作用为基础,通过通畅经络,增强经气,改善经络的转输、调节和传导功能而发生疗效的。腧穴具有的双重性调整作用,如神门有补心和清心、三阴交有养血和破血、足三里有通便和止泻的作用等,虽然与补泻手法有密切关系,但也必须在上述条件下才能产生。所谓阴难急复,阳当速固,顾阳为其急务。是因阴液是机体功能活动的源泉,其化生转输散布全身,要有一定的时间过程,而阳气(包括原气、宗气,营气、卫气和脏腑之气等)是机体功能活动的动力,运行快速。施用温补元阳或回阳固脱之法,通过经气(包括营卫以及对气血的运行起着主导作用的宗气和原气)的作用,能很快地挽回垂危之阳。

经络的生理功能,即是经络的气化作用。经络之所以有转输、传导、调节等功能,实际上是经气的作用。所以针灸腧穴治疗疾病是通过经气取得疗效的。经络是依其经气而营其正常生理活动的,经气又赖经络的通畅发挥作用,经气的运行失常,就会形成经络的病理变化,经络的阻滞反过来又会影响经气的功能活动。因此,针灸腧穴既要重视通畅经络,又应注意改善和调整经气,从而达到治愈疾病的目的。

经气就是经络之气,它源于脏腑之气,是经络营其正常生理活动的动力。经气的虚实,又决定于脏腑的盛衰。因此,经络与脏腑之间有着标与本的关系,两者是密切联系而又不可分割的。经络病变可以影响脏腑,脏腑病变又可反映到经络上来。因此,我们应该以脏腑经络学说为基础,分析疾病、诊断疾病,才能恰当地选配腧穴治愈疾病。

《灵枢·经别》篇所说的"夫十二经脉者,人之所以生,病之所以成,人之所以治,病之所以起"和《灵枢·经脉》篇所说的"经脉者,所以能决死生,处百病,调虚实,不可不通"

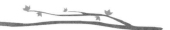

早已概括地说明了经络学说应用到生理、病理、诊断和防治等方面的重要性。经络学说是针灸学的理论核心,明辨经络是施用针灸选取腧穴的前提。

二、腧穴功能的探讨及应用

人们对腧穴功能的认识,是通过长期大量的医疗实践获得的,并在此基础上积累了丰富的经验,从而由感性认识逐渐上升为理性认识。目前,虽然对腧穴的功能及其治病机制有了一定认识,但仍处在探讨研究阶段,需要继续在实践中深入探讨,系统研究,使之更加完备。

(一)探讨腧穴功能的目的

腧穴具有 3 个特点:一是接受针灸的刺激;二是反应病痛(病候);三是防治疾病。其中防治疾病是腧穴所具有的基本功能。

疾病的表现并不全在腧穴,反应于腧穴的异常现象,只能看作是全身证候的一个部分。腧穴作为接受针灸治疗的刺激点来说,从压痛点或自发病痛点来选定腧穴可算选取腧穴的一种方法,而这并不是针灸取穴的全部方式。离开腧穴的反应点只谈刺激点,或专门探索反应点来决定腧穴,都是片面的。如对每一病证都按压痛点(反应点)来取穴,就会使针灸治疗停留于阿是穴法的初级阶段。

根据过敏点(反应点)来取穴,其反应点也就作为刺激点,但当无特殊反应点时,仍可按照主治腧穴施行治疗,此时其刺激点并不兼有反应变化。例如肺结核在肺俞穴处出现反应点,可在肺俞穴加以针治,阑尾炎在上巨虚出现压痛反应点,可在上巨虚穴加以针治。而当其不出现反应过敏点时,也还是要按其证候取施肺俞、上巨虚进行治疗。可见针灸取穴,不能完全以痛点(反应点)的出现为依据,而必须从全身证候综合诊察,并进行整体治疗。

腧穴(刺激点)→经络→脏腑,脏腑→经络→腧穴(反应点),联结成为从内及外与从外达内的治疗反应通路。反应点是腧穴在辨证阶段的运用,刺激点是腧穴在施治阶段的运用,而防治疾病则是腧穴所具有的基本特性。探讨研究腧穴所具有的基本特性——腧穴功能,尚需针灸同道们共同努力。

腧穴是增强和改善脏腑、经络生理功能和病理变化的针灸体表刺激点。探讨腧穴功能的目的,就是通过探讨了解腧穴功能对疾病的疗效和对机体内在的影响,灵活地掌握运用腧穴,而不致受某穴治某病所局限,或墨守成方,呆板地选配腧穴。

历代医家对于腧穴的功能及临床应用积累了很多宝贵经验。如"病在阴之阴者,刺阴之荥输""治脏者,治其俞""腰背委中求""肚腹三里留",等等。这对指导我们临床是很有价值的。但是,如果我们不去研究腧穴功能,不掌握腧穴功能特性,只是机械地搬用古人经验、死记某穴治某病、某病取配某几个腧穴、孤立地认识疾病、机械地使用腧穴、教条地选穴配方,那灸法就成了无源之水,无本之木。就会使我们在临床上受到限制,特别是遇到复杂病证或治疗无效的病证时,往往会束手无策。就是治疗,也是取穴不清,治证不明,病轻不知其因,病重不知其故。

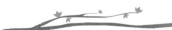

以腰痛、头痛为例：针灸治疗腰背痛、头痛，同样是根据病因、病机、疼痛特点及其体征等，运用四诊八纲，进行辨证施治，选取腧穴的。如果仅根据"腰背委中求""头项寻列缺"等，不分病理类型和辨证，凡是腰痛、背痛、腰背疾患都取委中穴，凡是头痛、偏头痛都取列缺穴，就不够全面，效果也不能令人满意。

有人治疗急性肠梗阻这样取穴配方：常用穴为天枢、关元、上巨虚、下巨虚，备用穴为腹痛选加中脘、合谷、大肠俞、次髎、脾俞；呕吐加足三里、内关；便秘加大肠俞。本来大肠募穴、小肠募穴、大肠下合穴和小肠下合穴配伍，就有通肠开结、消导积滞的作用，取这些穴则呕吐、腹痛、便秘等主要症状可随之而愈，没有必要再加备用穴。如果为了防止服药后呕吐而取内关是必要的。本病主要矛盾是肠内容物通过障碍，肠腑气机不通，不通则痛，气滞则腹胀，气逆则呕吐，大肠闭结则便秘。此四大症状改善与否，主要看呕吐、腹痛、排气和排便的情况如何，不能把这一系列的证候分割开来。这种取穴配方，既违背了辨证取穴原则，又是取穴不明的具体表现。

（二）探讨腧穴功能的基础和条件

腧穴分布在一定的经脉循行通路上，是人体脏腑、经络之气输注之所在。腧穴由于经络的内外联系而与人体各个脏腑、组织、器官等息息相通。因此，探讨腧穴功能，必须以脏腑经络学说为理论基础，以腧穴部位和特定穴为根据，以针刺补泻、艾灸、放血等方法为条件，通过辨证施治，究其临床效果，则是对其腧穴功能正确性的最好验证。

1. 以合谷为例　手阳明经脉、经别循行于头面，本穴针感沿本经走达口、鼻、面、齿等处，以上部位的病证又多因风热、风寒、热邪郁结所致。该穴是手阳明大肠经的原穴，肺与大肠相表里，因此，本穴具有祛风散邪、清散阳明经邪热、清泻头面诸窍热邪的功效。

2. 以神门穴为例　要从神门穴的位置、所属经脉、五行所属、所用补泻法，以及经脉的相互联系和心同它脏的关系入手，探讨该穴的功能。神门为手少阴心经的腧穴，是心经的原穴和子穴，五行属土。心主血脉又主神明，五行属火，本穴五行属土，火能生土，故为心之子穴。阴经输穴，输原合一，又为心之原穴。原穴能补能泻，故用补法有补心气、养心血、安心神的作用，实者泻其子，用泻法有清心火、宁心神、通心络的功效。基于手少阴、手太阳、足太阴、足少阴经脉和足阳明、手太阴、足厥阴、足太阴、足少阳经别的循行及其相互联系，心与肺、脾、肾、肝、胆、胃、小肠的关系密切。因此，同心有关的病证，如心脾两虚、心肾不交、心肝血虚、心胆气虚、心肺气虚以及胃不和则卧不安等病证，都可配取神门穴施治。针刺补泻法对于腧穴功能的改变起着决定作用。若以泻为补，或以补为泻，均可导致相反的效果。

3. 以艾灸神阙穴为例　神阙穴之所以有温补下元、振奋中阳、回阳固脱、逐冷散结、温通血脉等功效，是与所在部位和艾灸等（包括其他灸法）的作用分不开的。神阙位居于脐，脐位大腹中央，是"五脏六腑之本，冲脉循行之地，元气归藏之根"，介于中下焦之间，脐下肾间动气之处。艾叶生温熟热，纯阳之性，能通十二经，善于温中、逐冷，行血中之气，气中之滞……神阙借助艾绒燃烧温热之力，渗透皮肤，深达内部而起到以上功效。

4. 以曲泽放血为例　曲泽之所以有凉血解毒、开窍启闭、消散郁热、行血祛瘀等功

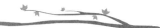

效,是因该穴为心包络经的腧穴。心主血脉,又主神明,五行属火,心包卫护其外,代心受邪而为病,"故诸邪在于心者,皆在于心之包络"。依据"宛陈则除之""泄血开闭""泄其血而散其郁热"的治疗原则和治病机制,通过在曲泽放血,对心、心包、血和血行有一定作用。如气滞血瘀的病证,放血即可行血散瘀,血瘀散,络脉通,疼痛自止。故曲泽有行血祛瘀、通络止痛的功效。"诸热瞀瘛,皆属于火""诸躁狂越,皆属于火"。放血即可散热,散热即可清心火,心火得清,心神自宁,故曲泽放血有清心安神、散热除烦的功效。

(三)腧穴功能的临床应用

掌握腧穴功能方能使腧穴应用广泛、选配腧穴精专和辨证取穴恰当。

1.掌握腧穴功能,腧穴应用广泛　虽然药物和腧穴治病途径不同,但都是通过解决机体内在矛盾而治愈疾病的。认识腧穴,分析腧穴,如同认识和分析药物一样,只有辨明腧穴功能和其对机体的联系及影响,才能更广泛地运用于临床。

以太冲穴为例:太冲穴有疏肝解郁、理气散滞的功能,临床上凡属肝气郁结、肝气横逆、肝乘脾土、肝气犯胃、肝胆失和、气滞血瘀等所导致的胃痛、胁痛、泄泻、痛经、月经不调等病,均可取泻本穴以治其本。太冲穴又有平肝泻火、息风潜阳的功能,临床上凡属于肝阳上亢、肝火上炎、肝风内动所导致的病证,均可取泻本穴以治其因。故只有掌握了腧穴功能,才能使其在临床应用上更为广泛。

2.掌握腧穴功能,选配腧穴精专　用穴在精不在多,只有明辨腧穴功能,才能少而精地选配腧穴。如针治一例肾阴不足、肝阳上亢之眩晕患者,证见头晕、目眩、头痛、耳鸣、腰部酸痛等,施用患野取穴的局部疗法,头晕头痛针风池、百会,耳鸣加听会,腰痛加肾俞、大肠俞。取穴虽多,但疗效并非满意。若用育阴息风潜阳之法,针补复溜,泻太冲,整体治疗,取穴虽少,疗效却好。

腧穴配伍与汤方组成都是严谨的,只有掌握好腧穴功能,才能精巧地配穴组方。例如:泻神门有清心火的作用,补复溜有滋阴补肾之功,二穴配伍具有滋阴清火、交通心肾的功效,适用于阴虚火旺、心肾不交之证;补合谷有补气的作用,补三阴交有养血之功,二穴配伍具有补益气血之功效,适用于气血双亏之证。

药物的组合,成为汤方剂型;腧穴的配伍,同样也成为精当的处方。穴有各自之特长,方有合群之妙用。腧穴处方,往往具有药物处方所不能发挥之效。针灸与其他各科治病都是一样的,属于某某证,用某某汤方;属于某某证,用某某腧穴(方)。如属于中气不足、气虚下陷之证,针补合谷、足三里、百会补中气,类似补中益气汤之效;阳明气分热盛,针泻合谷、内庭清阳明之热,类似白虎汤之效等。

3.掌握腧穴功能,辨证取穴恰当　祖国医学的治病精髓就是辨证施治。对于一个病证,首先要通过四诊八纲,辨别其属何种类型的病证,然后根据其病理类型选穴配方。若辨证明确,而用穴不当,如不明腧穴功能、不能依证选穴,病必不能达到预期疗效,终将为糊涂之师。

如治疗一例患两年多慢性结膜炎的患者,使用温中散寒之法,针灸五次痊愈。是因急性结膜炎失治误治而转为慢性结膜炎,久服寒凉药品,致使寒滞中焦,脾胃乃伤,真火

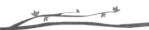

不升,浮火不降,久久不愈。施用温中散寒之法,泻灸上脘、中脘,温散中焦寒邪,使寒邪消散,真火上升,浮火下降,故不仅眼病治愈,胃痛、腹泻、消化不良等脾胃虚寒之证也随之治愈。

本病之所以取得如此良好的效果,是由于辨证明确,治法得当。此例之慢脾风属于脾肾阳气将绝之危候,关元为壮阳要穴,可回脾肾阳气之危,神阙能温运脾阳,长期施灸二穴,能回垂危之阳,固先后天之本。

总之,掌握腧穴功能是提高疗效的关键。探讨腧穴功能,必须以脏腑经络学说为基础,结合腧穴特点和临床实践进行。探讨腧穴功能的目的,在于掌握腧穴,更好地辨证取穴,应用于临床。

第二节　手太阴肺经腧穴

一、尺泽

尺泽,前人依其是手太阴之脉所入为合的合水穴,自寸口上量盈尺而得名,又名鬼受、鬼堂,为手太阴肺经之子穴。

依尺泽穴位所在,肺经子穴及肺之生理、病理,本穴是主治肺之实证、热证常用穴。

【取穴定位】　在肘横纹中,肱二头肌腱桡侧凹陷处。

【解剖毗邻】　在肘关节,当肘二头肌腱之外方,肱桡肌起始部;有桡侧返动、静脉分支及头静脉;布有前臂外侧皮神经,直下为桡神经。

【辨证辨病】

1. 肺系病证　肺主气属卫,外合皮毛,外邪侵袭,肺卫首当其冲。取泻肺经的子穴,有清肺热、宣肺气等作用。因此,凡外邪袭肺、痰浊阻肺、痰热蕴肺、阴虚肺燥、邪热乘肺等致使肺气不利、气机失常所引起的病证,都属本穴的治疗范围。肺开窍于鼻,因肺热出现的鼻疾患,亦可配取本穴。

2. 经脉通路上的病证　位于肘横纹桡侧的尺泽穴,其针感沿手太阴经下行经鱼际至拇指,上行循臂上达肺系而通肺脏。依其手太阴经脉和经别的循行、针感的走向和穴位的所在,本穴还治疗本经经脉循行通路上的肘、臂、胸和喉咙疾患。

3. 经筋病　手太阴之筋,上循臂,结肘中,上臑内廉。本穴所在处经筋弛缓、拘急,如肘臂挛痛、肘窝经筋失常等,亦都属本穴的治疗范围。

【功能主治】　咯血、咳嗽、哮证、喘证、肺痨、百日咳、麻疹、胸膜炎、喉炎、鼻衄、扁桃体炎、癫闭、痿证、流行性脑脊髓膜炎、肘窝经筋挛急。

亦治感冒、鼻渊、酒渣鼻、丹毒、咽炎等。

【操作应用】　热敏灸、麦粒灸、雷火灸、灸具灸均可,针刺 0.5～1.0 寸,感应为局部

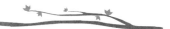

酸胀,同时麻电感向前臂外侧放射。亦可刺络放血、拍痧。

1. 辨证取穴

(1)用泻法,清肺热、宣肺气。类似黄芩、桔梗、桑白皮、栝蒌皮、桑叶、知母、枇杷叶、白前等药的功效。

(2)用三棱针点刺出血,有泄血散热之功。

2. 局部取穴

(1)用泻法,舒筋活络、宣通气血。

(2)用补法,有壮筋补虚之功。

(3)用三棱针点刺出血,祛瘀通络。

二、列缺

列缺,又名童玄、腕劳。"列缺为手太阴之络穴,因肺为华盖,有垂天之象,其络自此穴别出,经气由此而至手阳明经,有裂出缺去的现象,故用会意法取用这个名词为名"(《中医杂志》1962 年 11 期"概述腧穴的命名")。

列缺,是手太阴肺经的腧穴、络穴;通于任脉;具有疏卫解表、宣肺利气和宣畅经气的作用,为主治肺、喉、鼻、头项、面部疾患和肺经、大肠经体表循行通路上的病变的常用穴。

【取穴定位】　桡骨茎突上方,腕横纹上 1.5 寸,当肱桡肌与拇长展肌腱之间。简便取穴法:两手虎口自然平直交叉,一手示指按在另一手桡骨茎突上,指尖下凹陷中是穴。

【解剖毗邻】　在肱桡肌腱与拇长展肌腱之间,桡侧腕长伸肌腱内侧;有头静脉,桡动、静脉分支;布有前臂外侧皮神经和桡神经浅支的混合支。

【辨证辨病】

1. 肺卫和肺系疾患　肺,上连气管,主肃降,司呼吸,为宗气出入之所,气机出入升降之枢。外邪侵肺、痰浊阻肺、痰热蕴肺而使肺失清宣肃降,气机出入升降不利的病证,属本穴的治疗范围。肺属卫,外合皮毛,为娇脏,外邪侵袭,首当其冲。外感风邪如风寒、风热出现的肺卫和肺系证候,以及"温邪上受,首先犯肺"所出现的温病卫分证候,均属本穴的治疗范围。

"肺为水之上源",肺主通调水道,下输膀胱。风邪外袭,肺气不降,不能通调水道下输膀胱所致的水肿,亦属本穴的治疗范围。

2. 经脉通路上的病证　依其针感的走向、穴位的所在和本经经脉、经筋的循行和分布,手太阴肺经的络穴治疗外邪侵袭肺卫,或肺气壅热,或经气失畅所致的头、面、口、鼻、喉疾患,可收辨证和循经取穴双重效果。列缺还可治疗肺与大肠经循行通路上的腕、臂、肘、胸胁、肩、项、头面等处的病变。

【功能主治】　头痛、咳嗽、感冒、哮证、喘证、急性鼻炎、鼻渊、慢性鼻炎、过敏性鼻炎、单纯性喉炎、颈项强痛、狭窄性腱鞘炎、腕关节软组织损伤。

亦治面神经麻痹、水肿、落枕、腕下垂等。

【操作应用】　热敏灸、雷火灸、灸具灸均可,不可用直接灸。针刺向肘关节方向斜刺

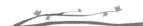

0.5～1.0寸,感应为局部酸胀,并可向肘关节部扩散。

1.辨证取穴

(1)用泻法,疏卫解表、宣利肺气、宣通鼻窍。类似紫苏叶、荆芥、桑叶、桑白皮、菊花、牛蒡子、栝蒌、杏仁、白前、桔梗、黄芩、苍耳子、辛夷、枇杷叶等药的功效。

(2)用补法,补肺益气。

2.局部取穴

(1)用泻法,驱邪散滞,舒筋活络。

(2)用补法,有壮筋补虚之功。

三、太渊

太渊,由于脉气大会于此,博大且深而得名,又名鬼心、太泉穴。《备急千金要方》说:"太泉主胸满嗷呼,胸膺痛……"太泉即太渊也。因避唐高祖名讳,故唐时改称太泉。太渊,是手太阴之脉所注为输的输土穴,阴经以输代原,故而又是手太阴肺经的原穴,肺属金,土生金,因而为肺经母穴,同时也是脉气聚会之处,又为脉会穴。

太渊主治肺之脏病、经病、气化病,以及与肺有关的脏腑器官疾病。对改善肺脏功能,消除肺脏功能失常所产生的病理证候,具有一定功效。本穴(原穴)能泻能补,虚实皆治。虚者补其母,故肺气不足时常取母穴太渊。

【取穴定位】 在腕掌侧横纹桡侧,桡动脉的桡侧。

【解剖毗邻】 位于腕前区,桡骨茎突与舟状骨之间,拇长展肌腱尺侧凹陷中。桡侧腕屈肌腱的外侧,拇长展肌腱内侧,有桡动、静脉,布有前臂外侧皮神经和桡神经浅支混合支。

【辨证辨病】

1.肺、卫疾患 肺主肃降,司呼吸,为宗气出入之所,气机出入升降之枢。凡痰热蕴肺、痰浊阻肺、阴虚肺燥、邪热乘肺,致使肺失清宣肃降,气机升降出纳失常所表现的病证,以及久病气虚、劳伤过度或久咳损伤肺气,以致肺气虚弱的病变,都属本穴的治疗范围。

肺,主一身之表,外合皮毛,谓之娇脏,不耐寒热,外邪侵袭,首当其冲,因外感风寒、风热出现的体表、肺脏证候和"温邪上受,首先犯肺"出现的卫分证候,也属本穴的治疗范围。

2.同肺有关的脏腑病 肺经分别和心、肝、脾、肾经的经脉、络脉和经别互相联系。因此,肺和他脏在生理上关系密切,在病理上相互影响。如肺气壅滞或不足,影响大肠排泄则便秘,影响膀胱束约则遗尿;肺失肃降,不能通调水道则水肿。再如肝火犯肺、脾虚及肺、肺肾两亏、阴虚肺燥、心肺气虚等病理类型,均可配取本穴。

3.同肺气有关的心、血脉病 在全身具有代表性的八个特殊功能的会穴中,太渊是脉之会穴,为脉气会聚之处。肺为相傅之官,辅佐心脏主宰人体血液循环。血行脉中,周流不息,虽有心脏主宰,但还必须依赖肺气的推动和调节,才能维持其正常运行。脉会穴

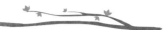

之所以治疗脉病,是与"肺主治节""肺朝百脉"有关。肺气虚弱或肺气壅滞,致使心气不足,无力推动血行所表现的血脉、心、心血管病,宜取本穴施治。

4. 经脉通路上的病证 用于患野和循经取穴,本穴还治疗穴位所在处的局部病和本经经脉循行通路上的肘、臂、胸、喉疾患。

【功能主治】

感冒、咳嗽、哮证、喘证、胸膜炎、虚劳、慢性鼻窦炎、咯血、肺痨、肺炎、百日咳、过敏性鼻炎、鼻衄、失音、喉炎、扁桃体炎、消渴、无脉证、心悸、自汗、盗汗、痿证、遗尿、脱肛、肢体麻木或疼痛或无力、手腕经筋失常、腕关节及周围软组织损伤、狭窄性腱鞘炎。

亦治心绞痛、心肌梗死、风湿性心脏病、中暑、便秘、癃闭等。

【操作应用】 热敏灸、雷火灸、灸具灸均可,不可用直接灸。避开桡动脉,直刺0.3～0.5寸。

1. 辨证取穴

(1)用补法,补肺益气。类似人参、五味子、百合、炙甘草、阿胶、沙参等药的功效。

(2)用泻法,清肺宣肺,疏理肺气。类似桑白皮、栝蒌皮、桑叶、黄芩、枇杷叶、白前、知母、麦冬、桔梗、橘红等药的功效。

2. 局部取穴

(1)用泻法,驱邪散滞、舒筋活络。

(2)用补法,有壮筋补虚之效。

四、少商

少商又名鬼信,是手太阴经的井木穴。其少商命名"乙年阴金,少商起初运",是肺经的井穴,属乙木,肺为阴金,故所出之井,以初运为名"(《中医杂志》1962年11期"概述腧穴的命名")。少商是主治肺卫、神志病和咽喉疾患的常用穴。

【取穴定位】 拇指桡侧指甲角旁0.1寸。

【解剖毗邻】 有指掌固有动、静脉所形成的动、静脉网;布有前臂外侧皮神经和桡神经浅支混合支,正中神经的掌侧固有神经的末梢神经网。

【辨证辨病】

1. 喉咙病证 会厌连于气道,合声门称为喉咙。喉连气道,与肺相通,主宗气出入呼吸,为肺气之通道,肺系之所属。外感为患,咽喉常先遭其侵犯,肺脏内伤,也常影响咽喉。因此,凡外感或内伤引起的咽喉疾患,都可取施本穴。

2. 神志失常病证 少商是手太阴肺经的终止穴,位于拇指爪甲根部的内侧端,是最敏感之处。用毫针捻泻或用三棱针点刺出血,具有开窍苏厥、泄血开闭、泻热出血的作用,是治疗神志突变、意识昏迷、失神无知等阳实郁闭之证的急救穴。

【功能主治】 扁桃体炎、单纯性喉炎、咽炎、感冒、儿童肺炎、咳嗽、痄腮、昏迷、狂证、癫证、闭证、厥证、拇指麻木。

亦治鼻衄、酒渣鼻、瘾病、急惊风、急喉风、百日咳等。

【操作应用】 可用灸刺法泻热,亦可用麦粒灸。直刺0.1寸,或点刺出血,感应为局部疼痛。

辨证取穴:

(1)用三棱针点刺出血豆许,开窍启闭、清利咽喉、清肺疏卫。类似梅苏丸、六神丸、通关散及夏枯草、桔梗、连翘、豆根、牛蒡子、桑叶等药的功效。

(2)用泻法或大幅度捻泻,有开窍醒志、通畅经气、清宣肺气之功。

第三节　手阳明大肠经腧穴

一、合谷

合谷,又名虎口。因位于第一、二掌骨之间,二骨相合,形如峡谷,又似虎口,故而得名。是手阳明经脉所过为原的原穴,为回阳九针穴之一。

本穴善治急性热病、外感表证、神志病,是治疗气虚病证的常用穴。从经络所通的作用上循经取穴,它治疗手阳明经循行通路上的体表病变,为治疗头、面、眼、口、鼻疾患要穴,故有"面口合谷收"之说。

【取穴定位】 在手背,第1~2掌骨间,当第2掌骨桡侧的中点处。简便取穴:以一手的拇指指骨关节横纹,放在另一手拇、示指之间的指蹼缘上,当拇指尖下是穴。又名虎口。

【解剖毗邻】 在第1~2掌骨之间,第1骨间背侧肌中,深层有拇收肌横头;有手背静脉网,为头静脉的起部,腧穴近侧正当桡动脉从手背穿向手掌之处;布有桡神经浅支的掌背侧神经,深部有正中神经的指掌侧固有神经。

【辨证辨病】

1.肺卫、气分证候　肺与大肠相表里。肺属卫外合皮毛,风邪外袭,肺卫首当其冲,手太阴经属里、属阴,手阳明经属表、属阳。合谷是手阳明大肠经的原穴,能贯通表里二经。施用泻法有清肺、疏卫、清宣阳明等功效。因此,外邪侵袭肺或肺卫所致的病证,可取施本穴。温病中的邪在卫分及热在气分的证候,伤寒病中的阳明经证,均属本穴的治疗范围。

2.经脉通路上的病证　依据手阳明经脉、经别的循行,针感的走向和本穴祛风散邪,清宣阳明经邪热的功能,采用辨证取穴和循经取穴,合谷治疗本经经脉、经别循行处的指腕、肘臂、肩、颈项、喉咙、面颊、牙齿、鼻、口唇疾患。所以,前人把它列为四总穴之一和天星十二穴之一。

3.气虚诸证　肺主气司呼吸,为气机出入升降之枢。肺与大肠相表里,取补大肠经的原穴合谷,有补益肺气的作用。因此,凡因肺气虚亏所致的病证,都可取施本穴。

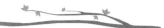

本穴又有补气(宗气)的作用,凡因气虚所导致的病变都可配补本穴。

4.脱证和阳实闭郁之证　补气可以固脱,益气可以回阳,行气可以散滞启闭,清热可以开窍醒志。具有补气、行气、清热的合谷穴,有补气固脱、益气回阳、行气散滞、开窍醒志的功效。可广泛用于脱证、闭证、厥证及现代医学中的一些精神、神经性疾患。所以,历代医家把它列为回阳九针穴之一,用于急救。

总之,凡因气虚、肺气不足、风寒、风热、气机阻滞、阳明热盛所导致的病证及闭、厥之证、面口诸疾等都是本穴的主治范围。因此,本穴治病甚广。

【功能主治】　头痛、眩晕、耳鸣、耳聋、感冒、哮证、喘证、咳嗽、肺痨、失音、齿痛、面神经麻痹、面肌痉挛、三叉神经痛、鼻衄、鼻炎、鼻渊、变应性鼻炎、酒渣鼻、下颌关节炎、习惯性下颌关节脱位、口轮匝肌痉挛、急性结膜炎、眼睑下垂、泪囊炎、流泪证、睑缘炎、眼丹、夜盲证、电光性眼炎、青光眼、青盲(视神经萎缩)、目痒、眼轮振跳、疖腮、扁桃体炎、急性咽炎、急性喉炎、软腭麻痹、痉病、破伤风、急惊风、舞蹈病、手指震颤、脱肛、胃下垂、疝气、子宫脱垂、脑外伤后遗症、阳痿、泄泻、便秘、遗尿、癃闭、产后血晕、崩漏、乳汁缺乏、久疮、水肿、狂证、脱证、中暑、闭证、厥证、痫证、癔病、疟疾、虚劳、自汗、伤寒(白虎汤证)、中风后遗症、多发性神经炎、热痹、痿证、肠伤寒、流行性乙型脑炎、流行性脑脊髓膜炎、流行性出血热、冠状动脉硬化性心脏病、扁平疣、寻常疣、疥疮、麻疹、荨麻疹、疔疮、日光性皮炎、滞产。

亦治斜视、眼球震颤、再生障碍性贫血、肾下垂、胃痛、呃逆、外伤性截瘫、身痛、心悸、风湿性心脏病等。

【操作应用】　刺灸法:热敏灸、麦粒灸、雷火灸、灸具灸均可,直刺0.8~1.0寸,感应为局部酸胀。治疗半身不遂、手指痉挛等,直刺1.5~2.0寸,透向劳宫或后溪,感应为整个手掌酸胀沉重,并向指端放散,拇指示指抽动。治疗头面部疾患,向上斜刺1.0~1.5寸,感应可向肘、肩扩散。

1.辨证取穴

(1)用泻法,疏风解表、清热宣肺、清气分热邪。类似葛根、荆芥、防风、黄芩、薄荷、竹叶、连翘等药的功效。

(2)用泻法或用强刺激,通关启闭、开窍醒志。

(3)用补法,能补气固表,益气固脱,益气升阳,益气摄血、行血、生血。类似黄芪、人参、党参、白术等药的功效。

2.循经取穴　用泻法配透天凉,清宣阳明经气。

3.局部取穴

(1)用泻法,舒筋活络。

(2)用补法,有壮筋补虚之效。

二、曲池

曲池,因位于肘部屈曲凹陷处,其形状如池,又因位于肘部屈曲处,是手阳明脉气入

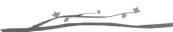

合处,比喻池,故而得名。又名阳泽、鬼洼。

"合治内腑"(《灵枢·邪气脏腑病形》篇)、"邪在腑取之合"(《灵枢·四时气》篇)。本穴是大肠经合穴,应治大肠腑病,然而长期临床实践证明,对于大肠腑病,取其下合穴巨虚上廉奏效较佳。因此,《灵枢·邪气脏腑病形》篇指出:"大肠合于巨虚上廉"。

曲池主治皮肤病、外感表证、头面咽喉病和手阳明经循行通路上的肘、臂、肩、颈项疾患以及现代医学的某些过敏性疾病,是驱除周身之风的常用穴。

【取穴定位】 屈肘呈直角,在肘横纹外侧端与肱骨外上髁连线中点。

【解剖毗邻】 桡侧腕长伸肌起始部,肱桡肌的桡侧;有桡返动脉的分支;布有前臂背侧皮神经,内侧深层为桡神经本干。

【辨证辨病】

1.风病、外感表证 本穴有祛邪透表和驱逐周身风邪的特殊作用,主治皮肤病、外感表热证。风邪挟寒、挟热、挟湿引起的皮肤病和风寒、风热、阳明热盛引起的病变或伴有风寒、风热、高热症状,以及病在卫、气的病证都属本穴的治疗范围。

2.经脉通路上的病证 依其经脉循行、针感走向、穴位所在,用于患野和循经取穴,曲池治疗手阳明经脉循行所过处的指、腕、肘、臂、肩、颈项、面颊、鼻、齿疾患和穴位所在处的经筋病。

【功能主治】 痹证、麻疹、荨麻疹、神经性皮炎、日光性皮炎、银屑病(牛皮癣)、疥疮、丹毒、过敏性鼻炎、过敏性紫癜、皮肤瘙痒症、疖肿、中风、感冒、头痛、耳鸣、急性化脓性中耳炎、齿痛、慢性鼻炎、鼻渊、青光眼、急性结膜炎、痄腮、咳嗽、肺炎、痢疾、中暑、痉病、流行性乙型脑炎、流行性脑脊髓膜炎、急性胰腺炎、急性乳腺炎、急性扁桃体炎、水肿、破伤风、舞蹈病、高血压。

亦治湿疹、酒渣鼻、面瘫、肱骨外上髁炎、发际疮、流行性出血热等。

【操作应用】 热敏灸、麦粒灸、雷火灸、灸具灸均可,直刺2.0~2.5寸,可透向少海穴,感应为局部酸重胀感,可扩散至肩部,放射到手指。

1.辨证取穴

(1)用泻法,祛风散邪、清热透表。类似荆芥、防风、地肤子、白芷、桑叶、葛根、菊花、苍耳子、黄芩、牛蒡子、白鲜皮、羌活、蝉蜕等药的功效。

(2)用泻法配艾灸或配烧山火,驱风散邪、温经散寒。类似羌活、独活、桂枝、秦艽、桑枝、忍冬藤、威灵仙、络石藤、千年健、海风藤等药的功效。

2.局部取穴

(1)用泻法,舒筋活络、宣通气血;配艾灸,散寒祛邪。

(2)用补法,壮筋补虚。

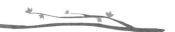

第四节 足阳明胃经腧穴

一、下关

下关,是依其所在部位而命名的,亦是与上关相对而言。"关",是指颧骨弓,位于"关"之上者,名曰"上关",位于"关"之下者,名曰"下关"。它是足阳明经的面部腧穴,又是足阳明、足少阳经的交会穴。

下关是患野取穴,是主治穴位所在处和邻近处病变的常用穴。

【取穴定位】 在耳屏前,下颌骨髁状突前方,当颧弓与下颌切迹所形成的凹陷中。合口有孔,张口即闭,宜闭口取穴。

【解剖毗邻】 当颧弓下缘,皮下有腮腺,为咬肌起始部;有面横动、静脉,最深层为上颌动、静脉;正当面神经颧眶支及耳颞神经分支,最深层为下颌神经。

【辨证辨病】 足阳明之脉、足少阳之脉此二脉交会于本穴。其针感能扩散至耳区、颞颌关节、上下齿等处。依其穴位的所在、针感的走向和经脉的循行,它主治穴位所在处和邻近病变。

下关是手阳明、少阳、太阳经和足少阳经的经筋所过之处,又是足阳明经之筋所结之处。"宗筋主束骨而利关也"(《素问·痿论》篇)。下关穴处的经筋拘急或弛缓所出现的下颌关节脱位、咬肌痉挛、牙关紧闭等,都可取刺本穴。

【功能主治】 习惯性下颌关节脱位、口噤不开、下颌关节炎、咬肌痉挛、三叉神经痛、面神经麻痹、齿痛、中耳炎。

【操作应用】 热敏灸、雷火灸、灸具灸均可,不建议麦粒灸。治疗三叉神经痛及咬肌痉挛,针尖略向下,深1.5~2.0寸,使麻电感放散至下齿槽。治疗下颌关节炎时,直刺1寸左右,使酸胀感扩散至整个颞颌关节。治疗牙痛时,横刺,针尖刺向患齿。

(1)用泻法,驱邪散滞,舒筋通络;配透天凉,消散郁热;配艾灸或烧山火,有温散风寒、舒筋活络之效。

(2)用补法,有壮筋补虚、强健关节之功。

二、天枢

天枢,是前人以天文方面假借星名而命名的,又名长溪、谷门、长谷、循际、循元、补元;为足阳明胃经的腹部腧穴,位于脐旁二寸,乃大肠经气聚集之处,为大肠募穴。大肠腑病多在此募穴出现压痛或异常反应,检查本穴有助于鉴别大肠腑病的虚实寒热等。

天枢主治肠腑,特别是大肠腑和脐腹病,以及在病理上与肠腑有关的病证。

【取穴定位】 脐中旁开2寸。

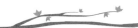

【解剖毗邻】 当腹直肌及其鞘处;有第 9 肋间动、静脉分支及腹壁下动、静脉分支;布有第 9 肋间神经分支(内部为小肠)。

【辨证辨病】

1.肠腑病 "大肠者,传导之官,变化出焉"(《素问·灵兰秘典论》篇)。治疗肠病,有益于脾胃,治疗脾胃,有利于肠。因此,它们互为因果的病证和其他原因引起的肠腑病,都属于本穴的治疗范围。

伤寒病中阳明腑证、太阴证和温病中气分证候的热结肠道型,也属本穴的治疗范围。

2.与肠病有关的它病 气血来源于水谷精微的化生,因肠病或肠胃病,致使生化气血的水谷精微不足而致的乳汁缺乏、经闭、月经不调、头痛、眩晕等,都可取施本穴以治其本。

3.局部病 本穴还治疗穴位所在处的局部病,如气滞血瘀、肝气郁结、阴寒内盛、寒邪内结引起的病证和"阴急则俯不伸"之腹肌挛痛等。由于针感能走达腰部,因此一些腰痛病证亦可配用本穴施治。

【功能主治】 泄泻、痢疾、便秘、霍乱、肠伤寒、阑尾炎、便血、肠道蛔虫症、急性肠梗阻、寒疝型腹痛、腹满、腹痛、积聚、痰饮、荨麻疹、腹肌挛痛、狂证、伤寒(阳明腑证)、痞积。

亦治急性胰腺炎、腰痛、头痛、眩晕、经闭、月经不调、乳汁缺乏等。

【操作应用】 热敏灸、雷火灸、麦粒灸、灸具灸均可。直刺 1.5 ~ 2.5 寸,感应为局部酸胀,并可向同侧腹部扩散,治疗妇科疾患,针尖向内下方斜刺。

1.辨证取穴

(1)用泻法,通肠导滞,配透天凉,可清热通便。类似枳实、枳壳、黄连、黄芩、胖大海、槟榔、大黄、番泻叶等药物的功效。

(2)用泻法配艾灸或烧山火,温通肠道,温散积滞。类似干姜、厚朴、丁香、枳壳、橘红、巴豆等药的功效。

(3)用补法,固涩肠道,配艾灸或烧山火,可温阳固肠。类似肉豆蔻、芡实、赤石脂、伏龙肝、五味子、诃子肉等药的功效。

(4)用艾条灸,每次艾灸 5 ~ 20 min,能温阳逐邪。

2.局部取穴 用泻法配艾灸,温散寒积。

三、水道

水道穴,经穴名。出《针灸甲乙经》。属足阳明胃经。

【取穴定位】 脐中下 3 寸,前正中线旁开 2 寸。

【解剖毗邻】 当腹直肌及其鞘处;有第 12 肋间动、静脉分支,外侧为腹壁下动、静脉;布有第 12 肋间神经(内部为小肠)。

【辨证辨病】

1.肾系疾病 《针灸甲乙经》:"三焦约,大小便不通,水道主之。小腹胀满,痛引阴中,月水至则腰脊痛,胞中瘕,子门有寒,引髌髀,水道主之。"

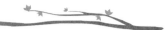

2. 妇科病症　《千金翼方》:"妊胎不成,若堕胎腹痛,漏胞见赤,灸胞门五十壮。关元左边二寸是也,右边名子户。子脏闭塞不受精,灸胞门五十壮;胞衣不出,或腹中积聚,皆针胞门入一寸,先补后泻。去关元左二寸;子死腹中及难产,皆针胞门。"

【功能主治】　小腹胀满、小便不利、疝气、痛经、不孕。

【操作应用】　热敏灸、雷火灸、麦粒灸、灸具灸均可。直刺1~1.5寸。感应为局部及小腹部酸胀沉重感。

1. 辨证取穴

(1)用泻法,通络利水,配艾灸,温经散寒。

(2)用补法,摄胞止溺。

2. 局部取穴　用泻法,消散滞;配艾灸,温阳散寒。

四、归来

归来,又名溪穴、溪谷;为足阳明胃经的下腹部腧穴,位于脐下4寸,中极穴旁2寸;穴下内部是肠,接近膀胱。

归来主治少腹、肠和妇女生殖器病变。常用于患野和邻近取穴。临床应注意与治因、治本的腧穴配用。

本穴多用泻法和先泻后补之法。非真正虚证不可施补,否则易于涩滞。

【取穴定位】　脐中下4寸,前正中线旁开2寸。

【解剖毗邻】　在腹直肌外缘,有腹内斜肌、腹横肌腱膜;外侧有腹壁下动、静脉;布有髂腹下神经。

【辨证辨病】　依其穴位的所在、针感的走向、穴下脏器、本穴功能和临床实践,归来主治少腹、肠和妇科疾病。如因气血壅滞、瘀血凝聚、寒凉所伤所致穴位所在处的少腹病,和妇科经、带、胎、产中的有关病证,以及大肠传导功能失常所出现的病变,都属本穴的治疗范围。

【功能主治】　痛经、经闭、月经不调、带下、产后腹痛、小腹痛、子宫脱垂、便秘、疝气(附:睾丸炎)、积聚、产后恶露不止、癥瘕、不孕症、异位妊娠。

亦治膀胱炎、奔豚气等。

【操作应用】　热敏灸、雷火灸、麦粒灸、灸具灸均可。直刺或向耻骨联合处平刺1~2寸,感应为下肢部酸胀,或向小腹及外生殖器放散。

1. 辨证取穴

(1)用泻法,活血散滞,配艾灸,温经散寒。

(2)用补法,摄胞固脱。

2. 局部取穴　用泻法,消散瘀滞;配艾灸,温阳散寒。

五、足三里

足三里,因能治理(古"里"与"理"通)腹部上中下三部诸证而得名;又名下陵、鬼邪、中俞髎;是足阳明之脉所入为合的合土穴,土经中之土穴;为回阳九针穴之一;是强壮要穴和肚腹疾病的常用穴。

"合治内府"(《灵枢·邪气脏腑病形》篇)。胃经合穴足三里,是主治胃之腑病、经病、气化病和同胃有关的脏腑器官病变的常用穴,对改善胃腑功能、消除胃功能失常所产生的病理证候,具有一定的功效。本穴具有补中气、健脾胃的作用,因此,还治疗与脾虚有关的肚腹病。

【取穴定位】 犊鼻穴下3寸,胫骨前嵴外一横指处。

【解剖毗邻】 在胫骨前肌、趾长伸肌之间;有胫前动、静脉;为腓肠外侧皮神经及隐神经的皮支分布处,深层当腓深神经。

【辨证辨病】

1.肚腹病 胃与心、脾、肺、肝、胆、大肠、小肠、膈之间,有着经络上的密切联系,它们之间常互相影响,如胃病能影响肠、脾;脾病能影响胃、肠、肝、胆;肠病能影响脾、胃;肝病能影响脾、胃、胆;胆病能影响肝、胃。治胃有益于肠、脾;治脾有益于胃、肠、肝、胆;治肝可以安胃、益脾、利胆;治胆有益于肝、胃等。胃经之合土穴足三里,既有和胃、健胃和通肠导滞的作用,又有健脾益气的功效。因此,凡脾与胃、肝、胆、肠相互影响,互为因果的病证和同胃有关的脾、肝、胆、大小肠的肚腹病,都可取施本穴。所谓"肚腹三里留"之意就在于此。

与胃有关的心、肺、膈病证,伤寒病中的阳明腑证、太阴证和厥阴证的寒热错杂型,温病中气分证的热结肠道型和肠伤寒的湿热蕴阻型,都属本穴的治疗范围。

2.同脾胃有关的虚证

(1)脾胃为后天之本,气血生化之源。因脾胃纳运功能失常,生化气血之源不足,气血亏虚出现的脏腑、器官、肢体病证,取本穴调理脾胃以治其本。病后体虚,调养脾胃,亦常取本穴。

脾主统血,脾气虚弱,统摄无权所出现的一些出血性疾病,可取补本穴益脾摄血。

(2)"胃者,五脏六腑之海也,水谷皆入于胃,五脏六腑皆禀气于胃"(《灵枢·五味》篇)。金代李东垣也提出内伤脾胃、百病由生的病机学说,并指出:"脾胃之气既伤,元气也不能充,而诸病之由生也。"因此,临床应重视调理和健壮脾胃,凡使用调理和健壮脾胃之法者,均可配取本穴,脾胃健壮,诸病则不由脾胃虚衰而复生。

3.虚脱证 本穴有补中气的作用,补气能回阳固脱,因此,前人把它列为回阳九针穴之一。凡久病元气衰亡、急病阳气暴脱和中气不足引起的病证,都属本穴的治疗范围。

4.痰湿证 "或针痰,先针中脘、三里间"(《行针指要歌》)。水、饮、痰三者的产生,与脾、肺、肾三脏关系密切,痰湿生于脾者,取补本穴健脾祛湿以止痰;痰湿聚于胃者,取泻本穴和胃行湿而降痰。"土旺能制湿,土气坚凝,则水湿亦自澄清。"足三里有健脾祛湿和祛湿益脾的作用,有益于控制湿和痰的产生,因痰或痰湿引起的病证,如痰饮、痛证、狂证、癫证、哮证等,都可配取本穴。

5.经脉通路上的病证 本穴还治疗本经循行处之足跗、膝胫、股、腹疾患和所在处之

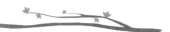

经筋病。

【功能主治】　泄泻、痢疾、便秘、急性肠梗阻、反胃、呕吐、胃痛、呃逆、噎膈、霍乱、急性胰腺炎、伤寒阳明腑证、阑尾炎、黄疸、传染性肝炎、单纯性肠道蛔虫症、腹痛、脱肛、胃下垂、子宫脱垂、疝气、痔积、痛症、狂证、癫证、厥证、脱证、虚劳、失眠、慢惊风、慢脾风、崩漏、产后血晕、经闭、月经不调、妊娠恶阻、暴盲、青盲、软腭麻痹、脑外伤后遗症、哮证、喘证、痰饮、肠伤寒、水肿、遗尿、阳痿、中风、外伤性截瘫、痿证、鹤膝风、下肢湿疹、臁疮、荨麻疹、疥疮、疟疾、久疮、多寐、脚气、乳汁缺乏。

亦治初期肝硬化、急性胆囊炎及胆石症、带下、产后恶露不止、头痛、眩晕、肺痨、面神经麻痹、夜盲证、眼睑下垂、癃闭、痹证。

【操作应用】　热敏灸、雷火灸、麦粒灸、灸具灸均可。直刺2~3寸,可向下内方斜刺,使麻电感向足背大趾次趾之间放散,治下肢痿痹等症,必须有上述针感。

辨证取穴:

(1)用补法,健脾养胃、补中益气;配艾灸或烧山火,则可温补脾胃。类似潞参、白术、山药、茯苓、黄精、扁豆、炙甘草、薏苡仁等药的功效。

(2)用泻法,和胃通肠,祛痰导滞。类似枳实、枳壳、神曲、麦芽、山楂、莱菔子、厚朴、大黄等药的功效。

(3)用泻法配艾灸或烧山火,温胃导滞、温化寒湿。类似干姜、生姜、吴茱萸、白蔻仁、草蔻仁、丁香等药的功效。

(4)艾条灸,隔日或五、七日艾灸一次,每次10~30 min。长期艾灸,能温运中焦、养益后天、防病抗疫、健体益寿。

六、上巨虚

巨虚,大空隙也,因位于小腿外侧,大空隙之上端而得名;又名巨虚上廉、足之上廉、足上廉;是足阳明胃经的腧穴,也是大肠之气合入的腧穴;位于足三里穴下三寸;为主治肠、胃腑病和下肢足阳明经病的常用穴。

胃、肠病多实证。胃肠虚中夹实之证,多从实治之,胃肠之虚多与脾虚有关,多从脾虚论治。故本穴临床多用泻法,施用补法机会较少。

【取穴定位】　在犊鼻穴下6寸,足三里穴下3寸。

【解剖毗邻】　在胫骨前肌中;有胫前动、静脉;布有腓肠外侧皮神经及隐神经的皮支,深层当腓深神经。

【辨证辨病】

1.肠胃病证　上巨虚是胃经的腧穴,又是大肠的下合穴,既能治胃病,又能治大肠腑病。因此,胃病及肠、肠病及胃和胃肠同病的病证,均可取施本穴。伤寒病中的阳明腑证和温病中的气分证热结肠道型,都属本穴的治疗范围。

2.经脉通路上的病证　依其穴位的所在、针感的走向、经脉和经筋的循行及分布,用于循经和患野取穴,本穴还治疗穴位所在处的局部病变和足阳明经脉循行通路上的足

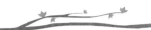

跗、膝股、胃腹等处疾患。

3. 冲脉病 冲脉，起于胞中，前行之脉，出会阴过阴器，出于气街，沿足阳明胃经、足少阴肾经二脉间上行，散布胸中，循喉咙，络口唇，其输下出于足阳明胃经上下廉。冲脉之气失调上逆与阳明之气相并而上行，出现的呕吐、气逆、里急，亦可配泻本穴，和胃降逆。

【功能主治】 泄泻、痢疾、便秘、霍乱、急性肠梗阻、便血、阑尾炎、胃痛、腹痛、呕吐、肠道蛔虫症、肠伤寒、足下垂合并足内翻、下肢痿软、脚气、臁疮。

亦治脱肛、荨麻疹、胃下垂、狂证等。

【操作应用】 热敏灸、雷火灸、麦粒灸、灸具灸均可。直刺1.5~2.0寸，使麻电感放散至足背，治疗足下垂、胫前挛痛，必须有上述针感。

1. 辨证取穴

(1)用泻法，通肠化滞，和胃畅中；配透天凉，可清肠胃之热。类似黄芩、枳实、枳壳、木香、大黄、番泻叶等药的功效。

(2)用补法，固肠养胃；配艾灸或烧山火，温补肠胃。类似诃子肉、乌梅、山药、焦白术等药的功效。

(3)用泻法配艾灸或烧山火，温胃通肠，化滞畅中。类似厚朴、枳实、干姜、橘红、丁香、神曲、巴豆、山楂、莱菔子等药的功效。

2. 局部取穴

(1)用泻法，舒筋活络；配艾灸，驱邪散滞。

(2)用补法，有健筋补虚之功。

七、丰隆

丰隆，是依其位于肌肉丰满隆起之处而命名的。

丰隆，是足阳明胃经的腧穴、络穴，具有祛痰、和胃降逆和健脾益胃的作用，主治胃腑病和痰浊流注心、肺、胃、肠、肌肤、关节等处引起的病证，以及足阳明经脉、络脉循行通路上的病变，为痰病要穴。

痰能引起咳嗽、哮、喘，祛痰多能止咳、平喘，因而本穴兼有止咳、平喘的作用。痰迷心窍引起的神志病，取本穴祛痰以开窍醒志。痰邪为患，临床多出现实证，故本穴多用泻法。

【取穴定位】 外踝尖上8寸，条口穴外1寸，胫骨前嵴外二横指处。

【解剖毗邻】 在趾长伸肌外侧和腓骨短肌之间；有胫前动脉分支；当腓浅神经处。

【辨证辨病】

1. 胃、脾病 胃者脾之腑，脾与胃相表里。足阳明胃经的络脉联系着脾与胃表里二经的表里关系。胃经的腧穴、络穴丰隆是主治胃腑病及脾胃肠互为因果病证的常用穴。

2. 痰病 痰，是水液代谢障碍所产生的病理产物，又是致病因素之一。痰的生成责之于肺脾肾三脏功能失常，而首要于脾。所以有"脾为生痰之源""脾无留湿不生痰"之

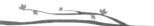

说。凡因脾阳不振，运化失职，聚湿成痰，或久嗜酒肉肥甘多湿之品，湿聚不化，成饮成痰；肾阳不足，水气不化，聚而上泛，演变成痰；阴虚生热，或肝郁化火，火热上炎灼津成痰；风寒犯肺，气机郁阻，或化热化燥，煎灼肺津而成痰，均可配泻本穴以祛痰。"百病皆由痰作祟"，凡与痰有关的病证，如痰湿犯胃之恶心呕吐；痰浊阻肺之咳嗽、哮喘；留滞中焦之胀满纳呆；溢于肌肤之肿；流注经络之肢体麻木、半身不遂；流注皮下经络之皮下肿块，如颈淋巴结核；蔽于清阳之头痛、眩晕；痰火上扰清窍之头痛；痰邪扰心之心悸、神昏、癫狂；痰阻舌络之舌喑；痰火阻肺之喉喑；痰阻胸络之胸痹；痰气搏结之梅核气及与痰有关的疟疾等，都属本穴的治疗范围。

3.络脉病　《灵枢·经脉》篇说："足阳明之别，名曰丰隆。去踝八寸，别走太阴；其别者，循胫骨外廉，上络头项，合诸经之气，下络喉嗌。其病气逆则喉痹瘁喑。实则狂癫，虚则足不收，胫枯，取之所别也。"对于气逆喉痹，突然音哑，可循经取穴，取本穴降逆祛痰，宣窍通络；对于属实证的神志失常的癫、狂，可辨证取穴，取本穴祛痰醒志；对于属虚证之足缓不收，胫部肌肉枯萎，可患野取穴，取补本穴壮筋补虚。

4.经脉通路上的病证　丰隆还治疗本经经脉、络脉循行处的头项、喉嗌、面齿、腹、股、膝、胫、足的病变。对于因痰所致的头项、喉嗌、胃肠病，能收循经取穴和辨证取穴双重效益。

【功能主治】　头痛、眩晕、反胃、呃逆、呕吐、胃痛、百日咳、肺痨、咳嗽、喘证、哮证、舌喑、喉喑、心悸、多寐、癔病、脏躁、厥证、便秘、痰饮、胸痹、癫证、狂证、肺炎、甲状腺功能亢进症、单纯性甲状腺肿、梅核气、中风（闭证）。

亦治耳鸣、耳聋、高血压、心烦、失眠、胁痛、疟疾、肠伤寒、坐骨神经痛、下肢痿证、痹证等。

【操作应用】　热敏灸、雷火灸、麦粒灸、灸具灸均可。直刺1.5～2.5寸，感应为局部酸胀，并可向外踝部放散。

1.辨证取穴

（1）用泻法，祛痰、和胃、降浊，配透天凉，可清泄痰火。类似栝蒌、贝母、天竺黄、竹茹、半夏、枳实、陈皮、苏子、茯苓、胆南星、莱菔子、枳壳等药的功效。

（2）用泻法配艾灸或烧山火，温化痰湿、温胃畅中，类似半夏、白芥子、橘红、款冬花、旋覆花等药的功效。

（3）用补法，有健脾养胃之功。

2.局部取穴

（1）用泻法配艾灸，驱邪散滞、通经活络。

（2）用补法，壮筋补虚。

八、内庭

内庭，因位于厉兑（"兑"《易经》为口，为门）之内，犹在门庭之内而得名；是足阳明之脉所溜为荥的荥水穴；具有清降胃火、清宣阳明经气的作用；是主治胃火炽盛所致的病证

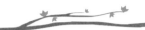

的常用穴。对于胃火炽盛、阳明热炽循经上扰的头面、咽喉、口齿、鼻疾患,可收辨证取穴清降胃火和循经取穴清宣阳明经气的双重效果。基于本穴的功能及主治,临床多用泻法,少用或不用艾灸。

【取穴定位】 足背第2、3趾间缝纹端。

【解剖毗邻】 有足背静脉网;布有腓浅神经足背支。

【辨证辨病】

1. 与胃热有关的脏腑病及头面病 胃与肠、心、肺、肝、脾、胆、膈之间,有着经络的直接联系,因此,胃火炽盛引起的头、面、口、唇病证与同胃热有关的心、肺、胆、肠、膈的病证或伴有胃热的症状,都属本穴的主治范围。

温病中的气分证候,如热盛伤津型和伤寒邪热入里转属阳明经证者,都可取治本穴。

2. 经脉通路上的病证 《灵枢·邪气脏腑病形》篇说:"荥输治外经,合治内府。"依其针感的走向、经脉的循行,内庭治疗足阳明经脉、经别循行处的头额、面颊、咽喉、口齿、鼻及下肢疾患。

【功能主治】 头痛、三叉神经痛、齿痛、齿衄、鼻衄、吐血、口臭、咽炎、急性扁桃体炎、消渴、呃逆、呕吐、胃痛、痄证、便秘、泄泻、痢疾、咳嗽、痿证、肠伤寒、秋燥、流行性乙型脑炎、流行性脑脊髓膜炎、哮证、肺炎、百日咳、失眠、心烦、耳鸣、耳聋、狂证、癔病、甲状腺功能亢进、疟疾、伤寒(白虎汤证)、流行性出血热。

亦治失音、面神经麻痹、痄腮、急性乳腺炎、暑病、热痹、痉病、脚气等。

【操作应用】 热敏灸、雷火灸、麦粒灸、灸具灸均可。向上斜刺,进针0.5~1.0寸,感应为局部酸胀。

1. 辨证取穴 用泻法(或配透天凉),清胃火,泄里热。类似石膏、竹叶、知母、栀子、黄连、大黄(酒制)、寒水石、大青叶、黄芩、白芷、芦根、葛根等药的功效。

2. 循经取穴 用泻法,清宣阳明经气。

第五节 足太阴脾经腧穴

一、太白

太白,是前人借星名而命名的;为足太阴之脉所注为输的输土穴,土经中之土穴;阴经以输代原,故而又是足太阴经的原穴。

"病在阴之阴者,刺阴之荥俞"(《灵枢·寿夭刚柔》篇)、"治脏者,治其俞"(《素问·咳论》篇)。太白主治脾之脏病、经病、气化病和与脾有关的脏腑器官疾病,对改善脾脏功能,消除脾脏功能失常所产生的病理证候,具有一定的功效。

脾证多虚,故临床多采用补法。

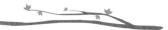

【取穴定位】　第1跖骨小头后缘,赤白肉际凹陷处。

【解剖毗邻】　在拇展肌中;有足背静脉网、足底内侧动脉及足跗内侧动脉分支;布有隐神经及腓浅神经分支。

【辨证辨病】

1.同脾虚有关的病证　脾主运化水谷精微和水湿。脾虚则水湿不化,湿盛则脾土必困,脾虚则水谷不化,食滞则脾土必伤。因脾虚湿盛,湿困脾土,食滞伤脾,脾阳失健,以及湿聚生痰、痰湿为因的病证,都属本穴的主治范围。

脾同心肝肺肾关系密切。脾肾阳虚、心脾不足、肺脾两虚、肝乘脾土的一些病证亦常配补本穴。

2.脾虚生化之源不足引起的病证　脾为后天之本,气血生化之源。因脾失健运,生化气血之源不足,以致气血亏虚所出现的脏腑、肢体、器官的病证,都可取施本穴以治其本。

3.脾失统摄之失血证　脾主统血,脾气虚弱、统摄无权所出现的血证,取补本穴,益脾摄血。

【功能主治】　泄泻、痢疾、胃痛、反胃、呕吐、呃逆、疳证、痰饮、腹胀、崩漏、便血、月经不调、经闭、带下、乳汁缺乏。

亦治脱肛、霍乱、咳嗽、虚劳等。

【操作应用】　热敏灸、雷火灸、麦粒灸、灸具灸均可。直刺0.5～0.8寸,感应为局部酸胀。

辨证取穴:

(1)用补法,健脾益胃、化湿、益气摄血。类似白术、山药、茯苓、薏苡仁、扁豆、炙甘草等药的功效。

(2)用补法配艾灸,温补脾土。类似白术、草豆蔻仁、肉蔻仁、大枣、益智仁等药的功效。

(3)用泻法,理脾行湿。

二、公孙

公孙,是足太阴脾经的腧穴、络穴,通于冲脉,具有通肠和胃,平冲降逆之功。为主治脾、胃、肠、腹、胸、膈疾患的常用穴。

本穴虽是脾经腧穴,有治脾的作用,但由于它是脾经络穴,脾经络脉进入腹内,入络肠胃,又通于冲脉,因此,临床多从脾经络穴和通于冲脉之八脉交会穴论治。它所主治的病证多实证,故临床多用泻法。

【取穴定位】　第1跖骨基底部的前下方,赤白肉际处。

【解剖毗邻】　在拇展肌中;有跗内侧动脉分支及足背静脉网;布有隐神经及腓浅神经分支。

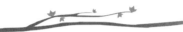

【辨证辨病】

1. 脾、胃、肠病　足太阴脾经的络脉,从公孙穴别出,走入足阳明经,有一支别行入腹络于肠胃。足太阴经脉入腹,属脾,络胃,其经别,与别俱行,入于腹里,经过脾、胃,上通于心,上结于咽,贯舌中。经络所通,主治所在。足太阴经脉、经别、络脉循行处之肠胃、脾以及胸腹病变,都属本穴的治疗范围。

2. 冲脉病　公孙通于冲脉,"冲脉者,起于气街,并少阴之经,挟脐上行,至胸中而散……冲脉为病,逆气而里急"(《素问·骨空论》篇)。冲脉之气失调,逆气而里急、冲逆攻痛的病变,和气冲胸中、胸膈、喉咙以及冲脉之气上逆同阳明之气相并而上行之病证,都属通于冲脉之公孙穴的治疗范围。

3. 局部病　足太阴经脉,起于大趾的内侧端,循大趾内侧赤白肉际,过核骨后,上内踝前廉,上腨内;足太阴之筋,起于大趾之内侧端,上结于内踝。依其经脉、经筋的循行和分布,本穴还治疗所在处经脉、经筋以及血络的病证。

【功能主治】　呕吐,反胃、胃痛、霍乱、呃逆、奔豚气、泄泻、痢疾、便秘、腹胀、疳积、急性肠梗阻、足内翻、足下垂合并足内翻。

亦治积聚、月经不调、血栓闭塞性脉管炎、腹痛等。

【操作应用】　热敏灸、雷火灸、麦粒灸、灸具灸均可。直刺 0.6~1.2 寸,针感沿足太阴经逐渐上行,走至腹股沟、小腹部。

1. 辨证取穴

(1)用泻法,通调肠胃,理气降逆;配艾灸,温阳降逆。类似枳实、枳壳、沉香、厚朴、代赭石、陈皮、砂仁、白蔻仁等药的功效。

(2)用补法,有健脾益胃之效。

2. 局部取穴

(1)用泻法,舒筋活络;配艾灸,驱邪散滞。

(2)用补法,有壮筋补虚之功。

三、三阴交

三阴交,因是足三阴经之会穴而得名,又名太阴、下三里、承命,是足太阴脾经的小腿部腧穴。

因本穴是足太阴脾经的腧穴,肝脾肾三经的交会穴,故为主治男女生殖泌尿系统病、血证和妇科病的常用穴。对肝脾肾三脏的气化功能失常所产生的病理证候,具有一定的功效。本穴治疗范围较广,涉及诸科疾病,尤其适应于妇科病中的胎、产、经、带等肝脾肾和心及胞宫等脏腑经络的综合病变。但临床必须详辨其证,恰配其穴,方收良效。

【取穴定位】　内踝尖上 3 寸,胫骨内侧面后缘。

【解剖毗邻】　在胫骨后缘和比目鱼肌之间,深层有屈趾长肌;有大隐静脉,胫后动、静脉;有小腿内侧皮神经,深层后方有胫神经。

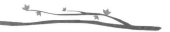

【辨证辨病】

1.妇科病 妇科病中的经、带、胎、产诸疾,与冲、任、带脉关系密切。冲为血海,任主胞胎,带脉约束诸脉,此三脉与肝脾肾关系密切。脾胃化源不足,肝肾精血亏少,则冲、任、带脉无以充盈,经无生成之源,胎无营养之本,必致胎、产、经、带诸疾丛生。凡因肝脾肾三脏功能失常,影响冲任带脉而病者,都可取施本穴。

2.血证 肝主藏血,有调节血量之职;脾主统血,有生化气血之职;肾主藏精,精血相生。本穴是治疗血证的常用要穴,凡脾失统摄、肝不藏血、肝血亏虚、精血亏损等所致的病证,都可取施本穴。本穴有摄血、凉血、补益全身血分之亏虚及通畅全身血液运行的作用,故各种原因引起的血虚、瘀血、血热等病证,均可取治本穴。

温病中的营分证候和血分证候的虚热型、实热型,也属本穴治疗范围。

3.同肝脾肾有关的生殖、泌尿系统病和经脉病 足三阴经脉起于足,交会于三阴交穴,复从三阴交穴分行于少腹,结于阴器,交于任脉,会于曲骨、中极、关元,又分行于腹、胸、脘、胁等处。依其足三阴经的循行和肝脾肾三脏的生理、病理,三阴交不仅治疗肝脾肾三脏功能失常为因的男女生殖、泌尿系统疾病,循经取穴,还治疗足三阴经脉循行通路上的下肢、阴器、腹、胸、胁、肋等处的病变。

4.经筋病证 本穴所在处经筋拘急或弛缓所出现的经筋病,如足内翻、足内翻合并足下垂等,可取本穴施治。

总之,本穴是治疗妇科病、血证和同肝脾肾有关的男女生殖、泌尿系统疾病的常用穴。因此,本穴治病甚广。

【功能主治】 月经不调、崩漏、经行吐衄、痛经、经闭、带下、产后腹痛、产后血晕、产后恶露不止、产后恶露不下、妊娠腹痛、难产、习惯性流产、胎动不安、不孕症、心悸、怔忡、失眠、脏躁、癔病、健忘、眩晕、痉病、眼睑下垂、夜盲、流泪证、青盲、暴盲、吐血、咯血、鼻衄、痈证、癫证、再生障碍性贫血、齿衄、齿痛、淋证、疝气、便血、乳汁缺乏、阳痿、遗精、遗尿、睾丸炎、痢疾、臌胀、癥瘕、中风、黑热病、疟母、身痛、麻木、头痛、鹤膝风、痿证、足跟痛、虚劳、过敏性紫癜、荨麻疹、皮肤瘙痒症、日光性皮炎、红丝疔、久疮、银屑病(牛皮癣)、神经性皮炎、丹毒、疥疮、血小板减少性紫癜、流行性出血热、血栓闭塞性脉管炎。

亦治心绞痛、心肌梗死、厥证、软骨病、破伤风、疖肿、疔疮、外伤性截瘫、痹证、肛裂、痔疾、脚气等。

【操作应用】 热敏灸、雷火灸、麦粒灸、灸具灸均可。直刺1.0~1.5寸,可透向悬钟,感应为局部酸胀,治下肢痿痹不遂,向后斜刺,用雀啄于法,使麻电感向足底放散,并使下肢抽动。

1.辨证取穴

(1)用补法,健脾摄血、补血、育阴。类似四物汤和阿胶、何首乌、龙眼肉、紫河车、黑蒲黄、炒灵脂功效。

(2)用泻法,活血祛瘀、疏肝、行湿。类似归尾、赤芍、姜黄、桃仁、红花、乳香、没药、蒲黄、灵脂、郁金、香附、玄胡、益母草等药的功效。

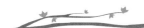

（3）用泻法（少泻）配透天凉，能凉血。类似生地、丹皮、地骨皮、黄柏、玄参、丹参、地榆、茜草等药的功效。

（4）用先泻后补之法，能活血，祛瘀生新。类似全当归、川芎、丹参、鸡血藤等药的功效。

2.局部取穴

（1）用泻法，舒筋活络。

（2）用补法，壮筋补虚。

四、阴陵泉

阴陵泉，因其所在部位而命名。脾属阴经，膝内侧属阴，辅骨似陵，陵下凹陷处经气象流水入合深处，似泉，故名"阴陵泉"。它是足太阴之脉所入为合的合水穴，为治湿要穴。本穴是治疗脾不化湿、湿困脾土、聚湿生痰、脾虚及胃及肠引起的病证，以及穴位所在处的局部和邻近病变的常用穴。对改善脾功能、消除脾功能失常所产生的病理证候，具有一定的功效。

"湿为黏腻之邪不易速化"，临床治疗湿邪为患，还要重视审因论治，配穴恰当，才不至于使病情缠绵。

本穴主治的病证，相当于现代医学的一些消化系统疾病和体液疾患。

【取穴定位】 胫骨内侧髁下方凹陷处。

【解剖毗邻】 在胫骨后缘和腓肠肌之间，比目鱼肌起点上；前方有大隐静脉，膝最上动脉，最深层有胫后动、静脉；布有小腿内侧皮神经本干，最深层有胫神经。

【辨证辨病】 脾主运化，有运化水谷精微和水湿，促进水液代谢的作用。脾虚则水湿不化，湿盛则脾土必困，水湿的运化与脾的关系甚为密切。

1.水湿引起的病证

（1）脾不运湿、水湿停聚的病变。如湿阻上焦，清阳不升之头胀头重；湿阻中焦，脾胃纳运失职之脘腹胀满；湿从内生，聚而为患之泄泻、肿满；湿注下焦，气化失职，水失通调之足肿、小便淋浊、带下、阴痒、阴囊湿疹；胸阳受阻，气机不畅之胸中痞闷；湿邪留滞，清阳不达四末之四肢沉重无力；水液泛滥于肌肤之水肿、尿少；水液内停于腹部之腹水、小便不利等，都属本穴的治疗范围。

（2）水湿之邪所浸的病变。如湿邪留滞筋肉之间，筋失柔和之屈伸不利，转侧不便；湿邪流注关节之关节疼痛重着，屈伸不便；湿邪泛滥于皮肤之间之浮肿，以及湿邪流注皮肤之疥疮、银屑病（牛皮癣）、神经性皮炎、下肢湿疹等，都可取施本穴。湿邪兼风、兼寒、兼热引起的病证，取泻本穴以祛其湿。湿蕴化热的病证，取泻本穴，利水行湿，以利于分消湿热，湿祛则热无从化。

伤寒病中的太阴证和太阳腑证（蓄水型），温病中的气分证候，湿热留恋型或称湿热内郁型，以及湿热蕴阻的肠伤寒，都可取泻本穴。

2.脾虚聚湿生痰引起的病证 "脾为生痰之源。"因脾虚生湿，湿聚成痰，致使痰湿犯

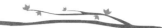

胃则恶心呕吐;痰浊阻肺则咳嗽痰喘;留滞中焦则胀满纳呆;溢于肌肤则肿;蔽于清阳则头痛、眩晕;流注皮下、关节、经络则关节冷痛、肢体麻木、肢体痿软、半身不遂、深部肿块;饮在胁下的悬饮,饮在膈上的支饮,饮在肠胃的痰饮,饮在肌肉的溢饮,和水饮上逆、心阳不振的心悸,都属本穴的治疗范围。

3.同脾虚有关的病证 脾主运化,输布水谷精微,胃主受纳,腐熟水谷,为水谷之海。因脾失健运而饮食停滞,或受纳失职,或脾与胃肠肝胆互为因果的病证,都可取施本穴。脾为后天之本,气血生化之源,脾虚化源不足,致使气血亏虚出现的脏腑、肢体、器官病,取本穴以治其本。病后体虚,调养脾胃,亦宜取本穴。

4.局部病证 足太阴经脉、经筋均经过本穴。本穴所在处和邻近处的经筋拘急或弛缓或膝内侧副韧带损伤,以及经脉病变的痿、痹、挛痛等,均可配取本穴施治。

【功能主治】 头痛、眩晕、内耳性眩晕、呕吐、疝证、泄泻、痢疾、腹胀、水肿、癃闭、淋证、遗尿、湿疹、阴囊湿疹、荨麻疹、丹毒、臁疮、神经性皮炎、银屑病(牛皮癣)、鹤膝风、膝关节软组织损伤、伤寒病太阳腑证(蓄水型)、伤寒(真武汤证)、肾盂肾炎、脚气。

亦治中风、腰痛、月经不调、胆道蛔虫病等。

【操作应用】 热敏灸、雷火灸、麦粒灸、灸具灸均可。直刺1.5~3.0寸,感应为局部酸胀,并向胫骨内侧、后侧扩散。

1.辨证取穴

(1)用补法,健脾益气,配艾灸或烧山火,温补脾阳。类似白术、茯苓、薏苡仁、扁豆、苍术、伏龙肝、炙甘草、大枣等药功效。

(2)用泻法,利水行湿,配艾灸,温化水湿;配透天凉,清利湿热。类似茯苓、猪苓、通草、大腹皮、车前子、泽泻、滑石、薏苡仁等药的功效。

2.局部取穴

(1)用泻法,驱邪散滞、舒筋活络。

(2)用补法,有壮筋补虚之功。

五、血海

血海,是足太阴脾经的膝部腧穴,又名百虫窠、血郄。由于它有调血气、理血室、使血气归流、导血归海的功效,又是血脉之气归流之处所,故而得名。

血海穴,主治血证病和同血分、湿气有关的皮肤病,并治疗湿热下注的病证和穴位所在处的局部病变,以及现代医学的某些过敏性疾病。

【取穴定位】 屈膝,在髌骨内上缘上2寸,当股四头肌内侧头的隆起处。简便取穴法:患者屈膝,医者以左手掌心按于患者右膝髌骨上缘,二至五指向上伸直,拇指约呈45°斜置,拇指尖下是穴。对侧取法仿此。

【解剖毗邻】 在股骨内上髁上缘,股内侧肌中间;有股动、静脉肌支;布有股前皮神经及股神经肌支。

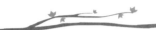

【辨证辨病】

1. 血证

(1)足太阴脾经为多血之经,脾主统血,脾能益气,血液在脉管中的正常运行,有赖于脾气的统摄。故有"气为血帅,气行则血行"之说,脾气虚弱,统摄无权,出现的崩漏、月经不调、便血等病,属本穴的治疗范围。

(2)血来源于水谷精微,生化于脾,总统于心,贮藏于肝,宣布于肺,施泄于肾,注之于脉,血循脉道,润养全身。气血失调是一切疾病中最具有普遍意义的一种发病机制。思虑、劳倦、气滞、肝火、痰火、寒凝、湿热、气虚、热邪、损伤等因和心、肝、脾、肺、肾各脏功能失常,均能导致血行障碍、瘀血痹阻、血热妄行、阴血不足、新血不生等病理变化。血海为阴血之海,具有养血行血、凉血调血之功,上述诸因所导致的血病,尤其是下半身及妇科之血证和血虚、血燥、热耗阴血所出现皮肤病等,均属本穴的主治范围。

脾性喜燥恶湿,脾虚易于生湿。脾失健运,湿注下焦,气化失职所出现的带下和下肢湿疹等,也属本穴的治疗范围。

2. 局部病证　足太阴之经筋、经脉均经过本穴。故本穴所在处和邻近处的经筋拘急或弛缓或损伤,以及经脉病变的痔、痹等,均可取施本穴治疗。

【功能主治】　痛经、经闭、月经不调、崩漏、血淋、过敏性紫癜、下肢湿疹、阴囊湿疹、臁疮、皮肤瘙痒、荨麻疹、银屑病(牛皮癣)、日光性皮炎、神经性皮炎、虚劳(血虚)、乳汁缺乏、身痛、腰痛、麻木、坐骨神经痛、鹤膝风、痿证、足跟痛、头痛、青盲、眼睑下垂、夜盲、痹证、膝关节软组织损伤。亦治痢疾、带下、脚气、痔出血等。

【操作应用】　热敏灸、雷火灸、麦粒灸、灸具灸均可。直刺1~2寸,感应为局部酸胀,有时向髌部扩散。

1. 辨证取穴

(1)用补法,益脾摄血、生血养血、健脾祛湿,类似当归、白芍、熟地黄、阿胶、侧柏叶、伏龙肝、紫河车、茯苓、薏苡仁、龙眼肉等药的功效。

(2)用泻法,行血祛瘀、清血分热、化湿祛浊,类似归尾、赤芍、桃、红花、川芎、丹参、茯苓、车前子、丹皮、地骨皮、生地黄、郁金、茜草、地榆、香附、益母草等药的功效。

2. 局部取穴　用泻法(或配艾灸、烧山火),祛邪散滞;用补法,有强壮筋脉之功。

第六节　手少阴心经腧穴

一、通里

通里,是前人依其手少阴经之络脉,从此别出,循经通达于里,入于心中而得名。

通里,是手少阴心经的腧穴、络穴;具有清心火、安心神、通心络、调舌络和补心宁神

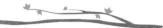

的作用;主治神志病、心血管和心之经脉、络脉循行处的病变,以及小肠病。

【取穴定位】　腕横纹上1寸,尺侧腕屈肌腱的桡侧缘。

【解剖毗邻】　在尺侧腕屈肌与指浅屈肌之间,深层为指深屈肌;有尺动脉通过;布有前臂内侧皮神经,尺侧为尺神经。

【辨证辨病】

1.神志和血脉病　"心者,精神之所舍也"。心居胸中,心包络围护其外。心藏神,乃神明之府,为情志思维活动的中枢。心与心包本同一体,其气相通。温邪逆传,热入心包、湿痰蒙心、痰火扰心、热扰心神和心血不足等引起的神志病,都属本穴的治疗范围。

心主血脉,为人体生命活动的中心。血液循行脉中,依赖心气的鼓动周流全身,营养机体,维持各脏腑组织器官的正常功能活动。凡与心有关的血液运行障碍的病变,如心阳虚衰、心气不足、心血不足、心络瘀阻等所引起的心血管疾病,都可取施本穴。

2.舌及小肠病　心气通于舌,舌为心之苗。因心火炽盛上炎于舌所出现的舌疮、舌尖赤痛和痰阻舌络、热伤舌络所致的舌体强硬、挛缩、麻痹等,都属本穴的主治范围。本穴既可用于心经络穴循经取穴,又可用于心经腧穴辨证取穴,有双重作用。

心之经脉下络小肠,心与小肠相表里。络脉能沟通表里两经的相互关系。因心火炽盛、下移小肠所出现的小便赤涩热痛、尿血等病,可取本穴施治。

3.络脉病　《灵枢·经脉》篇中说:"手少阴之别,名曰通里。去腕一寸半,别而上行,循经入于心中,系舌本,属目系。其实则支膈,虚则不能言。取之掌后一寸,别走太阳也。"对于实证的支膈和虚证的不能言,可取所别出处的络穴通里施治。从经络所通、主治所在的作用上,通里还治疗络脉循行通路上的心、胸、舌、目和上肢病变。

4.经脉通路上的病证　依其针感的走向、穴位的所在和手少阴经脉的循行,患野取穴和循经取穴,通里还治疗本经经脉循行处的心、胸、肘臂、手腕、手指疾患和所在处之经筋病。

【功能主治】　舌喑、舌疮、木舌、重舌、癔病、心悸、心烦、善笑不休、甲状腺功能亢进、狂证、癫证、痫证、失眠、昏迷、心绞痛、心肌梗死、风湿性心脏病、盗汗、遗精、尿血、赤脉传睛、疔疮、腕关节软组织损伤、腕下垂。

亦治暴喑、神昏谵语、脏躁、血淋、红丝疔等。

【操作应用】　热敏灸、雷火灸、麦粒灸、灸具灸均可。直刺0.5~0.8寸,感应为局部酸胀,并可向上下传导。

1.辨证取穴

(1)用泻法,通心络、开心窍、调舌络;配透天凉,能清心火、安心神。类似朱砂、琥珀、灯心草、莲子心、栀子、石菖蒲、郁金、龙齿、犀角、黄连、百合、生地黄、珍珠母、竹叶等药的功效。

(2)用补法,补心气、宁心神、养心血、益舌络。类似酸枣仁、远志、柏子仁、茯神、当归、阿胶、龙眼肉等药的功效。

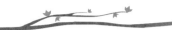

2. 局部取穴

（1）用泻法，祛邪散滞，舒筋活络。

（2）用补法，壮筋补虚。

二、神门

神门，犹神气游行出入之门户而得名；又名兑冲、兑历、中都、锐中；是手少阴之脉所注为输的输土穴；阴经以输代原，故而又是手少阴心经的原穴；心属火，火生土，因而又为心经子穴。

《灵枢·寿夭刚柔》篇中说："病在阴之阴者，刺阴之荥输。"《素问·咳论》篇中说："治脏者，治其俞。"神门主治心之脏病、经病、气化病和与心有关的脏腑器官疾病。对改善心脏功能、消除心脏功能失常所产生的病理证候，具有一定功效。本穴能补能泻，心之虚证和实证均可取本穴施治。

【取穴定位】 腕横纹尺侧端，尺侧腕屈肌腱的桡侧凹陷处。

【解剖毗邻】 在尺侧腕屈肌与指浅屈肌之间，深层为指深屈肌；有尺动脉通过；布有前臂内侧皮神经，尺侧为尺神经。

【辨证辨病】

1. 神志病证 "心者，君主之官也，神明出焉"（《素问·灵兰秘典论》篇）。心藏神，乃神明之府，为精神意识思维活动的中枢。心与心包本同一体，其气相通。临床上凡温邪逆传、热入心包、湿痰蒙心、痰火扰心、痰迷心窍、热扰心神和心气不足、心血不足等引起的神志病，都属本穴的主治范围。

伤寒病少阴证和温病热入营血的部分证候，亦属本穴的治疗范围。

2. 心及血脉病 心主血脉，血液赖心气的鼓动周流全身，营养机体，维持机体的正常活动。心阳在机体活动中具有提供热能和动力的作用。凡与心有关的血液运行障碍的病变，如心阳虚衰、心气不足、心血不足、心血瘀阻和心阳阻遏引起的心血管疾病等，都属本穴的治疗范围。

3. 同心有关的他脏病证 依手少阴经脉、手太阴经脉、足太阴经脉、足少阴经脉，以及手太阴经别、足阳明经别、足太阴经别、足厥阴经别、足少阳经别的循行及其相互联系，诸脏腑与心的关系，凡与心有关的病证，如心移热于小肠、心脾两虚、心肾不交、心肝血虚、心胆气虚、心肺气虚、胃不和则卧不安等类型的病证，都可配取本穴。

4. 舌及小肠病 心主血，五行属火，心气通于舌。心与小肠相表里。故心火炽盛引起的舌尖赤痛、舌疮、尿血、小便赤涩热痛，以及它因所致的舌肌疾患，可取本穴施治。

5. 眼目疾患 心与眼目的关系密切。如《灵枢·大惑论》篇说："目者，心之使也。"手少阴之脉，系目系，两眦血络血轮，在脏属心。心主火，心气和则火宁，心气盛则火炎。因此，心火上炎，上攻于目，以及心血不足不能荣目之眼病，亦可取施本穴。

6. 经脉通路上的病证 依其穴位的所在、针感的走向、手少阴经脉的循行和经筋的分布（手少阴之筋，结于本穴处），循经取穴，本穴还治疗本经经脉通路上的胸、肘、臂、手

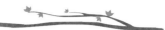

腕、手指疾患和穴位所在处的经筋弛缓或拘急,如手腕筋脉失常等。

【功能主治】　失眠、痫证、狂证、癔病、善笑不休、神昏谵语、肠伤寒、脏躁、遗精、盗汗、心悸、虚劳、风湿性心脏病、血小板减少性紫癜、眩晕、健忘、癫证、崩漏、月经不调、再生障碍性贫血、便血、无脉证、心绞痛、心肌梗死、舌疮、久疮、痿证、日光性皮炎、流行性出血热。

亦治咯血、暴盲、红丝疔、疔疮、头痛、赤脉传睛、郁证、青盲、银屑病(牛皮癣)、尿血、血淋等。

【操作应用】　热敏灸、雷火灸、麦粒灸、灸具灸均可。直刺0.3～0.5寸,感应为局部酸胀,并可有麻电感向小指端放射。

1. 辨证取穴

(1)用补法,补心气、宁心神、养心血。类似酸枣仁、柏子仁、远志、茯神、当归、人参、丹参、阿胶、龙眼肉等药的功效。

(2)用泻法,通心络、清心、开窍;配透天凉,能清心火。类似龙齿、珍珠母、郁金、犀角、栀子、黄连、石菖蒲、琥珀、百合、生地、莲子心、灯心草、朱砂、丹参和紫雪丹等药的功效。

2. 局部取穴

(1)用泻法,驱邪散滞,舒筋活络。

(2)用补法,有壮筋补虚之功。

第七节　手太阳小肠经腧穴

一、少泽

少泽,又名小吉,前人把经气运行的情况用自然界的水流现象作比喻,以流水的现象来比拟命名腧穴,如泽、海、池、渊、泉等,因本穴位于小指端,是手太阳经的起始穴,脉气所出处为井,故而命名为"少泽"穴。

少泽是主治神志突变、意识昏迷和乳房病变的常用穴。

【取穴定位】　小指尺侧指甲角旁0.1寸。

【解剖毗邻】　有指掌侧固有动、静脉,指背动脉形成的动、静脉网;布有尺神经手背支。

【辨证辨病】

1. 神志病　心主血脉,又主神明,心与小肠相表里。少泽位于小指外侧爪甲根部,此处最敏感,施用针刺能表现出特别强的反应。热陷心包、痰火扰心、痰迷心窍、暴怒伤肝、肝阳暴张或其他原因所出现的神志失常,都属本穴的治疗范围。用三棱针点刺出血,或

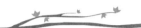

用毫针捻泻,分别可收开窍醒志、镇心安神、泄血散热、宣通气血等功效,为阳实闭郁之证的急救穴。

2.乳房病证　少泽是治疗乳病,特别是主治乳汁缺乏的常用有效穴,它有通行乳汁,促使乳汁分泌的作用。宜向上横刺,使患者乳房有胀满感(虚亏者)或舒畅感(气滞者)为佳。

【功能主治】　乳汁缺乏、急性乳腺炎、乳癖、狂证、昏迷、头痛、闭证、厥证、小指麻木。亦治痫证、癔病、急惊风、目翳等。

【操作应用】　热敏灸、雷火灸、麦粒灸均可,雷火灸可用灸刺法。直刺0.3～0.5寸,感应为局部酸痛。

1.辨证取穴

(1)用三棱针点刺出血豆许,能开窍醒志,清宣太阳。

(2)用泻法,大幅度地捻泻或捻刺,有通乳散结、开窍醒志之效。

(3)用补法(勿令出血),充调乳汁。

2.局部取穴　用泻法或点刺出血,有宣通气血之功。

二、后溪

后溪,位于握拳时第五掌指关节后外侧,横纹头赤白肉际处,此处古代解剖上称"肉之小会",肉之小会为溪,故名曰"后溪"。是手太阳之脉所注为输的输木穴,为八脉交会穴之一。

通于督脉、手太阳经的后溪穴,是治疗疟疾、督脉病,以及手太阳经循行通路上的病变的常用穴。

【取穴定位】　微握拳,第5指掌关节后尺侧的远侧掌横纹头赤白肉际。

【解剖毗邻】　在小指尺侧,第5掌骨小头后方,当小指展肌起点外缘;有指背动、静脉,手背静脉网;布有尺神经手背支。

【辨证辨病】

1.经脉通路上的病证　"荥输治外经,合治内腑"(《灵枢·邪气脏腑病形》篇)。依其穴位所在、针感走向和手太阳经经脉、经别的循行,循经和患野取穴,后溪主治本经经脉、经别循行通路上的耳、目、颈项、肩胛、肘臂、腕和手指等处的病变。

2.督脉病　后溪是八脉交会八穴之一,通于督脉。督脉贯脊,入络脑,还出别下项,挟脊抵腰中,入循膂;其络脉挟脊上项。凡"督脉为病,脊强反折"(《素问·骨空论》),"督之为病,脊强而厥"(《难经·第二十九难》)和督脉为邪所侵的头项强痛、颈项强直,都属本穴的治疗范围。临床多与督脉经的腧穴大椎、人中、百会等配治,以提高疗效。

【功能主治】　破伤风、狂证、痫证、痉病、疟疾、耳鸣、耳聋、头痛、头项强痛、癔病、落枕、手指麻木、手指挛急、手腕筋脉失常。

亦治目痛、胁肋痛等。

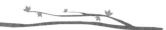

【操作应用】　热敏灸、雷火灸、麦粒灸均可,雷火灸可用灸刺法。向掌侧直刺0.5~1.0寸,治疗手指痉挛,屈伸不利,可透向合谷穴,深1~2寸,感应为局部酸胀疼痛,并可扩散至整个手掌。

1.辨证取穴　用泻法,有通督解痉、宣通太阳经气和截疟之效。

2.局部取穴

(1)用泻法(或配艾灸),祛邪散滞,舒筋活络。

(2)用补法,有壮筋补虚之功。

第八节　足太阳膀胱经腧穴

一、睛明

睛明,因位于目内眦,近于睛,能治目视不明,有明目之功而得名。又名精明、泪孔、泪空、目内眦等。本穴位于目内眦,是足太阳膀胱经的起始穴,手足太阳、足阳明、阳跷、阴跷五脉之会,是主治眼病的常用穴。

【取穴定位】　在面部,目内眦内上方眶内侧壁凹陷中。

【解剖毗邻】　皮肤→皮下组织→眼轮匝肌→上泪小管上方→内直肌与筛骨眶板之间。浅层布有三叉神经眼支的滑车上神经,内眦动、静脉的分支或属支。深层有眼动、静脉的分支或属支,眼神经的分支和动眼神经的分支。

【辨证辨病】　眼与脏腑有着密切关系,如《灵枢·大惑论》篇说:“五脏六腑之精气皆上注于目而为之精,精之窠为眼,骨之精为瞳子,筋之精为黑眼,血之精为络,其窠气之精为白眼,肌肉之精为约束,裹撷筋骨血气之精而与脉并为系,上属于脑,后出于项中”。说明眼睛之所以能视万物、辨五色、审长短,有赖于五脏六腑之精气上行灌输。眼与经络也有着密切关系,如《素问·五脏生成》篇说:“诸脉者,皆属于目”。由于眼与脏腑、经络关系密切,所以,外感诸邪、内伤诸疾均能导致眼病。对于脏腑、经络失常所致的眼疾患,均可配取本穴治疗。眼病有虚有实,有寒有热,睛明穴能补能泻,对于属实属热之眼病,收效迅速,属虚属寒之眼病,收效缓慢。

睛明位于目内眦,位属血轮,内应于心。心主火,主血脉,心气和则火宁,心气盛则火炎。心火上炎,血脉逆行,经络壅阻,郁于内眦所发生的内眦疾患和从目内眦起始延及气轮、风轮、水轮处的眼疾患,属本穴的主治范围。

【功能主治】　急性结膜炎、赤脉传睛、翳状胬肉、流泪证、近视、青光眼、暴盲、斜视、夜盲、目痒、眼球震颤、中心性视网膜炎、睑缘炎、角膜炎、电光性眼炎、视神经炎、泪囊炎、青盲。

【操作应用】　热敏灸、雷火灸、灸具灸均可。针刺时嘱患者闭目,左手将眼球轻推向

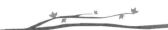

外侧固定,针沿眼眶边缘缓缓刺入0.3~0.5寸,不宜作大幅度提插、捻转。

局部取穴:

(1)用泻法,清热明目、退翳散瘀、舒筋活络,用泻法在拔针前稍退针,针尖向鼻根方向刺入,令其血从鼻孔流出几滴(采用从内眦肉上进针之法),有清热明目散瘀之效。

(2)用补法,有补虚明目、健筋之效。

二、风门

风门,又名热府;乃搜风要穴,因为风邪出入之门户而得名;是足太阳经的背部腧穴。

本穴是足太阳和督脉经的交会穴,位于第2胸椎下旁开1.5寸,穴下内部是肺脏和气管,其针感走达项背、脊背和上肢部。风门主治太阳、督脉经脉和肺卫、气管及穴位所在处的病变。

【取穴定位】 第2胸椎棘突下,旁开1.5寸。

【解剖毗邻】 有斜方肌,菱形肌,上后锯肌,深层为最肌;有第2肋间动、静脉后支;布有第2、3胸神经后支的皮支,深层为第3胸神经后支外侧支。

【辨证辨病】

1. 风邪病 太阳为开,主一身之表;督脉有总督诸阳经的作用,"督脉为病,脊强反折";肺主气属卫,外合皮毛,为宗气出入之所,外邪侵袭,肺当其冲。风为阳邪,其性轻扬,"高巅之上,惟风可到";"伤于风者,上先受之"。凡因外邪束于太阳、侵袭督脉、侵于肺脏、束于肺卫,以及风邪引起的一些疾病,都属本穴的治疗范围。

2. 气管病和经脉病 足太阳经脉、经别、经筋及督脉的循行都经过本穴。依其穴位的所在、针感的走向和经脉、经别、经筋的循行与分布,风门主治脊背、肩臂、气管疾患和督脉、足太阳经为病之角弓反张、脊强而折等病证。

【功能主治】 感冒、咳嗽、哮证、喘证、肺炎、胸膜炎、破伤风、痉病、鼻塞、急性鼻炎、慢性鼻炎、过敏性鼻炎、鼻渊、荨麻疹、痈疽发背、项背痛、上肢痛、项背肌挛急、脊背强直、肩背痛。

亦治水肿、头痛、痹证、项背酸软、背肌挛痛等。

【操作应用】 热敏灸、雷火灸、麦粒灸、灸具灸均可。针刺时向脊柱方向斜刺0.5~1.0寸,感应为局部酸胀。

1. 辨证取穴

(1)用泻法,疏风清热,疏卫宣肺。

(2)用泻法配艾灸,祛风散寒,温肺散邪。

2. 局部取穴

(1)用泻法,舒筋活络;配艾灸或拔罐,温经散寒。

(2)用补法,有壮筋补虚之功。

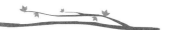

三、肺俞

肺俞,是足太阳经的背部腧穴,与肺脏有内外相应的联系,为肺经经气输注于背部之处,故而前人称为"肺俞"穴。

肺俞主治肺之脏病和气化病,对改善肺脏功能,消除肺脏功能失常所产生的病理证候,具有一定的功效。

本穴主治的病证相当现代医学中一些呼吸系统的疾病。

【取穴定位】 第3胸椎棘突下,旁开1.5寸。

【解剖毗邻】 有斜方肌、菱形肌,深层为最长肌;有第3肋间动、静脉后支;布有第3或第4胸神经后支的皮支,深层为第3胸神经后支外侧支。

【辨证辨病】

1.肺、肺卫疾患 肺,属卫,外合皮毛,开窍于鼻,主肃降,司呼吸,为宗气出入之所,气机出入升降之枢。凡外邪侵肺和肺气虚弱引起肺、肺卫和鼻疾患,都属本穴的主治范围。

2.同肺有关的它脏病证 肺经分别同心、肝、脾、肾经的经脉、络脉、经别相互联系,因此,肺和它脏关系密切。它脏有病,或内伤为病,累及于肺,如肝火犯肺、脾虚及肺、阴虚肺燥、心肺气虚、肺肾两虚的病证,和肺虚、肺热所致的它脏病变,都可配取本穴。

3.心、心血管病 "宗气积于胸中,出于喉咙,以贯心脉,而行呼吸焉。"《灵枢·邪客》篇宗气出于喉咙并息道而行呼吸,下贯心脉,以行气血;肺助心主治节,肺气壅滞所出现的心、心血管病变,和肺气不足,致使心气不足,无力推动血行所出现的心、心血管病证,都属本穴的治疗范围。

4.经脉和经筋病证 足太阳经脉、经别、经筋及督脉之络脉的循行和分布都经过本穴。因此,督脉和足太阳经为病的脊背疾患和所在处的经筋疾患,亦都属本穴的治疗范围。

【功能主治】 咳嗽、哮证、喘证、咯血、肺痨、过敏性鼻炎、胸膜炎、虚劳、风湿性心脏病、背痛、肩背痛、脊背强直、舞蹈病。

亦治感冒、失音、鼻渊、心悸、角弓反张、脊背痛、背肌挛急等。

【操作应用】 热敏灸、雷火灸、麦粒灸、灸具灸均可。针刺时向脊柱方向斜刺0.8~1.2寸,感应为局部酸胀,有时向肋间扩散。

1.辨证取穴

(1)用补法,补肺益气。类似潞参、黄芪、五味子、百合、炙甘草等药的功效。

(2)用泻法,清肺热、宣肺气、止咳平喘。类似桑皮、桑叶、黄芩、枇杷叶、杏仁、苏子、前胡、白前、半夏、栝蒌等药的功效。

(3)用泻法配艾灸,能温肺散邪。类似杏仁、款冬花、紫菀、半夏、麻黄、干姜、细辛等药的功效。

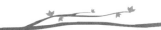

2. 局部取穴

(1)用泻法,通经活络,配艾灸、拔火罐,能祛邪散滞。

(2)用补法,能强壮筋脉。

四、心俞

心俞,是足太阳经的背部腧穴,与心脏有内外相应的联系,为心经经气输注于背部之处,故前人称之为"心俞"穴。心俞主治心之脏病和气化病,对改善心脏功能,消除心脏功能失常所产生的病理证候,具有一定的作用。本穴主治病证,相当于现代医学一些心血管疾病、神经精神疾病和自主神经功能紊乱等病证。

【取穴定位】 第5胸椎棘突下,旁开1.5寸。

【解剖毗邻】 有斜方肌,菱形肌,深层为最长肌;有第5肋间动、静脉后支;布有第5或第6胸神经后支的皮支,深层为第5胸神经后支外侧支。

【辨证辨病】

1. 神志病证 心藏神,乃神明之府,为精神意识思维活动的中枢。心包与心本同一体,其气相通。心包代心受邪而为病。心包和心之本脏引起的神志病,如温邪逆传心包、湿痰蒙心、痰火扰心、痰迷心窍、心火炽盛、心气不足和心血不足等所引起的病证,都属本穴的主治范围。

2. 血脉病症 心主血脉,为人体生命活动的中心。血液循行脉中,赖心气的鼓动以周流全身,营养机体,保持机体正常的功能活动。心阳在机体活动中具有提供热能和动力的作用。因心气不足、心血不足、心血瘀阻、心阳虚衰和饮邪阻遏心阳引起的心及血脉病证,都可取施本穴。

3. 同心有关的它脏病证 手少阴经脉"络小肠,却上肺";手太阳经脉"络心,属小肠",其经别"走心,系小肠";足阳明经别"上通于心";足太阴经脉"注心中",其经别"上通于心";足厥阴经别"贯心";足少阴经脉"络于心";足少阳经别"贯心"。依其经脉、经别的循行及其相互联系,心俞穴还治疗同心有关的小肠、胃、肝、胆、肺、脾、肾疾患,如心脾两虚、心肾不交、心肝血虚、心胆气虚、心肺气虚等类型之病证,都可配取本穴。

4. 经脉和经筋病证 足太阳经脉、经别、经筋,和督脉之络脉的循行和分布都经过本穴。因此,督脉和足太阳经为病的脊背疾患和所在处的经筋病变,都属本穴的治疗范围。

【功能主治】 心绞痛、心肌梗死、心悸、虚劳、善笑不休、风湿性心脏病、癫证、狂证、痫证、脏躁、心烦、健忘、遗精、失眠、胁痛、背痛、脊背痛、背肌牵痛、疔疮、神昏谵语。

亦治咯血、吐血、角弓反张、再生障碍性贫血等。

【操作应用】 热敏灸、雷火灸、麦粒灸、灸具灸均可。针刺时向脊柱斜刺,0.8~1.2寸,感应为局部酸胀,有时向肋间扩散。

1. 辨证取穴

(1)用补法,补心气、宁心神、养心血。类似柏子仁、酸枣仁、茯神、远志、人参、丹参、当归、阿胶、龙眼肉等药的功效。

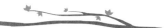

（2）用泻法,通心络、散瘀血、安神志;配透天凉,可清心火。类似郁金、延胡索、龙齿、珍珠母、琥珀、丹参、朱砂、百合、生地、莲子心、石菖蒲、灯心草等药的功效。

（3）用补法配艾灸,温补心阳。

（4）用泻法配艾灸,温心阳、通心络、行瘀血。

2. 局部取穴

（1）用泻法,舒筋活络;配艾灸、拔罐,能通经散邪。

（2）用补法,健筋补虚。

五、膈俞

膈俞,是足太阳经的背部腧穴,为血气聚会之处,因与膈膜（膈肌）有内外相应的联系,故前人称之为"膈俞"穴。依其穴位的所在、穴下的脏器、针感的走向和血之会穴,膈俞主治膈膜病证和有关血证,兼治肺、胁肋、食管、胃腑一些病证。

本穴所治之血证,偏于上半身之血证。

【取穴定位】　第7胸椎棘突下,旁开1.5寸。

【解剖毗邻】　在斜方肌下缘,有背阔肌,最长肌;布有第7肋间动、静脉后支;布有第7或第8胸神经后支的皮支,深层为第7胸神经后支外侧支。

【辨证辨病】

1. 同心肝肺有关之血证和胸膈、胁肋病　膈俞位于背部第7胸椎棘突下方两旁,心俞之下,肝俞之上,心主血脉,肝主藏血,本穴为血之会穴。《难经・四十五难》云:"血会膈俞。"疏曰:"血病治此。"本穴穴下内部是肺脏,针感能走达胸膈、胁肋及上肢。故而可治与心肝肺有关的血证,以及胸膈、胁肋、食管胃疾患。

2. 经脉和经筋病证　足太阳经脉、经别、经筋的循行和分布都经过本穴。因此,足太阳经为邪所侵的"阳急则反折""寒则反折筋急",以及脊背酸软、痹痛等都属本穴的治疗范围。

【功能主治】　心绞痛、心肌梗死、血小板减少性紫癜、贫血、风湿性心脏病、咯血、吐血、反胃、神经性呕吐、呃逆、痉挛性食管狭窄、胁痛、夜盲症、急性乳腺炎、乳汁缺乏、荨麻疹、胆道蛔虫病、背痛、脊背强直、背肌挛急、脊背酸软。

亦治失眠、心悸、虚劳、肺痨、胃痛等。

【操作应用】　热敏灸、雷火灸、麦粒灸、灸具灸均可。针刺时向脊柱方向斜刺1.0～1.5寸,感应为周部酸胀,有时向肋间扩散。

1. 辨证取穴

（1）用补法,补养阴血、摄血止血。类似当归、熟地、阿胶、白芍、伏龙肝、紫河车、龙眼肉等药的功效。

（2）用泻法,祛瘀通络、宽膈理气;用先泻后补之法,能调血活血、祛瘀生新。类似当归尾、赤芍、桃仁、红花、丹参、丹皮、生地、陈皮、茜草、地榆、香附等药的功效。

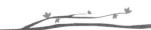

2. 局部取穴

(1)用泻法,舒筋活络,配艾灸,温经散邪。

(2)用补法,有强壮筋脉之功。

六、肝俞

肝俞,是足太阳经的背部腧穴,与肝脏有内外相应的联系,为肝经经气输注于背部之处,故前人称之为"肝俞"穴。肝俞主治肝之脏病和气化病,对改善和调节肝脏功能,消除肝脏功能失常所产生的病理证候,具有一定的功效。肝病多实。肝之实证,宜"疏泄条达,不可郁滞",即所谓"木郁则达之"。故取本穴多用泻法。肝之虚证,多为肝阴不足和肝肾阴虚,采用肝肾并治之法,取补本穴与肾经的有关腧穴配治。

【取穴定位】 第9胸椎棘突下,旁开1.5寸。

【解剖毗邻】 在背阔肌,最长肌和髂肋肌之间;有第9肋间动、静脉后支;布有第9或第10胸神经后支的皮支,深层为第9胸神经后支外侧支。

【辨证辨病】

1. 肝气,肝火和肝血病 肝性刚强,喜条达主疏泄而恶抑郁,凡精神情志之调节功能,与肝气有密切关系。因郁怒伤肝,肝气郁结所致的眼目、胸胁、上腹、胃、肝胆疾患,都属本穴的主治范围。肝为血脏,司贮藏和调节血液之职,肝气郁结能影响血行和血液的调节,气郁化火能灼伤血络和影响藏血。肝气郁滞、肝火伤络和肝血不足引起的心肺、胸膈、胃腑等处的血证,都可取施本穴。

2. 眼目病证 "肝气通于目,肝和则目能辨五色矣"(《灵枢·脉度》篇),"肝受血而能视"(《素问·五脏生成》篇)。肝脉上连于目,因肝的功能失常引起的眼病,常取本穴施治。

3. 经脉和经筋病证 肝为罢极之本,在体为筋,司全身筋骨关节的屈伸运动。有关筋的病变,如肝风内动、肝血不足筋脉失养所致的病证,以及邪侵太阳经脉所出现的角弓反张、背部痹证、背肌挛急、脊背强直等都在本穴的治疗范围之中。

4. 同肝有关的脏腑病 基于足厥阴经脉、经别和足少阴经脉的循行,肝同心、脾、肺、肾、胃、胆的联系,本穴还治疗心肝血虚、肝火犯肺、肝脾不和、肝肾两虚、肝胆不宁、肝气犯胃的病证,以及与肝有关的膈和胁肋疾患。

【功能主治】 夜盲、青盲、暴盲、青光眼、流泪证、目昏、胃痛、呃逆、传染性肝炎、初期肝硬化、急性胆囊炎及胆石症、虚劳、胁痛、痿证、痉病、破伤风、背痛、背肌挛急、脊背酸软、脊背强直、胆道蛔虫病。

亦治目痒、吐血、乳癖、乳汁缺乏、舞蹈病等。

【操作应用】 热敏灸、雷火灸、麦粒灸、灸具灸均可。针刺时向脊柱方向斜刺1.0~1.5寸,感应为局部酸胀,有时向肋间扩散。

1. 辨证取穴

(1)用泻法,疏肝解郁、行气祛瘀。类似醋柴胡、醋香附、郁金、白芍、川楝子、木香、枳

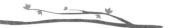

壳等药的功效。

（2）用补法，补养肝血、养肝益目。类似当归、阿胶、白芍、枸杞子、制首乌、山茱萸、旱莲草、蒺藜、熟地、鸡血藤等药的功效。

2.局部取穴

（1）用泻法配艾灸或拔罐，能祛邪散滞。

（2）用补法，有健筋补虚之效。

七、脾俞

脾俞，是足太阳经的背部腧穴，与脾脏有内外相应的联系，为脾经经气输注于背部之处，故而前人称之为"脾俞"穴。

脾俞主治脾之脏病和气化病，对改善脾脏功能，消除脾功能失常所产生的病理证候，具有一定的功效。脾易致虚，亦易失职，脾病多虚证。故取本穴多用补法或配加艾灸。脾之虚责之于湿困、食滞、劳倦、木乘、水犯、火衰、胃虚等，故临床取用脾俞，多配有关腧穴施治。本穴主治的病证，相当现代医学的一些消化系统疾病及其引起的某些疾病，以及某些出血性疾患。

【取穴定位】　第11胸椎棘突下，旁开1.5寸。

【解剖毗邻】　在背阔肌，最长肌和髂肋肌之间；有第11肋间动、静脉后支；布有第11胸神经后支的皮支，深层为第11胸神经后支肌支。

【辨证辨病】

1.脾虚证候　脾主运化水谷精微和水湿，有促进水液代谢的作用。"土旺则能制湿，土气坚凝，则水湿亦自澄清。"脾虚则水湿不化，湿盛则脾土必困，脾虚则水谷不化，食滞则脾土必伤。胃者脾之腑，脾与胃相表里。肠属脾胃系统，脾、胃、肠三者关系密切。凡脾、胃、肠相互影响，互为因果的病证，及因脾虚不能胜湿、湿困脾土、脾阳失健，和湿聚生痰、痰湿为因的病证都属本穴的治疗范围。

2.脾同他脏的病证　脾经同心、肝、肺、肾、胃经的经脉、络脉、经别有密切联系，因此，凡与脾有关的诸脏腑病证，如脾虚及肺、脾肾阳虚、脾湿犯肺、肝乘脾土、心脾两虚、脾虚胃弱等，都可配补本穴。补脾气，助运化，以治其因，以培其本。

3.脾虚生化之源不足引起的病证　脾为后天之本，气血生化之源。五脏六腑、四肢百骸、皮肉筋骨，皆赖脾之健运，输布水谷精微以滋养。因脾失健运，生化气血之源不足，以致气血亏虚所出现的脏腑、肢体、器官病证，取本穴以治其本。病后体虚，调养脾胃，亦常取本穴。宋代王执中说："欲脾胃之壮，当灸脾胃俞等可也。"艾灸脾俞、胃俞以健壮脾胃。

4.脾失统摄之失血证　脾主统血。脾健则精充，精充则气壮，气壮则能摄血，故脾气虚弱，统摄无权所出现的便血、崩漏、月经不调等，也属本穴的治疗范围。

5.经脉和经筋病证　本穴还治疗穴位所在处的局部和邻近病，以及背部足太阳经脉、经筋为邪所侵的病证，如背部痹证、扭伤、角弓反张、背肌挛急等。

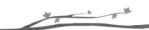

【功能主治】 头痛、眩晕、内耳性眩晕、心悸、失眠、癫证、咳嗽、肺痨、哮证、呃逆、胃痛、疳积、腹胀、胃下垂、虚劳、水肿、痰饮、泄泻、传染性肝炎、初期肝硬化、乳汁缺乏、月经不调、经闭、带下、崩漏、便血、夜盲症、多寐。

亦治呕吐、子宫脱垂、脱肛、痢疾、背痛、背肌挛急等。

【操作应用】 热敏灸、雷火灸、麦粒灸、灸具灸均可。针刺时向脊柱方向斜刺1.0～1.5寸,感应为局部酸胀,并向腰部扩散。

1. 辨证取穴

(1)用补法,补脾益气、健脾益胃。类似白术、茯苓、山药、扁豆、炙甘草、薏苡仁、黄土、伏龙肝、益智仁等药的功效。

(2)用补法配艾灸,温补脾阳、温脾制湿。类似白术、草豆蔻、红枣、益智仁、肉豆蔻等药的功效。

2. 局部取穴

(1)用泻法配艾灸、拔罐,驱邪散滞。

(2)用补法,健筋补虚。

八、胃俞

胃俞,是足太阳经的背部腧穴,与胃腑有内外相应的联系,为胃经经气输注于背部之处,故前人命名为"胃俞"穴。

胃俞是治疗胃病的常用穴,对于改善胃腑功能,消除胃腑功能失常所产生的病理证候,具有一定的功效。

【取穴定位】 第12胸椎棘突下,旁开1.5寸。

【解剖毗邻】 在腰背筋膜,最长肌和髂肋肌之间;有肋下动、静脉后支;布有第12胸神经后支的皮支,深层为第12胸神经后支外侧支。

【辨证辨病】

1. 胃腑病证

(1)胃为水谷之海,主受纳和腐熟水谷。脾脉络于胃,胃脉络于脾,脾与胃相表里。脾失健运、脾胃虚弱和饮食不节、外邪犯胃、肝气犯胃、痰浊内阻,以及其他原因致使胃腑受纳、腐熟水谷功能失常所出现的病证,都属本穴的治疗范围。

(2)脾胃为后天之本,气血生化之源。五脏六腑、四肢百骸,皆赖脾胃纳运水谷精微以滋养。"胃者,五脏六腑之海也,水谷皆入于胃,五脏六腑皆禀气于胃"(《灵枢·五味》篇)。金代李东垣提出了"内伤脾胃,百病由生"的病机学说,指出:"脾胃之气既伤,元气也不能充,而诸病由生也"。前人认为"人以胃气为本,有胃气则生,无胃气则死"。临床应重视调理和健壮脾胃。凡使用健脾强胃和病后调养脾胃之法者,均可取补本穴,补胃气健胃腑。

2. 局部病证 位于腰背部的胃俞穴,采用患野和邻近取穴的局部疗法,还治疗穴位所在处的局部和邻近病变,循经取穴还治疗足太阳经脉、经筋为邪所侵的痉病、破伤风等。

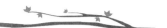

【功能主治】　胃痛、反胃、胃下垂、肝炎、泄泻、痢疾、疳证、失眠、经闭、月经不调、乳汁缺乏、背痛、背肌挛急。

【操作应用】　热敏灸、雷火灸、麦粒灸、灸具灸均可。针刺时向脊柱方向斜刺 1 ~ 2 寸,感应为局部酸胀,并向小腹部扩散。

1. 辨证取穴　用补法(或配艾灸),健胃腑益胃气。用泻法,和胃气消积滞。类似白术、茯苓、炙草、砂仁、红枣、生姜、丁香、陈皮、木香、鸡内金、肉豆蔻、神曲等药的功效。

2. 局部取穴

(1)用泻法,舒筋活络,配艾灸、拔罐,能祛邪散滞。

(2)用补法,有强壮筋脉之效。

九、肾俞

肾俞,是足太阳经的腰部腧穴,与肾脏有内外相应的联系,为肾经经气输注于背部之处,故而前人称之为"肾俞"穴。

肾俞主治肾之脏病和气化病,对改善肾脏功能,消除肾脏功能失常所产生的病理证候,具有一定的功效。凡肾阴亏耗,肾阳虚衰,均可取补本穴(肾阳虚可加灸);因肾虚所致的他脏病证,和他脏病变累及于肾,均可配取本穴。

肾病多虚。其治则是:培其不足,不可伐其有余,宜固藏不宜泄露。因此,本穴多用补法,或配艾灸。

【取穴定位】　第 2 腰椎棘突下,旁开 1.5 寸。

【解剖毗邻】　在腰背筋膜,最长肌和髂肋肌之间;有第 2 腰动、静脉后支;布有第 1 腰神经后支的外侧支,深层为第 1 腰丛。

【辨证辨病】

1. 泌尿、生殖系病　肾为先天之本,生殖发育之源。"男子以藏精,女子以系胞"(《难经·三十六难》)。"胞脉者系于肾"(《素问·奇病论》篇)。与肾虚有关的胎、产、经、带、阳痿、遗精等,都属本穴的主治范围。

肾与膀胱相表里,肾功能减退影响膀胱正常机能活动所出现的膀胱病变,可取本穴以治其本。

2. 与肾有关的眼、耳、齿、脑、骨髓病　肾主骨藏精生髓,为作强之官,髓藏骨中充养骨骼,齿为骨之余,腰为肾之府,脑为髓海资生于肾。肾脉循喉咙挟舌本,肾的津液出于舌下,肾开窍于耳,"目者,五脏六腑之精也"《灵枢·大惑论》篇。肾精亏耗、髓海不足和精血亏虚引起的骨、髓、脑、齿、耳、目、腰的病证,都属本穴的主治范围。

3. 同肾有关的它脏病　基于足太阳经脉、经别、络脉和督脉的循行及其与肾的关系,本穴还治疗与肾有关的心、肝、肺、脊、腰背、阴器、喉咙疾患和脾肾同病,以及带脉为病的带下,腰溶溶如坐水中,腰背痛冲阴股,足痿不用等。

4. 经脉和经筋病证　足太阳之经筋"上挟脊上项"。足太阳为病的角弓反张和所在处的经筋拘急、弛缓、痹痛或劳损等,都属本穴的治疗范围。

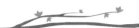

【功能主治】 头痛、眩晕、耳鸣、耳聋、脑外伤后遗症、脱发、哮证、喘证、腰痛、脊柱痛、阳痿、遗精、遗尿、癃闭、淋证、水肿、消渴、月经不调、痛经、崩漏、先兆流产、习惯性流产、子宫脱垂、不孕症、带下、夜盲、暴盲、流泪证、青光眼、青盲、虚劳、泄泻、外伤性截瘫、痿证、肾绞痛、失眠。

【操作应用】 热敏灸、雷火灸、麦粒灸、灸具灸均可。针刺时直刺,微斜向椎体,深1.5~2.5寸,感应为局部酸胀,并有麻电感向臀部及下肢前、内侧放散。

1. 辨证取穴

(1)用补法,补肾益精、强壮腰脊。类似熟地、狗脊、菟丝子、杜仲、桑寄生、川续断、山茱萸、何首乌、枸杞子等药的功效。

(2)用补法配艾灸或烧山火,温补肾阳。类似冬虫夏草、巴戟天、鹿茸、仙茅、肉苁蓉、补骨脂、狗脊等药的功效。

2. 局部取穴 用泻法,舒筋活络,祛湿散邪;配艾灸,有散寒祛湿之功。

十、气海俞

气海穴,脐下的气海穴也,指气血来源于生气之海的腰腹内部。俞,输也。出自《太平圣惠方》。所对应的部位为脐下的气海穴,故名"气海穴"。

现代常用于治疗腰骶神经根炎、腰肌劳损、下肢瘫痪、痛经、性功能障碍等病证。

【取穴定位】 第3腰椎棘突下,旁开1.5寸。

【解剖毗邻】 在腰背筋膜,最长肌和髂肋肌之间;有第2腰动、静脉后支;布有第2腰神经后支的外侧支,深层为第1腰丛。

【辨证辨病】 位居于腰部的气海俞,患野和邻近取穴,治疗穴位所在处的局部病变。如腰部痿、痹、扭伤等证;循经取穴,亦治足太阳经脉、经筋为邪所侵的痉病、破伤风等。

【功能主治】 肠鸣腹胀、痛经、腰痛。

【操作应用】 热敏灸、雷火灸、麦粒灸、灸具灸均可。直刺,微斜向椎体深1.5~2.5寸,感应为局部酸胀,并有麻电感向部及下肢前、内侧放散。

1. 辨证取穴

(1)用补法(或配艾灸),补气通络。

(2)用泻法,通肠导滞。

2. 局部取穴

(1)用泻法,舒筋活络;配艾灸、拔罐,能祛邪散滞。

(2)用补法,有壮筋补虚之功。

十一、大肠俞

大肠俞,是足太阳经的腰部腧穴,与大肠有内外相应的联系,为大肠经经气输注于背部之处,故前人称之为"大肠俞"穴。

大肠俞主治大肠病,对于改善大肠功能,消除大肠功能失常所产生的病理证候,具有

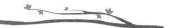

一定的功效,并治疗穴位所在处的局部及邻近病。

【取穴定位】 第4腰椎棘突下,旁开1.5寸。

【解剖毗邻】 在腰背筋膜,最长肌和髂肋肌之间;有第4腰动、静脉后支;布有第3腰神经皮支,深层为腰丛。

【辨证辨病】

1.大肠病证 《素问·灵兰秘典论》篇说:"大肠者,传导之官,变化出焉。"大肠是传导输送糟粕的器官,虽与肺相表里,但它属于脾胃系统,脾胃病变可直接影响大肠,大肠传导功能失常亦可影响脾胃,因此,大肠与脾胃关系密切。脾胃肠相互影响的胃肠病,以及其他原因引起的大肠腑病,都属本穴的治疗范围。依其不同的病因、病机和病理类型,配取在不同的治则处方中。

2.局部病证 位居于腰部的大肠俞,患野和邻近取穴,治疗穴位所在处的局部病变。如腰部痿、痹、扭伤等证;循经取穴,还治疗足太阳经脉、经筋为邪所侵的痉病、破伤风等。

【功能主治】 泄泻、痢疾、便秘、便血、脱肛、腰痛、腰软不支、坐骨神经痛、骶髂关节炎。

亦治痔出血、急性肠梗阻、疳积、腹胀、痉病、破伤风等。

【操作应用】 热敏灸、雷火灸、麦粒灸、灸具灸均可。直刺0.8~1.2寸,针感向上走达肾俞穴处,向下走达膀胱俞穴处。

1.辨证取穴

(1)用补法(或配艾灸),健固肠腑,增强传化功能。类似肉豆蔻、芡实、赤石脂、伏龙肝、诃子肉、乌梅、白术等药的功效。

(2)用泻法,通肠导滞,疏理大肠气机。类似枳实、枳壳、胖大海、番泻叶、厚朴、木香、黄芩、槟榔等药物的功效。

2.局部取穴

(1)用泻法,舒筋活络;配艾灸、拔罐,能祛邪散滞。

(2)用补法,有壮筋补虚之功。

十二、次髎

次髎,因位于上髎之下,第二骶后孔中而得名;是足太阳经的骶部腧穴,为足少阴所结(《学古诊则》为足太阳所结也)。上髎、次髎、中髎、下髎都在骶骨孔中,左右共八穴,合称"八髎"穴。

次髎是治疗穴下有关脏器病和足太阳、少阳经脉循行处的骶髋、股、膝部经脉病变的常用穴。

【取穴定位】 第2骶后孔中,约当髂后上棘下与后正中线之间。

【解剖毗邻】 在臀大肌起始部;当骶外侧动、静脉后支处;为第2骶神经后支通过处。

【辨证辨病】 本穴针感,深刺可放散至前阴、肛门、少腹、盆腔部,或自骶部循足太阳

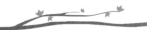

经(少数循足少阳经)下行至膝甚至腨部。依足太阳、足少阳经脉的循行、针感的走向和穴位的所在,次髎主治穴位所在处的局部疾患和穴下有关脏器的病证,以及足太阳、少阳经脉循行处之骶髋、股膝部经脉病变。

【功能主治】 遗尿、癃闭、痛经、肛裂、脱肛、带下、子宫脱垂、便血、骶骨痛、滞产、坐骨神经痛、外伤性截瘫、痿证。

亦治疝气、尿浊、急性肠梗阻,骶部痹证等。

【操作应用】 热敏灸、雷火灸、麦粒灸、灸具灸均可。直刺,微斜向椎体,深1.5～2.5寸,感应为局部酸胀,并有麻电感向臀部及下肢前、内侧放射。

1. 辨证取穴

(1)用补法,有提肛约胞、补益虚损之功。

(2)用泻法,行血散滞、消散郁热。

2. 局部取穴

(1)用泻法,驱邪散滞;配艾灸或拔罐,温散寒湿。

(2)用补法,有强壮筋骨之效。

十三、委中

委中,因位于膝腘窝正中,委曲之处而命名;又名血郄、郄中、委中央、中都、腿凹;是足太阳之脉所入为合的合土穴。

用毫针针治,委中主治足太阳经体表循行通路上的病变;位居血管丰富之处的委中穴,采用放血疗法,主治急性热病、神志病和足太阳经体表循行通路上血行瘀阻性疾病。

本穴具有清热凉血、消散郁热的功效,但对血虚发热、阴虚火旺和骨蒸劳热等病,不宜施用。对精血不足、病久体虚及失血和易于出血的患者禁刺本穴放血。

【取穴定位】 位于膝后区,腘横纹的中点,在腘窝正中。

【解剖毗邻】 有腘筋膜;皮下有股腘静脉,深层内侧为腘静脉,最深层为腘动脉;分布有股后皮神经,正当胫神经处。

【辨证辨病】

1. 经脉通路上的病证 依其经脉、经别的循行,针感走向和穴位的所在,循经和患野取穴,委中治疗本经经脉循行处的头项、脊背、腰、骶、股、膝窝、腨、足跟疾患。自腰背而来的两条支脉,皆下行会于腘中,从经络所通、主治所及的作用上来说,委中对腰背一些疾病有一定疗效。故前人有"腰背委中求"之说。

2. 瘀血、热毒之病证 "菀陈则除之"(《灵枢·九针十二原》篇)。"血有余则泻其盛经,出其血……病在血,调之络"(《素问·调经论》篇)。委中位居血络(血管)丰富之处,是放血疗法的常用穴。用三棱针点刺血络出血,对瘀血阻络、血热壅闭、邪毒蕴郁、热(火)郁肌肤、暑湿秽浊、暑热郁闭、血随气升、热入营血、汗闭高热、气血瘀滞等所出现的急性热病、闭证、厥证、狂证、疮疡、疖肿、丹毒、霍乱、暑病,以及腰痛、疟疾等,可收一定功效。

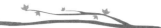

3.皮肤病　《灵枢·寿夭刚柔》篇云："病在阳之阳者,刺阳之合。"委中是足太阳经的合穴,外为阳,体表的皮肤属阳。其皮肤病凡位于足太阳经的背部和下肢部者,均可配刺本穴放血。

【功能主治】　腰痛、腰背痛、霍乱、暑病、厥证、狂证、丹毒、过敏性紫癜、中风闭证、疔疮、疖肿、呕吐、腹痛、痉病、破伤风、痿证、坐骨神经痛、腓肠肌痉挛、痹证、膝窝筋脉挛急、疟疾、腱鞘囊肿、坐地疯。

亦治痫证、外伤性截瘫、脱骨疽、皮肤瘙痒、脚气、发际疮等。

【操作应用】　热敏灸、雷火灸、灸具灸均可。委中位于血管丰富之处,直接灸、瘢痕灸,以免损血伤络。使用毫针,宜用指切押手法进针,进针时避开血管,禁用粗针猛刺或乱捣,以免损伤血管出血。体质虚弱患者委中慎用放血。

1.辨证取穴　用三棱针点刺血络出血0.5~2.0 mL,能泄热清暑,凉血解毒,行血祛瘀,截疟。

2.循经取穴　用泻法,驱邪散滞,通经活络。

3.局部取穴

(1)用泻法,舒筋活络。

(2)用补法,壮筋补虚。

十四、昆仑

昆仑,是依其所在部位的形态而命名的;又名下昆仑,位于外踝后足跟部;是足太阳之脉所出为经的经火穴。

昆仑是主治足太阳经体表循行通路上的头、项、腰背、膝股等处病变的常用穴。

【取穴定位】　足部外踝后方,当外踝尖与跟腱之间的凹陷处。

【解剖毗邻】　有腓骨短肌;有小隐静脉及外踝后动、静脉;布有腓肠神经。

【辨证辨病】　依其穴位的所在、针感的走向、足太阳经脉的循行和经筋的分布,昆仑治疗穴位所在处的局部疾患,和足太阳经循行通路上的头、项、腰背、膝、股等处的经脉病变。

【功能主治】　头痛、落枕、头项强痛、项背强急、小儿麻痹、坐骨神经痛、腰痛、足跟痛、足下垂、足内翻、足外翻、足下垂合并足内翻、破伤风、外踝关节软组织损伤、脚气。

亦治局部痹证、足底痛、末梢神经炎、腰背痛等。

【操作应用】　热敏灸、雷火灸、麦粒灸、灸具灸均可。直刺0.5~0.8寸。孕妇禁用,经期慎用。

1.循经取穴　用泻法,通经活络,通畅太阳经气;配透天凉,可清降郁热。

2.局部取穴

(1)用泻法,舒筋活络,通络散滞;配艾灸,有温散寒湿之功。

(2)用补法,壮筋补虚。

(3)用三棱针点刺出血数豆许,有泄血祛瘀、消散郁热之效。

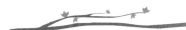

第九节　足少阴肾经腧穴

一、涌泉

涌泉，又名地冲、地衡、蹶心穴；为足少阴经的起始穴；是足少阴之脉所出为井的井木穴，肾经的子穴；又是回阳九针穴之一。《灵枢·本输》篇云："肾出于涌泉，涌泉者足心也。"张隐庵注："地下之水泉，天一之所生也。故少阴所出，名曰涌泉。"

根据"实者泻其子"之配穴法，本穴应治疗肾实证，但由于肾无实证，故临床不曾当作肾经子穴施用。而常用以开窍苏厥、降火潜阳。是主治神志突变，意识昏迷等阳实闭郁之证的急救穴。不适用急性阳气暴脱和久病元气衰亡之虚脱证候。

【取穴定位】　足趾跖屈时，约当足底（去趾）前1/3凹陷处。

【解剖毗邻】　有趾短屈肌腱，趾长屈肌腱，第二蚓状肌，深层为骨间肌；有来自胫前动脉的足底弓；布有足底内侧神经支。

【辨证辨病】

1. 神志病证　本穴位于足底部，此处最敏感，施用针刺能表现出特别强的反应。神志病变与五脏有关。"病在脏者，取之井"（《灵枢·顺气一日分为四时》篇）。故取刺肾经的井穴涌泉，具有开窍苏厥，回阳醒脑的特殊作用，可主治神志突变、意识昏迷、失神无知等阳实闭郁之证。因此，前人把它列为回阳九针穴之一。

依其病在上取之下，病在头者取之足之法，取泻本穴，治疗血随气升，气血上壅，蒙蔽清窍；阳亢风动，气血上逆，痰火壅盛，清窍闭塞；痰气上壅，清阳被蒙；痰气上逆，迷蒙神明；痰火上扰，蒙蔽心窍；风痰气逆，上蒙神明；以及肝火偏亢，风阳升动，上扰清窍，和怒则气上，气机逆乱，清窍被阻等因所致的厥证、闭证、痛证、狂证，以及头痛、眩晕、高血压、脏躁、小儿惊风等病证。

2. 局部及邻近病　以患野取穴的局部疗法，取泻本穴或配艾灸，还治疗穴位所在处及邻近处的病变。其足底部经筋弛缓或拘急等，亦属本穴的治疗范围。

【功能主治】　头痛、眩晕、高血压、中风、厥证、脚气、中暑、癔病、霍乱、急惊风、狂证、癫证、痫证、奔豚气、足趾拘急、五趾尽痛或麻木。

亦治足心热、足底肿痛、腹痛等。

【操作应用】　热敏灸、雷火灸、灸具灸均可。直刺0.5～1.0寸，针感为局部剧痛，酸痛感扩散至整个脚部。

（1）用泻法或强刺激，有开窍启闭、醒脑苏厥之效。

（2）用泻法，引火下行，平冲降逆。

（3）用艾灸，或用生附子、生半夏、吴茱萸、大蒜、葱白、白芥子、南星、生香附等药贴

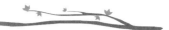

敷,分别有平冲降逆、导邪(导痰、导热、引火、引血)下行、降火潜阳、催产引产等功效。

二、太溪

太溪,因其位于内踝之后,凹隙大深之处而得名,又名吕细。其吕细的命名:"吕细即指吕声之细弱者,吕为阴声,细弱亦阴象,肾为阴中之阴,故其原穴以吕之细者为名,这是音律的运用"(《中医杂志》1962 年第 11 期"概述腧穴的命名")。

太溪,是足少阴之脉所注为输的输土穴;阴经以输代原,故而又是足少阴肾经的原穴;为回阳九针穴之一。太溪主治肾之脏病、经病、气化病和与肾有关的脏腑器官疾病,对于改善肾脏功能,消除肾功能失常所产生的病理证候,具有一定的功效。肾与他脏关系密切,因肾所致的他脏病证和他脏病变累及于肾者,在标本兼顾、因果并治的处方中,均可取治本穴。

本穴主治的病证,相当于现代医学中泌尿、生殖、内分泌、中枢神经系统的一些疾患和眼病。

【取穴定位】　内踝高点与跟腱后缘连线的中点凹陷处。

【解剖毗邻】　有胫后动、静脉;布有小腿内侧皮神经,当胫神经经过处。

【辨证辨病】

1. 肾病和与肾有关的脏器病

(1)肾为水火之脏,内藏元阴元阳,肾阴是一身的根蒂,先天之真源,肾阳是机体生命活动的动力。肾阴亏耗、肾阳虚衰的病证,宜取本穴滋阴壮阳。肾为先天之本,生殖发育之源。与肾有关的胎、产、经、带、阳痿、遗精、子宫脱垂等病证,都属本穴的主治范围。肾脉络于膀胱,膀胱之脉络于肾,肾与膀胱相表里,因肾功能减退影响膀胱的正常功能活动出现的膀胱病变,取补本穴以治其本。

(2)肾主骨藏精生髓,为作强之官,髓藏骨中充养骨骼,齿为骨之余,脑为髓之海,资生于肾,腰者肾之府。基于上述肾的生理和足少阴经脉、络脉、经别和督脉循行,肾与脊膂、腰背、心、肝、肺、喉咙、舌、阴器以及带脉的联系,凡与肾有关的心、肝、肺、阴器、带脉疾患,以及因肾精亏虚引起的脑、齿、腰椎、脊柱、足跟等病变,均可取补本穴。

肾之津液出于舌下,肾气通于耳,"目者,五脏六腑之精也",精藏于肾。与肾虚有关的眼、耳、喉、舌疾患,也属本穴的治疗范围。

2. 肾衰病证　肾是精神所舍和元气所系的脏器,肾阳是人体生命的根本,肾阳一衰,人体各种机能活动就会出现一系列衰退现象,诸证丛生。因肾气不固、肾不纳气,和久病元气衰亡、肾阳虚衰,或急病阳气暴脱的病证及虚脱证候,均可取施本穴,由于太溪有补肾阳益肾气的作用,所以,前人把它列为回阳九针穴之一。

伤寒病少阴证虚寒型,亦属本穴的治疗范围。

3. 经筋病　脚跟部经筋弛缓无力或拘急所出现的足下垂、足内翻和足下垂合并足内翻,可配取本穴施治。

【功能主治】　头痛、眩晕、耳鸣、耳聋、内耳性眩晕、高血压、齿痛、青盲、夜盲证、中心

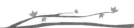

性视网膜脉络膜炎、青光眼、近视、暴盲、脑外伤后遗症、泄泻、遗尿、癃闭、淋证、失音、软腭麻痹、喘证、哮证、消渴、水肿、阳痿、遗精、尿浊、月经不调、带下、不孕症、习惯性流产、先兆流产、虚劳、健忘、脱证、脱发、疟疾、腰痛、肥大性脊椎炎、痿证、足跟痛、足下垂、足内翻、足下垂合并足内翻、足底痛。

亦治子宫脱垂、再生障碍性贫血、半身不遂、外伤性截瘫等。

【操作应用】 热敏灸、雷火灸、麦粒灸、灸具灸均可。直刺 0.8~1.0 寸,可透昆仑,感应为局部酸胀,向足底放散,治足跟痛、足趾痛,一定要有针感之放散。

1.辨证取穴

(1)用补法,补肾气、益肾阴、健脑髓。类似熟地黄、何首乌、枸杞子、杜仲、山萸肉、桑寄生、菟丝子、女贞子、石斛等药的功效。

(2)用补法配艾灸或烧山火,温补肾阳。类似冬虫夏草、巴戟天、肉苁蓉、鹿茸、仙茅、枸杞子、补骨脂等药的功效。

2.局部取穴

(1)用泻法,舒筋活络;配艾灸驱邪散滞。

(2)用补法,有强壮筋骨之功。

三、复溜

复溜,又名伏白、吕肠、伏留、昌阳、外命穴;是足少阴之脉所行为经的经金穴;肾属水,穴属金,故为肾经的母穴。

复溜主治肾之脏病、经病、气化病和与肾有关的脏腑器官疾病,对改善肾脏功能,消除肾功能失常所产生的病理证候,具有一定的功效。

肾多虚证。肾之阴水易于亏耗,故取本穴多用补法。

【取穴定位】 太溪穴上2寸,当跟腱的前缘。

【解剖毗邻】 在比目鱼肌下端移行于跟腱处的内侧;前方有胫后动、静脉;布有腓肠内侧皮神经,小腿内侧皮神经,深层为胫神经。

【辨证辨病】

1.肾和同肾有关的病证

(1)肾为水火之脏,藏真阴而寓元阳。肾阴为一身之根蒂,先天之真源,肾主五液以维持体内水液的平衡。凡因肾阴不足,阴虚火旺所致的病证,均可取补本穴。

基于足少阴经脉、络脉、经别和督脉的循行,肾与脊、膂、腰背、心、肝、肺、喉咙、舌、阴器以及与带脉的联系,凡因肾阴不足出现的水不涵木,肝阳上亢;水不上承,心肾不交;子盗母气,肺阴耗伤,以及胃热伤津等病证,均可取施本穴以滋肾水,配取在标本兼顾,因果并治的处方中。

伤寒少阴病,属于黄连阿胶汤证者,也属本穴的治疗范围。温病中的气分证候之热盛伤津型和血分证候的虚热型,都属本穴的治疗范围。

(2)肾为先天之本,生殖发育之源。因肾虚引起的男女生殖系疾患,是本穴的治疗范

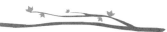

围;肾与膀胱相表里,因肾虚而膀胱功能减退的病证,取本穴补肾以治其本。肾主骨藏精生髓,为作强之官,髓藏骨中充养骨骼,齿为骨之余,脑为髓海,腰者肾之府。因肾精亏虚,精血亏耗,髓海不足引起的足跟、腰椎、脊柱、脑、齿等病变,以及与肾虚有关,特别是与肾阴不足有关的眼、耳、喉、舌疾患,可取刺本穴施治。

2.经脉通路上的病证　与肾虚有关的脊、骺、腰背、喉咙、舌、阴器病证,以及带脉为病的带下,腰溶溶如坐水中,足痿不用等,都可取施本穴,以收循经取穴和辨证取穴双重效果。

3.局部病证　本穴还治疗穴位所在处经脉、经筋等病变,如足内翻、足外翻、足跟痛等。

【功能主治】　耳鸣、耳聋、齿痛、脑外伤后遗症、青盲、夜盲证、中心性视网膜脉络膜炎、青光眼、近视、暴盲、流泪证、软腭麻痹、咳嗽、秋燥、肺痨、消渴、虚劳、健忘、失音、失眠、脱发、盗汗、遗精、眩晕、头痛、高血压、阳痿、淋证、尿浊、痉病、疟疾、流行性脑脊髓膜炎、流行性乙型脑炎、痿证、崩漏、月经不调、带下、腰痛、肥大性脊椎炎、外伤性截瘫、足跟痛、足底痛、膝内辅骨痛、遗尿、癃闭、水肿。

亦治内耳性眩晕、面肌痉挛、哮证、喘证、慢性咽炎、痰饮、惊悸、泄泻、便秘、痛经、半身不遂、肠伤寒等。

【操作应用】　热敏灸、雷火灸、麦粒灸、灸具灸均可。直刺 1.0～1.5 寸,局部酸胀,酸麻感可向足底扩散。

1.辨证取穴

(1)用补法,滋阴补肾,益髓健脑。类似熟地黄、生地黄、玉竹、石斛、山萸肉、枸杞子、女贞子、旱莲草、何首乌、桑寄生、杜仲等药的功效。

(2)用补法配透天凉,滋阴降火。类似玄参、知母、黄柏、生地黄等药的功效。

2.局部取穴

(1)用泻法,舒筋活络,祛邪散滞。

(2)用补法,壮筋补虚。

第十节　手厥阴心包经腧穴

一、间使

间使,又名鬼路。因对心与心包络之间、心包络与三焦之间,负有调和气血之使命,故而得名。张隐菴曰:"心主血,心包主脉,君相之相合……间使者,君相兼行之使道也。"它是手厥阴之脉所行为经的经金穴,即为火经中之金穴。

间使,主治本经经病、心包络病和情志病,尤其是对于情志失和,气机不畅所产生的

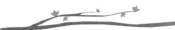

病理证候,具有一定的功效。它还是治疗疟疾的常用有效穴。

临床取本穴多用泻法。误补为泻,有致胃脘满闷、食少纳呆之弊,应特别注意。

【取穴定位】 腕横纹上3寸,掌长肌腱与桡侧腕屈肌腱之间。

【解剖毗邻】 在桡侧腕屈肌腱与掌长肌腱之间,有指浅屈肌,深部为指深屈肌;有前臂正中动、静脉,深部为前臂掌侧骨间动、静脉;布有前臂内侧皮神经,其下为正中神经,深层有前臂掌侧骨间神经。

【辨证辨病】

1.气机阻滞引起的病证

(1)"膻中(心包)者,臣使之官,喜乐出焉"(《素问·灵兰秘典论》篇》)。心包为心之外卫,保护心脏,宣通心气,心脏的喜乐,由心包透露出来。因思虑恼怒,情志失和,气机阻滞引起的脏腑、器官、肢体病和神志病,以及心包络瘀阻引起的心血管病,凡使用行气散滞、理气而兼行血祛瘀,以及通畅心络,宣通心气之法者,均可取泻本穴。气和血有着密切的关系,气为血帅,血随气行,血赖气生,又赖气行,血病则气不能独化,气病则血不能畅行,二者相互依存,相互为用。因气滞而血行不畅,瘀血阻滞的病变,取泻本穴,行气而兼有行血散瘀的作用。

(2)"百病始生于气也"(《素问·举痛论》篇)。因气致病甚多,如肺气上逆之咳喘;胃气上逆之嗳气、呃逆、呕吐;肝气横逆之胸胁胀闷或窜痛;肝气犯胃之胃脘胀满、疼痛或呕吐;肝气乘脾之腹胀、腹痛及泄泻;气滞脉络之胸痛、胁痛、身痛、缺乳、肢体麻木;气滞血瘀之痛经、月经不调等。在病理上凡与气机阻滞有关的疾患,以及在治疗上凡使用行气散滞之法,或用培补之法,因"虚不受补",佐以理气散滞者,均可取泻本穴。因此,本穴治病较多,使用较广。

2.经脉通路上的病证 依其针感的走向、穴位的所在和手厥阴经脉、络脉的循行,间使还治疗本经经脉和络脉循行处的胸胁、乳、腋下、膈、肘臂、掌指疾患。对于胸胁疾病,可收循经取穴(通经活络),辨证取穴(行气散滞)的双重疗效。

3.疟疾和伴有寒热往来的病证 本穴除常用来治疗疟疾外,还治疗一些体温稍高或正常而伴有寒热往来和发热恶寒症状者。

【功能主治】 胸痛、胁痛、身痛、麻木、单纯性甲状腺肿、甲状腺功能亢进、乳汁缺乏、乳癖、胃痛、呕吐、呃逆、风湿性心脏病、郁证、梅核气、癔症、脏躁、癫证、痫证、狂证、闭证、厥证、疟疾、黑热病、疟母、痛经、先兆流产、心绞痛、心肌梗死、脘臂经脉拘急、血栓闭塞性静脉炎、伤寒(小陷胸汤证)。

亦治夜盲证、青光眼、暴盲、传染性肝炎、初期肝硬化、月经不调、心悸等。

【操作应用】 热敏灸、雷火灸、麦粒灸、灸具灸均可。直刺0.5~1.0寸,本穴针感,沿手厥阴经下行走至中指、无名指,上行经过肘窝、上臂,在不断地捻转运针的同时,其针感走至胸胁。

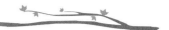

1.辨证取穴

(1)用泻法,理气解郁、通畅心络、宽胸利气。类似柴胡、枳壳、木香、青皮、陈皮、郁金、香附等药的功效。

(2)用泻法,在发疟前针治,可截疟。

2.循经取穴　用泻法,通经活络,驱邪散滞。

3.局部取穴

(1)用泻法,祛邪散滞,舒筋活络。

(2)用补法,可壮筋补虚。

二、内关

内关,因位于腕臂内侧,手厥阴之络脉由此别出,沿本经通过肘关、肩关上行系于心包络,故而得名。

本穴是手厥阴心包络经的腧穴、络穴,通于阴维脉,主治本经经病和胃、心、心包络疾患以及与情志失和,气机阻滞有关的脏腑、器官、肢体病变。

本穴和间使穴功能相近,都有理气散滞、通畅心络的作用。

【取穴定位】　腕横纹上2寸,掌长肌腱与桡侧腕屈肌腱之间。

【解剖毗邻】　在桡侧腕屈肌腱与掌长肌腱之间,有指浅屈肌,深部为指深屈肌;有前臂正中动、静脉,深部为前臂掌侧骨间动、静脉;布有前臂内侧皮神经,其下为正中神经,深层有前臂掌侧骨间神经。

【辨证辨病】

1.络脉病　"手心主之别,名曰内关。去腕二寸,出于两筋之间,循经以上,系于心包络。心系实则心痛,虚则头强(《甲乙经》作烦心)。取之两筋间也"(《灵枢·经脉》篇)。对于邪气盛而实的心痛和正气衰而虚的烦心,可取本穴施治。

2.神志病和血脉病　心主血脉,又主神明。心包与心本同一体,其气相通。心脏的喜乐由心包透露出来。心包为心之外膜,络为膜外气血通行的道路,心包络是心脏所主的经脉,心不受邪,由心包代心受邪而为病。凡邪犯心包,影响心脏、出现的神志病和气滞脉中,心络瘀阻所致的病证,都可取施本穴。

3.气机阻滞的病证　因思虑恼怒,情志失和,气机阻滞的病变,如因气滞而气机升降失调,产生气逆,出现的肺气上逆、胃气上逆,以及气滞脉络、气滞则瘀等病证,都属本穴的主治范围。

使用培补之法(如大补气血、温补脾肾、补益脾胃等),恐峻补滞塞、中满,影响气机的通畅,或欲佐以理气散滞之法者,都可配泻本穴。

4.阴维为病　内关通于阴维脉,而阴维脉联系着足太阴、少阴和厥阴经,并会于任脉,还与足阳明经脉相合,这些经脉都循行于胸脘胁腹,所以"阴维为病苦心痛"(《难经·二十九难》)。内关穴善治胸痛、胁痛、胃痛、心痛、结胸、反胃、胸脘满闷、胁下支满、腹中结块以及疟疾等。正如《玉龙歌》中说:"腹中气块痛难当,穴法宜向内关防,八法有

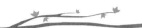

名阴维穴,腹中之疾永安康。"《标幽赋》中说:"胸腹满痛刺内关。"《八脉交会八穴主治歌》所说:"中满心胸痞胀,肠鸣泄泻脱肛,食难下膈酒来伤,积块坚横胁撑;妇女胁疼心痛,结胸里急难当,伤寒不解结胸膛,疟疾内关独当。"

5.经脉通路上的病证 依其针感的走向、穴位的所在、经脉络脉的循行和经筋的分布,内关还治疗本经经脉、络脉循行处的胸、胁、乳、腋下、膈、中焦(特别是胃)、腕臂、掌指疾患。"胸胁若有病,速与内关谋""胸中之病内关担",对于胸胁部疾病,既能用于循经取穴,通经活络,又可用于辨证取穴,行气散滞。

【功能主治】 呕吐、胃痛、善笑不休、心烦、呃逆、霍乱、郁证、癫证、痫证、狂证、失眠、心绞痛、心肌梗死、心悸、无脉症、风湿性心脏病、脏躁、哮证、喘证、瘿症、厥证、中暑、乳汁缺乏、乳癖、腹痛、身痛、痛经、月经不调、妊娠恶阻、胎动不安、疟疾、黑热病、疟母、夜盲、腕臂经筋拘急、正中神经痛、腕管综合征。

亦治痢疾、传染性肝炎、初期肝硬化、甲状腺功能亢进、单纯性甲状腺肿、脚气、暴盲、青光眼等。

【操作应用】 热敏灸、雷火灸、麦粒灸、灸具灸均可。直刺1.0~1.5寸,可透向外关。感应为局部酸胀,麻胀感可向手指端放射。或针尖向近心端斜刺1~2寸,使痠胀感向肘、腋及胸部扩散。

【功能】

1.辨证取穴 用泻法,理气散滞、通畅心络、安心神、和胃止呕、截疟。类似柴胡、半夏、枳壳、木香、陈皮、青皮、郁金、香附、菖蒲、远志、朱砂、莲子心等药的功效。

2.循经取穴 用泻法,通经活络、祛邪散滞(均用于本经经脉病)。

3.局部取穴

(1)用泻法,舒筋活络;配艾灸,能祛邪散滞。

(2)用补法,有壮筋补虚之效。

三、大陵

大陵,位于掌根阜起处,因其似陵丘之象而得名;又名心主、鬼心;是手厥阴之脉所注为输的俞土穴;六阴经,以输代原,输原合一,故而又是心包络经之原穴;心包属于相火,穴属于土,因而又为心包络经之子穴。

依其经脉的循行、针感的走向,穴位的所在和心包络的生理、病理,以及临床实践,大陵主治与心、心包有关的神志病,以及情志失和、气机阻滞所致的病变。

【取穴定位】 腕横纹中央,掌长肌腱与桡侧腕屈肌腱之间。

【解剖毗邻】 在掌长肌腱与桡侧腕屈肌腱之间,有拇长屈肌和指深屈肌腱;有腕掌侧动、静脉网;布有前臂内侧皮神经,正中神经掌皮支,深层为正中神经本干。

【辨证辨病】

1.神志病证 《灵枢·邪客》篇中说:"少阴,心脉也。心者,五脏六腑之大主也,精神之所舍也,其藏坚固,邪弗能容也。容之则心伤,心伤则神去,神去则死矣。故诸邪之在

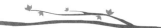

于心者,皆在于心之包络。包络者,心主之脉也。"凡邪气犯心,传入心包,心包受邪,影响心脏功能,如温邪逆传、陷入心包、扰及心神,和痰火上扰、蒙闭心包引起的神志病,都可取刺本穴。

"实者泻其子"《难经》篇,取泻心包络经之子穴,对于心火炽盛所致的病证,具有清心火、安心神的作用。

2.心血脉病　心主管血液在脉管内的运行。心包为心之外膜,络是膜外气血通行的道路,心包络是心脏所主的经脉。因此,气滞脉中、心络瘀阻所出现的病证,可取泻心包络经的原穴大陵以通畅心络。

3.气机阻滞引起的病证　心包络的原穴大陵,用以辨证取穴,行气散滞,还治疗因情志失和、气机阻滞或气滞血瘀引起的胸、胁、胃、腹疾患及积聚等。

4.经脉通路上的病证　用于循经取穴(通经活络,祛邪散滞),治疗本经经脉循行所过处的胸胁、肘臂疾患。此外,手厥阴之筋经过本穴处的经筋弛缓不用或拘急以及腕管综合征等,都可取施本穴。

【功能主治】　癫证、狂证、痫证、脏躁、癔病、厥证、无脉证、心悸、心绞痛、心肌梗死、失眠、善笑不休、遗精、甲状腺功能亢进症、流行性脑脊髓膜炎、流行性乙型脑炎、扁桃体炎、舌疮、胃痛、口臭、疔疮、痹证、腕下垂、胁肋痛、肠伤寒、腕关节软组织损伤、腕管综合征。

亦治急惊风、喉痹、胸痛、吐血、鹅掌风等。

【操作应用】　热敏灸、雷火灸、麦粒灸、灸具灸均可。直刺0.3~0.5寸,感应为局部酸胀,可有麻电感向手指端放射。

1.辨证取穴　用泻法,清心安神、通畅心络、清营凉血。类似百合、黄连、生地、犀角、莲子心、远志、菖蒲、朱砂、栀子、青皮、陈皮、竹叶等药的功效。

2.循经取穴　用泻法,通畅厥阴经气。

3.局部取穴

(1)用泻法,驱邪散滞、宣导气血、舒筋活络。

(2)用补法,有壮筋补虚之效。

第十一节　手少阳三焦经腧穴

一、外关

外关,因位于前臂外侧,手少阳之络脉由此别行,通过肘关节、肩关节注胸中合于手厥阴经,又与内关相对,故而得名。

外关,是手少阳三焦经的腧穴、络穴,通于阳维脉;具有和解少阳、清降三焦之火、清宣少阳经经气的作用;主治"阳维为病苦寒热"和手少阳经体表循行通路上的病变,以及三焦之火上炎引起的咽喉、眼、耳、腮部疾患。

三焦之火,易于循经上扰,多表现阳实证候,"阳维为病苦寒热"(《难经》篇)之证亦多实,本穴治疗的其他证候亦多阳实证,故本穴多用泻法,少用艾灸(艾灸的机会不多)。

【取穴定位】 腕背横纹上2寸,尺骨与桡骨正中间。

【解剖毗邻】 在桡骨与尺骨之间,指总深肌与拇长伸肌之间;深层有前臂骨间背侧动脉和掌侧动、静脉;布有前臂背侧皮神经,深层有前臂骨间背侧神经及掌侧神经。

【辨证辨病】

1.经脉通路上的病证 "手少阳之别,名曰外关。去腕二寸,外绕臂,注胸中,合心主。病实者时挛,虚则不收。取之所别也(《灵枢·经脉》篇)"。手少阳经别出的络脉,从外关穴别出,向外绕行臂部,再上行注于胸中,与手厥阴心包络相合。对于邪气盛而实的肘关节拘挛,和属虚证的肘关节弛缓不收,可取所别出处的络穴外关施治。从经络所通的作用上,外关还治疗此络脉循行通路上的肘、臂等其他疾患。

依其穴位所在,针感走向和经脉循行,循经取穴,外关还治疗本经经脉、经别循行通路上的手指、肘、臂、肩、项、眼、耳和头部疾患。

2.头项、眼、耳、腮部疾患 痰热凝结三焦经脉,或邪热上攻,或风热上扰,或三焦之火上炎所引起的头、项、咽喉、眼、耳和腮部疾病,都属本穴的治疗范围。针泻本穴(或配透天凉,能使针感循经走向患处为佳),既可收循经取穴,通畅经气,清宣少阳经的热邪之效,又可收辨证取穴,清三焦、祛郁热、降邪火之功。

3.外感表证 本穴通于阳维脉,阳维脉维络诸阳经,主一身之表。所以,凡外感风热、风寒之表证,均可配取本穴。

伤寒病中的少阳证,亦属本穴的治疗范围。

【功能主治】 头痛、感冒、耳鸣、耳聋、中耳炎、外耳道疖肿、化脓性中耳炎、痄腮、急性咽炎、急性结膜炎、赤脉传睛、瘰疬、落枕、肺炎、胁肋痛、疟疾、伤寒(小柴胡汤证)、疔疮、痹证、手指震颤、腕臂痛、腕关节软组织损伤、腕下垂。

亦治扁桃体炎、急性单纯性喉炎、咳嗽、斜视、扁平疣、寻常疣等。

【操作应用】 热敏灸、雷火灸、麦粒灸、灸具灸均可。直刺1.0~1.5寸,可透向内关,感应为局部酸胀,有时可向指端扩散。或向进针端斜刺1~2寸,感应为局部酸胀,可使酸胀感扩散至肘肩部。

1.辨证取穴 用泻法,解表退热、和解少阳;配透天凉,清降三焦火热。类似柴胡、黄芩、菊花、薄荷、牛蒡子、栀子、二花、连翘、荆芥、防风、葛根、大青叶等药的功效。

2.循经取穴 用泻法(或配透天凉),有宣通和清宣少阳经经气之效。

3.局部取穴

(1)用泻法,驱邪,舒筋活络。

(2)用补法,壮筋补虚。

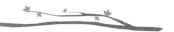

二、支沟

支沟，又名飞虎；是手少阳之脉所行为经的经火穴；为火经中的火穴；位于腕背横纹上3寸尺桡两骨之间。手腕属上肢，"肢"字古与"支"通，穴在两骨之间狭窄如沟渠，故名支沟。

支沟穴，主治本经经脉循行通路上的病变，和热邪循经上扰引起的某些病证，是治疗便秘、胁肋痛的特效穴。

【取穴定位】 腕背横纹上3寸，尺骨与桡骨正中间。

【解剖毗邻】 在桡骨与尺骨之间，指总深肌与拇长伸肌之间；深层有前臂骨间背侧动脉和掌侧动、静脉；布有前臂背侧皮神经，深层有前臂骨间背侧神经及掌侧神经。

【辨证辨病】

1. 经脉通路上的病证 依其穴位的所在、针感的走向和手少阳经脉、经别的循行和经筋的分布，支沟治疗本经经脉、经别循行通路上的手指、肘、臂、肩、项、眼、耳和头部疾患，以及穴位所在处的经筋弛缓或拘急所出现的病证。

因痰火凝结三焦经脉，或邪热上攻，或三焦郁热循经上扰所引起的头、喉、眼、耳疾患，取泻火经中的火穴支沟更为适宜。针泻本穴或配透天凉（能使针感循经走达患野为佳），既可以收循经取穴，通畅经气、清宣少阳经热邪之效，又可以收辨证取穴，清三焦、散郁热、降邪火之功。

2. 便秘和胁肋病 三焦主持诸气，总司人体气化，为通行元气之路，凡气机升降失常，气滞中焦所出现的胁肋疼痛、胸脘胀闷等皆可取施本穴。

饮食水谷的消化吸收，输布排泄，也是在三焦的气化作用下完成的。凡与三焦气化失常有关的便秘，都可取三焦经的经火穴支沟施治。

【功能主治】 头痛、耳鸣、耳聋、中耳炎、胁肋痛、便秘、落枕、瘰疬、缠腰火丹、腕臂经筋失常、手指震颤、痹证、肩臂痛。

亦治痄腮、急性结膜炎、腕下垂、急性胆囊炎等。

【操作应用】 热敏灸、雷火灸、麦粒灸、灸具灸均可。直刺1.0~1.5寸，感应为局部酸胀。或向腕及肘部扩散。

1. 辨证取穴 用泻法（或配透天凉），清热通便。

2. 循经取穴 用泻法（或配透天凉），有清宣少阳经气之效。

3. 局部取穴

（1）用泻法，舒筋活络；配艾灸或烧山火，温经散邪。

（2）用补法，有壮筋补虚之功。

三、翳风

翳风，位居于耳垂之后蔽风之处而得名；是手少阳经的耳部腧穴，手足少阳经的交会穴。

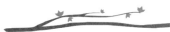
翳风是患野取穴,治疗穴位所在处和邻近处病变。

本穴所在处的病变,多出现阳实证,故临床多用泻法或配透天凉,少用或不用艾灸。

【取穴定位】 乳突前下方与耳垂之间的凹陷中。

【解剖毗邻】 有耳后动、静脉,颈外浅静脉;布有耳大神经,深层为面神经干从茎乳突穿出处。

【辨证辨病】 本穴针感(针刺或指压本穴),直达耳内、腮、咽喉、耳底,甚至咽部,可引起咽部发紧发热,或腮、喉部发痒而咳嗽。依其穴位的所在、针感的走向和经脉的循行,它主治穴位所在处和邻近病变,如耳、齿、腮、扁桃体和下颌疾患。

【功能主治】 痄腮、扁桃体炎、中耳炎、化脓性中耳炎、外耳道炎、耳鸣、耳聋、聋哑、面神经麻痹、齿痛、下颌关节炎、内耳性眩晕。

亦治三叉神经痛、甲状腺瘤、口噤不开等。

【操作应用】 热敏灸、雷火灸、灸具灸均可,使用麦粒灸时须告知患者局部有瘢痕生成,患者同意后方可施灸。直刺 1.0~1.5 寸,感应为耳底胀痛,酸胀感可扩散到半侧面部和舌咽部。

(1)用泻法(或配透天凉,或拔针不闭穴孔令出血数豆许),有清宣耳窍、清泄郁热之效。

(2)用三棱针刺出血,能消散壅滞,泄血散热。

(3)用补法(用之较少),有聪耳益络之功。

第十二节 足少阳胆经腧穴

一、风池

风池,前人依其位于项肌之外侧凹陷处,是风邪(风气)入中流注之处,乃搜风要穴而命名;是手足少阳、阳维之会穴(有书记载是足少阳、阳维脉之会,亦有记载是手足少阳、阳维、阳跷脉之会穴);穴下深处是延髓。

风池是主治肝火上炎、肝风上扰、邪热上攻和外感风邪引起的头、脑、眼、耳疾病的常用穴。具有息风、清脑、安眠、祛风和宣畅经气等功效。

癔症、失眠、痫证、面瘫、眼病、耳病、头痛、眩晕等疾病,凡在本穴处出现刺痛、热痛、跳痛、胀痛、沉困或压痛,以压痛点、反应点配穴法,配泻本穴,收效甚好。

【取穴定位】 胸锁乳突肌与斜方肌上端之间的凹陷中,平风府穴。

【解剖毗邻】 在胸锁乳突肌与斜方肌上端附着部之间的凹陷中,深部为头夹肌;有枕动、静脉分支;布有枕小神经分支。

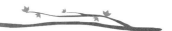

【辨证辨病】

1. 颈项、眼、耳、头部疾患 依其穴位的所在、针感的走向和手足少阳、阳维脉的循行,患野取穴和循经近刺,本穴主治颈项、耳、眼、侧头部、脑疾患。针感能走达眼目、耳、颞、额等患野之处者,其效更为显著。凡肝胆火旺循经上扰;肝阳、肝风上扰清空;内热炽盛,邪热上攻;痰火痰浊,上蒙清窍;外感风邪,风挟它邪上袭,以及其他原因引起的头、脑、眼、耳病和癫、狂、痫证等,都属本穴的治疗范围。根据不同的病因和病理类型,配取在不同的治则处方中。

2. 阳维为病 阳维脉维络诸阳,并会于督脉,与三阳经有着密切关系,与足太阳、少阳经的依附更为密切。因此,手足少阳、阳维脉之会穴风池,治疗外感风寒、风热引起的感冒,和阳维为病的寒热、头痛、项痛、眉棱骨痛、目赤痛、眩晕等病。

3. 局部病 足少阳之筋,“循耳后,上额角”,其循行处的颈项部出现经筋拘急或因扭伤而不能左右回顾等症,也属本穴的治疗范围。

【功能主治】 头痛、感冒、眩晕、耳鸣、耳聋、头项强痛、青光眼、急性结膜炎、近视、上眼睑下垂、泪囊炎、斜视、睑缘炎、慢性鼻炎、鼻渊、电光性眼炎、青盲、面神经麻痹、三叉神经痛、失眠、狂证、癫证、痫证、舞蹈病、癔症、闭塞性脑动脉炎、中风、破伤风、落枕、发际疮、脑外伤后遗症。

亦治胞轮震跳、面肌痉挛、荨麻疹、鼻衄等。

【操作应用】 热敏灸、雷火灸、麦粒灸、灸具灸均可。直刺1.0~1.5寸,感应为局部酸胀,并可向头部及顶部放散。

1. 辨证取穴

(1)用泻法,息风潜阳、清脑安眠、疏风清热、聪耳明目。类似羚羊角、僵蚕、天麻、石决明、菊花、钩藤、桑叶、荆芥、防风、石菖蒲、龙胆草等药的功效。

(2)用补法,健脑、明目。

2. 局部取穴

(1)用泻法,舒筋活络;配艾灸,通经散邪。

(2)用补法,壮筋补虚。

二、环跳

环跳,因跳跃时,本穴形成半环形之凹陷而得名;又名镮铫、髋骨、分中、髀厌、髀枢、枢中、环谷、脐骨;是足少阳经的髀枢部腧穴;又是足少阳、太阳经的交会穴。

环跳是患野和邻近取穴,治疗髀枢部和足少阳、太阳经循行处下肢经脉病变的常用穴。

【取穴定位】 侧卧屈股,当股骨大转子高点与骶管裂孔连线的外1/3与内2/3交界处。

【解剖毗邻】 在臀大肌、梨状肌下缘;内侧为臀下动、静脉;布有臀下皮神经、臀下神经,深部正当坐骨神经。

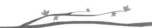

【辨证辨病】《灵枢·刺节真邪》篇说:"虚邪偏客于身半,其入深,内居荣卫,荣卫稍衰,则真气去,邪气独留,发为偏枯。其邪气浅者,脉偏痛。"属于营卫功能衰减,真气离去,邪气独留的偏枯和属于邪留浅表、血脉不和的偏痛,施用患野取穴的局部疗法,则环跳是治疗下肢偏枯、偏痛的腧穴。

用手指强压本穴,其酸胀或麻胀感应,沿足少阳或足太阳经下行至外辅骨之前或膝腘部,其针感达于髋关节,向下沿足少阳或足太阳经走至足部。依其穴位的所在、针感的走向、经脉的循行和经筋的分布,环跳可治疗穴位所在处的局部疾病,和腰髋、股膝以及小腿的经脉病变(务必使针感循经走达患野,方收良效)。对症治疗患野取穴,多与环中、风市、殷门、阳陵泉、绝骨、委中、承山、昆仑等穴选配。患野取穴亦常与整体治疗的辨证取穴,同时或交替施治,标本兼顾,因果并治。

足少阳经脉,出气街,循毛际,横入髀厌中;足少阳经别,绕髀,入毛际,合于足厥阴经。略向前阴部或少腹部刺入,其针感能走达前阴及少腹部。因此,对于前阴及少腹部的一些疾患,如痛经、带下、阴挺等病,亦可配取本穴施治。

【功能主治】 髋关节痛、腰髋痛、坐骨神经痛、痹症、痿证、半身不遂、外伤性截瘫。亦治舞蹈病、下肢痉挛等。

【操作应用】 热敏灸、雷火灸、麦粒灸、灸具灸均可。直刺 2.0~3.5 寸,感应为局部酸胀,并有麻电感向下肢放散,治疗髋关节疾患可以斜刺 2~3 寸。

1. 循经取穴 用泻法,能通经活络,驱邪散滞;配透天凉,能消散郁热;配艾灸或烧山火,有温通经脉之效。

2. 局部取穴

(1)用补法(配艾灸或烧山火),补益虚损。

(2)用泻法,驱邪散滞;配艾灸,温散寒湿。

三、阳陵泉

阳陵泉,前人依其所在部位而命名(胆属阳经,膝外侧属阳,腓骨小头部似陵,陵前下方凹陷处经气象流水入合深处似泉,故名"阳陵泉");又名筋会、阳陵、阳之陵泉;是足少阳之脉所入为合的合土穴,为筋之会穴。

阳陵泉主治胆腑病、筋病和足少阳经体表循行通路上的病变。对改善胆腑功能,消除胆腑功能失常所产生的病理证候,具有一定的功效,为胆腑病变的常用穴。

【取穴定位】 腓骨小头前下方凹陷中。

【解剖毗邻】 在腓骨长、短肌中;有膝下外侧动、静脉;当腓总神经分为腓浅神经及腓深神经处。

【辨证辨病】

1. 胆腑病证 "合治内腑"(《灵枢·邪气脏腑病形》篇);"邪在腑,取之合"(《灵枢·四时气》篇)。胆附于肝,内藏清汁,肝与胆在生理上相互联系,在病理上相互影响,故肝胆多同病。因湿热蕴结,入侵肝胆,胆汁外溢;或脾阳不运,湿热内阻,胆汁外

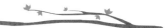

溢,以及肝郁气滞、肝胆湿热、肝胆实火等所引起的病证,都属本穴的治疗范围。

2.筋的病证　阳陵泉是筋之会穴,为筋气聚会之处。《难经·四十五难》云:"筋会阳陵泉。"故阳陵泉是治疗筋病的要穴,特别是下肢筋病,临床较为常用。具有舒筋和壮筋的作用。

3.经脉通路上的病证　依其足少阳经的循行、针感的走向和穴位的所在,循经取穴,本穴治疗本经经脉循行通路上的下肢、髀枢、胁肋、颈项病,以及肝胆火旺,循经上扰的眼、耳、头部病变。

【功能主治】　高血压、胁肋痛、传染性肝炎、急性胆囊炎及胆石症、胆道蛔虫病、痿证、舞蹈病、痉病、破伤风、缠腰火丹、脚气、下肢麻木、坐骨神经痛、鹤膝风、半身不遂、外伤性截瘫。

亦治头痛、眩晕、颈项强痛、臁疮、痹证、肩关节周围炎、膝部扭伤等。

【操作应用】　热敏灸、雷火灸、麦粒灸、灸具灸均可。直刺1~3寸,感应为局部酸胀,并向胫外侧放散。

1.辨证取穴　用泻法,通畅胆腑;配透天凉,可清热利胆。类似柴胡、青蒿、茵陈、龙胆草、黄芩、栀子、郁金、苦参、金钱草、夏枯草等药的功效。

2.循经取穴　用泻法,能通畅和清宣少阳经气。

3.局部取穴　用泻法,舒筋活络;用补法,壮筋补虚。类似续断、木瓜、蝉蜕、千年健、伸筋草、全蝎、钩藤、白芍、桑寄生、鹿筋等药的功效。

四、悬钟

悬钟又名绝骨。绝骨,因从外踝向上寻摸至本穴的所在处,似骨所绝(腓骨在此穴处凹陷,似乎中断)而得名。《难经·四十五难》载:"绝骨……必以踝上小骨绝处……骨绝于此。"《针灸甲乙经》载:"寻摸尖骨者,乃是绝骨两分开。"《图书集成医部全录》载:"必以绝垄处为穴。"均描述了本穴所在处的特征。

悬钟位于外踝上一夫,为足少阳经腧穴,髓之会穴。是主治髓病和足少阳经循行处的下肢、髀枢、颈项、胁肋病变的常用穴。

【取穴定位】　外踝高点上3寸,腓骨后缘。

【解剖毗邻】　在腓骨短肌与趾长伸肌分歧处;有胫前动、静脉分支;布有腓浅神经。

【辨证辨病】

1.治疗髓病　它是全身脏、腑、气、血、筋、脉、骨、髓等具有代表性的八个特殊功能的会穴中的髓会穴,为髓气聚会之处。《难经·四十五难》云:"髓会绝骨。"《难经疏》:"髓病治此。"滑伯仁说:"绝骨……诸髓皆属于骨,故为髓会。"骨者髓之府,骨者髓所养,髓藏骨中充养骨骼,因此,本穴又治骨病,多与骨之会穴大杼相配。髓虚所致的骨疾、腰酸胫软、软骨病、下肢痿软等,取补绝骨具有补髓壮骨之效。

2.经脉通路上的病证　胆足少阳之脉,自头至足循行于侧头、耳目、颈项、肩、腋、胁、侧腹、髀枢、股膝、腓、足等处。本穴针感,循本经下行至外踝部,上行经过腓、膝、股、髀

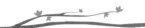

枢,走至胸胁、肩、颈等处。依其经脉的循行、针感的走向和穴位的所在,用于循经取穴,本穴还治疗本经经脉循行通路上的下肢、髀枢、胁肋、肩、颈项及头部疾患。

此外,足少阳之筋经过本穴所在处的经筋弛缓、拘急、痹痛等,患野取穴局部治疗,均可取施本穴。

【功能主治】 痿证、坐骨神经痛、软骨病、偏头痛、颈项强痛、落枕、瘰疬、脚气、痹证、足内翻、足外翻、足下垂合并足内翻、胁肋痛、臁疮。

亦治血栓闭塞性脉管炎、鼻渊等。

【操作应用】 热敏灸、雷火灸、麦粒灸、灸具灸均可。直刺 1 ~ 3 寸,感应为局部酸胀,并向胫外侧放散。

1. 辨证取穴

(1)用补法,补髓壮骨。

(2)用泻法,能通畅少阳经气。

2. 局部取穴

(1)用泻法(或配艾灸、烧山火),驱邪散滞。

(2)用补法,有强壮筋脉之功。

五、丘墟

丘墟,位于外踝前下方凹陷处,前人依其所在部位的形态(踝突如丘,踝前附肉之凸如墟)而命名;是足少阳经脉所过为原的原穴。

足少阳经的原穴,是主治胆经经脉、经别体表循行通路上的病变,和肝胆郁滞、疏泄失常的某些胆腑疾患的常用穴。

取泻本穴,能使针感循本经上达眼、耳和侧头部之患野为好,配透天凉,对于胆火和肝胆之火循经上扰所引起的头痛、眼病、耳病,收效显著。既能收循经取穴,清宣少阳经的郁热之效;又可收辨证取穴,清降胆火之功。

【取穴定位】 外踝前下方,趾长伸肌腱的外侧凹陷中。

【解剖毗邻】 在趾短伸肌起点处;有外踝前动、静脉分支;布有足背外侧皮神经分支及腓浅神经分支。

【辨证辨病】

1. 经脉通路上的病证 依其穴位所在、针感走向和足少阳经脉、经别、经筋的循行和分布,用于循经和患野取穴,丘墟穴主治本经经脉、经别循行通路上的足趾、足腕、下肢、髀枢、侧腹、胁肋、颈项、眼、耳和头部疾患以及所在处的经筋病。

2. 胆病和同胆有关的病证 胆者肝之腑,其脉络肝,与肝相表里。肝病能影响胆,胆病亦能影响于肝,肝胆多同病。因湿热蕴结,入侵肝胆,胆汁外溢,或脾阳不运,湿邪内阻,胆汁外溢以及肝胆实火、肝胆湿热、肝郁气滞等所引起的病证,都属本穴的治疗范围。

伤寒论中的少阳证,亦属本穴的治疗范围。

【功能主治】 头痛、眩晕、高血压、耳鸣、耳聋、中耳炎、化脓性中耳炎、青光眼、目痛、

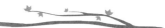

外耳道疖肿、痄腮、颈项强痛、胁肋痛、狂证、传染性肝炎、急性胆囊炎及胆石症、鼻渊、疟疾、足内翻、足外翻、足下垂合并足内翻、足下垂、痹证、腱鞘囊肿、踝关节软组织损伤、缠腰火丹、瘰疬、伤寒(小柴胡汤证)。

亦治感冒、目痛、急性淋巴结炎、发际疮等。

【操作应用】　热敏灸、雷火灸、麦粒灸、灸具灸均可。直刺 0.5～1.0 寸,并可透向照海,深入 2.5 寸,感应为局部酸胀,并可扩散至整个踝关节。

1. 辨证取穴　用泻法,利胆疏肝;配透天凉,能清胆火。类似龙胆草、栀子、夏枯草、茵陈、柴胡、青蒿、菊花、桑叶、草决明、石决明、黄芩等药的功效。

2. 循经取穴　用泻法,通畅少阳经气;配透天凉,清宣少阳经气。

3. 局部取穴

(1)用泻法,驱邪散滞,舒筋活络。

(2)用补法,壮筋补虚。

(3)用三棱针点刺出血,有泄血通络、消散郁热之功。

第十三节　足厥阴肝经腧穴

一、太冲

太冲,是足厥阴之脉所注为输的输土穴;阴经以输代原,又是足厥阴肝经的原穴。"病在阴之阴者,刺阴之荣输"(《灵枢·寿夭刚柔》篇),"治脏者,治其俞"(《素问·咳论》)。太冲主治肝之脏病、经病、气化病和与肝有关的脏腑器官疾病,对改善和调节肝脏功能,消除肝脏功能失常所产生的病理证候,具有一定的功效。

本穴主治的病证,相当于现代医学中的一些肝胆病、神经精神疾患、自主神经紊乱疾病和眼病。

【取穴定位】　足背,第一、二跖骨结合部之前凹陷中。

【解剖毗邻】　在拇长伸肌腱外缘;有足背静脉网,第一跖背动脉;布有腓深神经的跖背侧神经,深层为胫神经足底内侧神经。

【辨证辨病】

1. 肝气、肝火、肝风等病证　肝为风木之脏,主升主动,在体为筋,司全身筋骨关节的伸屈运动。肝喜条达,主疏泄而恶抑郁,精神情志的调节功能与肝气有密切的关系。凡郁怒伤肝,气机阻滞;气郁化火,火随气窜或上扰巅顶;气郁化火,灼伤血络;肝阳暴张,血随气升导致的肝风内动;寒滞肝脉,气机阻滞;肝虚血少,筋脉失养或血虚生风;肝阴不足,阴虚阳亢;肝血不足、冲脉空虚,以及肝经湿热等引起的病证,均可取施本穴。伤寒病中的厥阴证和温病中气分证候或营分证候出现的热极生风或肝风内动的症状,属本穴的

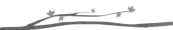

治疗范围。

2. 眼病和血证　肝开窍于目,"目者,肝之官也""肝气通于目,肝和则目能辨五色矣"(《灵枢·脉度篇》),肝受血而能视,肝得养以明目。因肝血不足或肝火上炎所致的眼病,太冲为其常用穴。

肝为血脏,司贮藏和调节血液之职。气为血帅,血随气行,气行则血行,气滞则血瘀,气郁则肝伤,肝疏则气畅,气畅则血活,血液的升降运行,皆从乎于气。因此,有疏肝理气的太冲兼有活血祛瘀作用。与肝有关的血证,亦属本穴的治疗范围。

3. 经脉通路上的病证　太冲穴还治疗肝经经脉、经别循行通路上同肝有关的膝、股、阴器、小腹、少腹、上腹、膈、乳、胁肋、眼目、巅顶、喉咙、口唇、颊里等处的病变。

4. 同肝有关的它脏病证　足厥阴经脉"挟胃,属肝络胆,上贯膈……其支者,复从肝,别贯膈,上注肺"(《灵枢·经脉》篇);其经别"贯心"足少阴经脉"贯肝膈,入肺中……其支者……络于心"(《灵枢·经脉》篇)。因此,肝与脾胃肺心肾胆的关系密切。肝气犯胃、肝脾不和、肝火犯肺的病证,取本穴以治其因。肝赖肾水的滋养,肾阴不足,精不化血,血不养肝,则肝阴不足、肝阳偏亢的病证,肝肾同治,亦多配取本穴。肝胆同病,临床上多从肝病论治,治肝有利于胆,故常取本穴施治。

【功能主治】　头痛、眩晕、高血压、耳鸣、耳聋、急性结膜炎、夜盲、青盲、青光眼、流泪证、暴盲、目痒、甲状腺功能亢进、痉病、目痛、破伤风、单纯性甲状腺肿、急惊风、慢惊风、舞蹈病、流行性脑脊髓膜炎、流行性乙型脑炎、中毒性脑症状、面肌痉挛、眼球震颤、手指震颤、下肢震颤、面神经麻痹、痿证、脑外伤后遗症、痫证、狂证、癔病、中风、胁痛、郁证、胃痛、呕吐、泄泻、便秘、呃逆、传染性肝炎、肝硬化、急性胆囊炎及胆石症、胆道蛔虫病、少腹痛、奔豚气、月经不调、妊娠痫证(子痫)、经行吐衄、乳癖、急性乳腺炎、阴部瘙痒症、疝气。

亦治急性中耳炎、瘰疬、鼻衄、咳嗽、腰痛、痛经、经闭、带下、乳汁缺乏、尿血、厥证、癫证、遗精等。

【操作应用】　热敏灸、雷火灸、麦粒灸、灸具灸均可。直刺1.0～1.2寸,感应为局部酸胀,或有麻电感向趾端放散。

(1)用泻法,疏肝理气、平肝息风。类似青皮、枳壳、郁金、香附、白芍、小茴香、川楝子、钩藤、菊花、僵蚕、蝉蜕、决明子、全蝎、木香、柴胡等药的功效。

(2)用泻法配透天凉,清泻肝火、息风潜阳。类似羚羊角、石决明、柴胡、栀子、龙胆草、钩藤、蜈蚣、天麻等药的功效。

(3)用泻法配艾灸,能温肝散寒理气。类似吴茱萸、橘核、荔枝核、小茴香等药的功效。

(4)用补法,能养肝血。类似白芍、当归、枸杞子、阿胶、鸡血藤、熟地、何首乌等药的功效。

二、章门

章门,是前人依其所在部位而命名的,又名长平、季肋、胁髎、肋髎、脾募;是足厥阴肝

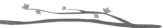

经的胁肋下腧穴;又是足厥阴、少阳经的交会穴;位于第11浮肋前端,左侧穴下内部是脾脏下方,右侧穴下内部是肝右叶前缘,是脾之经气聚集之处,为脾之募穴;又是五脏之气聚会之处,为脏之会穴。

章门治疗肝、胆,脾、胃(肠)及侧腹、胁肋和胁下疾患。

临床多用泻法,少用补法,局部施补,易致滞塞,影响气机的通畅。

【取穴定位】 第11肋游离端下际。

【解剖毗邻】 有腹内、外斜肌及腹横肌;有第十肋间动脉末支;布有第10、11肋间神经;右侧当肝脏下缘,左侧当脾脏下缘。

【辨证辨病】

1. 肝胆脾病 肝气易于郁结、犯胃、乘脾、血瘀,因肝气不舒引起的肝气犯胃、肝乘脾土(肝脾失和)、肝胆不和,以及胁肋疼痛、肝脾积块等病证,都可辨证取施本穴以治其因。

2. 局部病 足厥阴之脉,布于胁肋,足少阳之脉,循行胁里,过季胁。章门为足厥阴、少阳经的交会穴,位于季肋端。依其经脉的循行和穴位所在,用于患野和邻近取穴,它是治肝、胆、胁肋、侧腹疾患及胁肋下积块的常用穴。

【功能主治】 胃痛、呕吐、胁肋痛、厥证、急性胆囊炎及胆石症、传染性肝炎、膨胀、积聚、疟母、黑热病、胆道蛔虫病。

亦治泄泻、呃逆、郁证等。

【操作应用】 热敏灸、雷火灸、麦粒灸、灸具灸均可。直刺0.5~0.8寸,感应为局部酸胀。

1. 辨证取穴

(1)用泻法,有疏肝利胆之效。

(2)用补法,健脾益胃;配艾灸,温健脾土。

(3)拇指按压法 两手拇指分别按于两侧穴位上,重压3下,放松1下,如此反复多次,有疏肝理气散滞之效。

2. 局部取穴 用泻法(或配艾灸),消散积块,舒筋活络。

三、期门

期门,期者时也,门者开也,通也。经脉起于云门,终于期门,周而复始,有期有时之开通而得名;是足厥阴肝经的终止穴,足厥阴、太阴和阴维脉的交会穴;位于乳下第7、8肋间近胸骨端,右侧穴下内部是肝右叶前缘,左侧是横结肠及胃底部;是肝之经气聚集之处,故为肝之募穴。肝脏病证,多在此募穴处出现压痛或异常反应,检查该穴,有助于诊断肝脏疾患。

依其肝之募穴、肝脉循行、穴位所在、针感走向及肝之生理、病理,期门是主治肝、胆、胁肋、胸膈、脾胃疾患的常用穴。

【取穴定位】 乳头直下,第六肋间隙,前正中线旁开4寸。

【解剖毗邻】 在腹内外斜肌腱膜中,有肋间肌;有肋间动、静脉;布有第6、7肋间

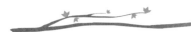

神经。

【辨证辨病】

1. 肝气引起的病证　肝脉络于胆,胆脉络于肝,肝与胆相表里,肝胆多同病,肝胆同病,多从肝论治,治肝亦能治胆。肝气易于乘脾犯胃,肝气易于郁结,阻滞脉络。肝主藏血,血随气行,气滞则血瘀。因此,肝气所致的病变,如肝气郁结,气滞胁络、乳络或胸膈;气滞血瘀,瘀阻胁络或乳络,以及肝胆失和、肝气犯胃、肝气乘脾等所致的病证,均属本穴的治疗范围。

2. 局部所在处的经脉病　足厥阴之脉,属肝络胆,布胁肋。本穴针感走达胁肋及上腹。局部疗法,取泻本穴,治疗肝、胆病所反映的胸胁、胁肋疾病,以及因闪挫扭伤等所致的疼痛性疾病。

期门是足厥阴、太阴和阴维脉之会。阴维为病的结胸、胁肋痛、胸脘满闷等,亦属本穴的治疗范围。

3. 伤寒有关病证　因肝为血脏,司贮藏和调节血液之职。期门是肝之募穴,有泻肝实、清肝热和清血室邪热之效。故期门还治疗伤寒病中的肝邪乘脾、肝邪乘肺、热入血室和误汗热邪入于肝经的谵语,以及伤寒过经不解等。

【功能主治】　胁痛、胃痛、呕吐、呃逆、急性乳腺炎、乳汁缺乏、乳癖、传染性肝炎、初期肝硬化、急性胆囊炎及胆石症、胆道蛔虫病、郁证、厥证、癥病、疟母、伤寒。

【操作应用】　热敏灸、雷火灸、麦粒灸、灸具灸均可。斜刺0.3~0.5寸,感应为局部酸胀。

1. 辨证取穴　用泻法,疏肝理气、清肝利胆、清血室热。类似柴胡、青皮、陈皮、郁金、香附、枳壳、白芍、赤芍、川楝子、川芎、丹参等药的功效。

2. 局部取穴　用泻法,有通经活络、祛瘀散滞之功。

第十四节　任脉腧穴

一、中极

中极,是前人假借星名而命名的;又名玉泉、气原;为任脉的小腹部腧穴,足三阴经和任脉的交会穴;位于脐下4寸,穴下内部是膀胱和乙状结肠;乃膀胱经气聚集之处,为膀胱募穴。膀胱腑病,多在此募穴出现压痛或异常反应,检查该穴有助于鉴别膀胱腑病的虚实寒热等。

依其穴下脏器、针感走向、穴位所在、膀胱功能和膀胱同它脏的关系,以及是任脉与足三阴经的交会穴,中极主治膀胱、尿道、生殖和小腹病,以及在病理上与膀胱有关的病证。对改善膀胱功能,消除膀胱功能失常所产生的病理证候,具有一定的功效。

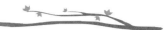

本穴所主治的病证,相当于现代医学中的一些泌尿和生殖系疾病。

【取穴定位】 前正中线上,脐下4寸。

【解剖毗邻】 在腹白线上,内部为乙状结肠;有腹壁浅动、静脉分支和腹壁下动、静脉分支;布有髂腹下神经的前皮支。

【辨证辨病】

1.膀胱腑证 "膀胱者,州都之官,津液藏焉,气化则能出矣"(《素问·灵兰秘典论》篇)。膀胱气化无权,溺不得出的癃闭,膀胱气化失常,水液停积的水肿,及"膀胱不约为遗溺"的遗尿病,都属膀胱募穴的主治范围。膀胱本腑湿热蕴结,和它脏积热所致的膀胱腑病,也属本穴的治疗范围。

伤寒病中的太阳腑证(蓄水证),也属本穴的治疗范围。

2.同水湿有关的病证 本穴具有通利小便、化气行水之功。因此,对于与水湿、湿热和小便不利有关的肝、胆、脾、胃、肠的病证及湿热下注的病变,如胃痛、泄泻、痢疾、痰饮、黄疸、肝炎、胆囊炎、带下、尿浊、阴痒等,凡需要通过通利小便而排出水湿、分消湿热、祛湿化浊的病证,均可配取本穴。

3.生殖系病 任脉和足三阴经的肝脾肾,与生殖系统的生理、病理有密切关系。足三阴经循少腹,结于阴器交任脉;任脉起于中极之下,以上毛际,循腹里,上关元……前阴为宗筋所聚,本穴针感循少腹走至前阴;生殖病证,位于小腹、前阴。因此,中极主治男女生殖系疾病,特别是下焦虚寒和水湿之邪为因的病证,更为适宜。

由于足三阴之经脉皆循行于少腹,而隶属于任脉,故晋代医书《脉经·卷二》载述任脉疾病的"动若少腹绕脐下引横骨,阴中切痛"之病证,也属本穴的治疗范围。

4.局部病证 中极还治疗穴位所在处的局部病变,如腹痛、痛经、积聚、疝瘕等。

【功能主治】 遗尿、癃闭、水肿、肾盂肾炎、膀胱炎合并尿道炎、淋证、遗精、带下、阳痿、尿浊、子宫脱垂、产后腹痛、痛经、经闭、月经不调、小腹痛、积聚、舌疮、痰饮、传染性肝炎(无黄疸型)、黄疸、肝硬化、伤寒病太阳腑证(蓄水证)。

亦治阴痒、尿血、胃痛、呕吐、泄泻、奔豚气、疝气等。

【操作应用】 热敏灸、雷火灸、麦粒灸、灸具灸均可。直刺2.0~2.5寸,感应为局部酸胀,并可扩散至外生殖器及会阴部。孕妇禁灸。

1.辨证取穴

(1)用补法,化气行水、约束膀胱;配艾灸或烧山火,温阳化气。类似益智仁、桑螵蛸、覆盆子、仙灵脾、金樱子、补骨脂、芡实等药的功效。

(2)用泻法,通利小便;配透天凉,清泻膀胱郁热。类似茵陈、通草、滑石、猪苓、茯苓、泽泻、车前子、栀子、地肤子、海金砂、冬葵子等药物的功效。

(3)用泻法,配艾灸或烧山火,能温阳行水。

(4)用艾条灸,每次5~10 min,能温阳行水。

2.局部取穴 用泻法,通经活血;配艾灸或烧山火,有温经散结、活血祛瘀之功。

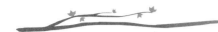

二、关元

关元,因其位于人身阴阳元气交关之处,又能大补元阳而得名;又名结交、次门、下纪、大中极、丹田;是足三阴经、任脉的交会穴;位于脐下 3 寸,穴下内部是小肠、膀胱和子宫底部;为小肠募穴,壮阳要穴。小肠腑病、下元虚冷和男女生殖、泌尿系一些病证,多在此穴出现压痛或异常反应。

依其所属经脉、穴下脏器、小肠募穴、针感走向、穴位所在,关元主治下焦、中焦、小腹、小肠腑病以及男女生殖、泌尿系疾病。对于真阳虚衰、脏腑虚惫的病证,及其所产生的病理证候,具有一定的功效。

《类经图翼》论述本穴的重要性,指出"此穴当人身上下四旁之中,故又名大中极,乃男子藏精,女之蓄血之处"。又指出主治"诸虚百损"。

【取穴定位】 前正中线上,脐下 3 寸。

【解剖毗邻】 在腹白线上,深部为小肠;有腹壁浅动、静脉分支和腹壁下动、静脉分支;布有第 12 肋间神经前皮支的内侧支。

【辨证辨病】

1. 泌尿、生殖系病 足三阴经循少腹,结于阴器交任脉,男女生殖、泌尿的生理、病理与任脉和足三阴经的肝、脾、肾三脏的功能活动有着密切关系。因此,足三阴经和任脉之交会穴关元主治男女生殖、泌尿系疾病,特别是真阳不足、下元虚寒者,更为适宜。

2. 真阳不足之病证

(1)严用和说:"肾气若壮,丹田(命门)火经上蒸脾土,脾土温和,中焦自治。"张景岳说:"命门为五脏六腑之本。然,命门为元气之根……而脾胃以中州之土,非此不能生。"由于本穴有补肾阳、壮真火的作用,因此,凡属肾阳不足、命门火衰所导致的脾阳不振、脾肾阳虚、心阳不足、下元虚冷、膀胱虚寒、气化失常、阴寒内盛、真阳欲绝的病证,都属本穴的主治范围。

伤寒病中的少阴证虚寒型亦属本穴的治疗范围。

(2)脾阳不振则水谷不能运化,全身失其濡养,则衰老加速,病邪易侵,诸病丛生。胃的腐熟,脾的运化,赖命门之火的温煦,因此,命门被认为是人身生命之本。具有补肾阳壮命门作用的关元穴,也就被历代医家用作防病保健,强壮要穴。因命门火衰,纳运失常,气血生化之源不足引起的疾病,都可选取本穴以治其本。

3. 局部病和下肢病 本穴还治疗穴位所在处的局部病,和本穴针感所走达处的腰及下肢疾患,如腰痛、下肢痛、下肢痹证、外伤性截瘫等。总之,关元是真阳不足、脏腑虚惫、肾阳虚衰、寒从中生,和补阳配阴、使沉阴散而阴从于阳,所谓"益火之源,以消阴翳"的常用穴;是治疗"温之不温,是无火也"的病证之常用穴;是真阳欲绝,"阴难急复,阳当速固",顾阳为其急务的回阳固脱的急救穴;是穴位所在处阴寒内积、寒凝血结病证的常用穴。

【功能主治】 遗尿、癃闭、水肿、尿浊、劳淋、阳痿、泄泻、便秘、霍乱、呃逆、反胃、痰

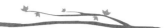

饮、消渴、带下、不孕症、痛经、经闭、月经不调、产后腹痛、小腹痛、寒疝型腹痛、疝气、癥瘕、奔豚气、崩漏、虚劳、痿证、癫证、厥证、久疮、腰痛、下肢痛(附:痹证)、伤寒(真武汤证、四逆汤证)、多寐、脱证、慢惊风、慢脾风。

亦治遗精、痢疾、头痛、眩晕、慢性结膜炎、哮证、喘证、中风、胃痛、呕吐、风心病、冠心病、青盲、暴盲、夜盲等。

【操作应用】　热敏灸、雷火灸、麦粒灸、灸具灸均可。直刺或向下斜刺。进针 1 ~ 2 寸。感应为局部酸胀。有时可放散至外生殖器。

1. 辨证取穴

(1) 用补法,补肾阳、温脾阳;配艾灸或烧山火,能温补真阳。类似四逆汤及肉桂、冬虫夏草、甜大云、巴戟天、仙灵脾、仙茅、益智仁、补骨脂、鹿茸等药的功效。

(2) 用泻法,调理冲任,主治冲任不调所致的妇科病症。

(3) 用艾条灸 10 ~ 30 min,有温下元、暖胞宫、逐寒邪之功。

2. 局部取穴　用泻法,通经行血、消积散滞;配艾灸或烧山火,可温通阳气、逐寒散结。类似吴茱萸、沉香、丁香、小茴香、艾叶、荔枝核、乌药、干姜、香附、延胡索、丹参、桃仁、红花、三棱、莪术等药的功效。

三、气海

气海为诸气之海,有大补元气和总调下焦气机的作用,主治脏气虚惫诸证,故前人依其生理功能和治疗作用而命名为"气海"。"肓之源,出于脐胦,脐胦一"(《灵枢·九针十二原》篇),脐胦是气海之别名。"肓之原在脐下"(《素问·腹中论》篇),气海是肓之原穴,因位于脐下,所以又名"下肓"。

气海,是任脉之小腹部腧穴,穴下内部是小肠;是"男子生气之海,元气之聚,生气之源"之处;为下焦的气会穴,元气要穴,主治脏气虚惫、真气不足和下焦气机失畅所出现的病证。具有增强元气,总调下焦气机的作用。对于改善真气不足所产生的病理证候,具有一定的功效。

"百病皆生于气也"(《素问·举痛论》篇)。气海为气病要穴,因此应用较广。临床应根据气同脏腑、血的生理、病理关系,掌握运用。

【取穴定位】　第 3 腰椎棘突下,旁开 1.5 寸。

【解剖毗邻】　在腰背筋膜,最长肌和髂肋肌之间;有第 2 腰动、静脉后支;布有第 2 腰神经后支的外侧支,深层为第 1 腰丛。

【辨证辨病】

1. 元气不足的病证　元气是先天精气所化生,发源于肾,赖后天生化之源的不断充实和滋养,借三焦之道通达全身,以推动脏腑等一切组织器官的功能活动,成为人体生命活动的原动力。元气不足则脏气虚惫,脏气虚惫则元气亦亏。心、肺、脾、肾等脏气虚惫、功能减退的病证,为气海穴的治疗范围。

2. 与气有关的血证　人体病理变化无不涉及气血,气血失调是一切疾病中最具有普

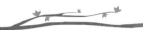

遍意义的一种发病机制。气和血相互依存,相互为用,血病则气不能独化,气病则血不能畅行,血之虚实可涉及气,气之盛衰亦可影响到血;"损者多由于气,气伤则血无以存";气为血帅,血随气行,气行则血行,气滞则血结。因此,凡气滞而血行瘀阻、气虚而不摄血的妇女经血证,和穴位所在处的气滞血瘀的病证,以及下焦气机失畅所出现的病证,都属本穴的治疗范围。

【功能主治】　呃逆、哮证、喘证、虚劳、失音、厥证、慢惊风、脱肛、胃下垂、子宫脱垂、疝气、水肿、遗尿、癃闭、淋证、阳痿、遗精、不孕症、经闭、痛经、月经不调、崩漏、带下、积聚、癥瘕、奔豚气、寒疝型腹痛、产后恶露不止、小腹痛、便秘、脱证。

亦治软腭麻痹、肺痨、痢疾、泄泻、头痛、眩晕、耳聋、外伤性截瘫、腰痛等。

【操作应用】　热敏灸、雷火灸、麦粒灸、灸具灸均可。直刺或向下斜刺,1.0～2.5寸,感应为局部酸胀,并可向外生殖器扩散。

1. 辨证取穴

(1)用补法,培补元气;配艾灸或烧山火,能温阳益气。类似人参、黄芪、五味子、补骨脂、胡桃仁、甜大云等药的功效。

(2)用泻法,行气散滞、理气行血。类似芍药、沉香、荔枝核、延胡索、香附、郁金、小茴香等药的功效。

2. 局部取穴　用泻法,祛邪散滞;配艾灸,温阳散寒。

四、神阙

神阙,又名脐中、气舍、气合;是任脉的脐部腧穴,穴下内部是小肠;为胎儿生命的根蒂,与人体内脏有密切的联系;为温阳、回阳救逆的要穴。

神阙是下元虚冷、中阳不振、寒从中生,和穴位所在处阴寒内盛、寒凝血结等病证的常用穴。并常用于"温之不温,是无火也""益火之源,以消阴翳""阴难急复,阳当速固",真阳欲绝,顾阳为其急务的病证。它之所以有上述作用,是因位居于脐,脐位大腹中央,是"五脏六腑之本,冲脉循行之地,元气归藏之根",介于中下焦之间,脐下肾间动气之处之故。"不可刺者,宜灸之"。本穴临床多用灸法。

《针灸甲乙经》指出:"脐中禁不可刺,刺之令人恶疡,遗矢者死不可治。"《素问·气穴论》篇王冰注也认为:"禁不可刺,刺之使人脐中恶疡,遗矢出者死不可治。"后世医家均从之,禁用针刺,施用艾灸,并创用了多种灸法,以及药物填脐、敷脐、贴脐、温脐、滴脐、吸脐等法,都广泛用于临床。

【取穴定位】　脐窝中央。

【解剖毗邻】　在脐窝正中,深部为小肠;有腹壁下动、静脉;布有第10肋间神经前皮支的内侧支。

【辨证辨病】　本穴在脐,脐为先天之结蒂,又为后天之气舍,介于中、下焦之间。脾胃居于中焦,为后天之本,主纳运水谷精微,为生化气血之源。李东垣说:"脾胃之气既伤,元气亦不能充,而诸病之所由生也。"凡真阳虚衰,下元虚冷,胃肠虚寒,脾阳不足,以

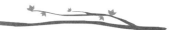

及与此有关的病证,都属本穴的主治范围。

伤寒病中的少阴证(虚寒型)和太阴证,可配取本穴施治。足太阴经筋,自阴器循少腹直上,结于脐,脐以下之经筋拘急、弛缓,可取本穴施治。

【功能主治】　脱证、厥证、腹痛、寒疝型腹痛、腹满、便秘、霍乱、泄泻、痢疾、水肿、虚劳、呃逆、反胃、呕吐、慢惊风、慢脾风、奔豚气、脱肛、伤寒(太阴证)、痰饮、多寐。

亦治积聚、带下、不孕症、痛经、月经不调等。

【操作应用】　热敏灸、雷火灸、麦粒灸、灸具灸均可,以隔盐、隔姜等灸为常用。禁针。

1.辨证取穴　用艾灸或隔姜、隔盐、隔附子灸,能振奋中阳、温补下元、回阳固脱。类似乌附片、干姜、良姜、肉桂、吴茱萸、丁香、艾叶、小茴香、冬虫夏草、红枣、补骨脂等药的功效。

2.局部取穴　用艾灸 10~30 min,能逐冷散结、温散寒邪、温通血脉。

五、下脘

下脘,因位于中脘穴之下,穴下是胃脘,故而得名;又名下管,为任脉经的上腹部腧穴;是任脉与足太阴经的交会穴;位于脐上二寸,穴下约当胃腑及横结肠。

依其穴下脏器、穴位所在、针感走向、胃肠功能和胃肠同他脏的关系,本穴治疗胃肠、脐腹及在病理上同胃、肠有关的一些病证。

【取穴定位】　前正中线上,脐上 2 寸。

【解剖毗邻】　在腹白线上,深部为横结肠;有腹壁上、下动、静脉交界处的分支;布有第八肋间神经前皮支的内侧支。

【辨证辨病】

1.胃肠病证　胃主受纳和腐熟水谷,大肠司传化和排泄糟粕。脾与胃相表里,大肠与脾胃关系密切。凡寒凉所伤、饮食停积、湿热蕴积、肝气郁滞、痰湿内停等因所致的胃肠病,和脾胃肠相互影响所导致的病证,都属本穴的治疗范围。

2.胃肠功能失常之病证　肠胃受病,传化、受纳、腐熟水谷功能失常,生化气血之源不足,引起的脏腑、器官、肢体病。取本穴以治其因治其本。

本穴还治疗穴位所在处的局部病。如腹痛、腹胀、积聚和经筋病变等。

【功能主治】　腹痛、腹胀、寒疝型腹痛、泄泻、便秘、急性肠梗阻、痢疾、霍乱、肠寄生虫、胃痛、反胃、呕吐、疳证、郁证、头痛、失眠、眩晕、积聚、经闭、月经不调。

亦治痰饮、荨麻疹、狂证等。

【操作应用】　热敏灸、雷火灸、麦粒灸、灸具灸均可。直刺 1~2 寸,感应为局部酸胀。

1.辨证取穴

(1)用泻法,和胃导滞、通肠散结。类似神曲、麦芽、山楂、鸡内金、郁金、香附、枳实,枳壳、木香等药的功效。

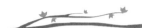

（2）用泻法配艾灸或烧山火，温通肠腑、温胃散寒。类似厚朴、砂仁、丁香、白蔻仁、草豆蔻仁、苍术、枳壳、巴豆、木香、干姜等药的功效。

（3）用泻法配透天凉，清胃肠之热。

2. 局部取穴　用泻法配艾灸，散寒祛邪。

六、中脘

中脘，因位于胃脘部，上、下脘之间而得名；又名胃脘、太仓、中管、上纪；为任脉经的上腹部腧穴；任脉、手太阳、手少阳、足阳明经的交会穴；位于脐上4寸，穴下内部是胃腑约当幽门部；乃胃经经气聚集之处，为胃之募穴；又为六腑之会穴，中焦的气会穴。胃腑病，多在此募穴出现压痛或异常反应，检查该穴，有助于鉴别胃腑病的虚实寒热等。

依其穴下脏器、胃之募穴、腑之会穴、针感走向、穴位所在、胃腑功能和胃同他脏的关系，中脘主治胃、上腹和中焦气机失常，以及在病理上与胃有关的病证。对改善胃腑功能，消除胃功能失常所产生的病理证候，具有一定的功效。

【取穴定位】　前正中线上，脐上4寸；或脐与剑胸联合连线的中点处。

【解剖毗邻】　在腹白线上，深部为胃幽门部；有腹壁上动、静脉；布有第7、8肋间神经前皮支的内侧支。

【辨证辨病】

1. 胃和同胃有关的病证　手太阴经脉"还循胃口"；足阳明经脉"下膈属胃络脾"其经别"属胃，散之脾，上通于心"；足太阴经脉"属脾络胃，复从胃，别上膈，注心中"其络脉"入络肠胃"；手太阳经脉"抵胃属小肠"；足厥阴经脉"挟胃属肝络胆"。由于经脉的循行和属络，胃同脾、心、肺、肝、胆、大肠、小肠的关系密切。因此，凡胃与脾、肝、胆、肠、食管相互影响、互为因果的病证，以及寒凉伤胃、饮食停积、痰湿停胃、寒湿内停、湿热蕴结和气滞血瘀等因引起的胃腑病证，都属胃募中脘的主治范围。与心有关的癫、痫、狂、不寐等，亦属本穴的治疗范围。

伤寒病中的厥阴证寒热错杂型和伤寒太阴证及阳明证，都可取施本穴。

2. 治疗腑病　中脘为腑之会穴，是六腑之气聚会之处。《难经》说："腑会太仓。"滑伯仁说："太仓一名中脘，在脐上四寸，六腑取禀于胃，故为腑会。"六腑病，特别是肠、胃、胆腑和胰腺病，配取腑之会穴中脘施治，更为适宜。

中焦气机失常或气虚引起的病证，亦可取中焦之气会穴中脘，理气、益气建中。

3. 同胃腑有关的虚证　胃腑功能失常，生化气血之源不足，以致气血亏虚出现的脏腑、器官病证，都可取本穴以治其本。

"胃者，五脏六腑之海也，水谷皆入于胃，五脏六腑皆禀气于胃"（《灵枢·五味》篇）。胃功能失常能导致很多疾病，影响身体健康，易于造成未老先衰。因此，前人认为"人以胃气为本，有胃气则生，无胃气则死"。临床应重视调理脾胃，中脘为调胃之常用穴。

4. 痰病和穴位所在处的局部病　"或针痰，先针中脘三里间"（《行针指要歌》）。"一切痰饮，取丰隆、中脘"（《医学纲目》）。中脘是治痰要穴之一。因痰或痰湿、痰火留聚于

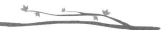

胃出现的病证,以及与痰有关的其他病证,均可取施本穴。

中脘还治疗穴位所在处的局部病,如腹痛、积聚和经筋病变等。

【功能主治】 胃痛、呃逆、呕吐,反胃、霍乱、疳证、郁证、积聚、食管癌、腹痛、痰饮、失眠、癫证、痫证、狂证、慢性咽炎、齿痛、慢性结膜炎、荨麻疹、便秘、急性肠梗阻、急性胰腺炎、胆道蛔虫病、伤寒(太阳证)、伤寒(阳明腑证)、经闭、月经不调、头痛、眩晕。

亦治传染性肝炎、初期肝硬化、哮证、乳汁缺乏、夜盲等。

【操作应用】 热敏灸、雷火灸、麦粒灸、灸具灸均可。直刺 1~2 寸,施呼吸补泻手法,感应为上腹部沉重酸胀感,或胃部有收缩感。

辨证取穴:

(1)用泻法,和胃导滞、祛痰消积。类似山楂、麦芽、神曲、莱菔子、枳壳、枳实、香附、郁金、鸡内金、陈皮、木香、沉香、延胡索、茯苓等药的功效。

(2)用泻法配艾灸或烧山火,能暖胃逐邪、温通腑气。类似砂仁、半夏、苍术、藿香、厚朴、白蔻仁、草豆蔻仁、吴茱萸、丁香、陈皮、良姜、木香等药的功效。

(3)用补法,健胃补中。类似白术、茯苓、炙甘草、山药、黄精、红枣等药的功效。

(4)用泻法配透天凉,清胃散邪。

(5)用艾条灸,每次灸 5~20 min,温阳益胃、暖胃散邪。

七、膻中

膻中,有广义和狭义之分。广义是指胸腔,狭义是指心包。膻中穴,是前人依其所在部位(膻中)而命名的;又名上气海、胸堂、元儿、元见。上气海是因它偏于治疗上焦气病而命名;胸堂则是依其所在部位而命名的。

膻中为任脉的胸部腧穴,位于两乳之间,穴下内部是心包及心;为心包络经之经气聚集之处,乃心包络之募穴;是任脉、足太阴、足少阴、手太阴、手少阴经的交会穴;又是气(宗气)聚会之处,为气之会穴。是治疗气病的要穴。膻中主治气病,特别是上焦气机不畅所致的病证,以及心、肺、胸胁、乳、咽等脏腑器官病变。

临床应根据气同脏腑、器官、血的生理、病理关系,掌握运用配穴处方。

【取穴定位】 前正中线上,平第 4 肋间隙;或两乳头连线与前正中线的交点处。

【解剖毗邻】 在胸骨体上;有胸廓内动、静脉的前穿支;布有第 4 肋间神经前皮支的内侧支。

【辨证辨病】 依其穴位所在、穴下脏器、心包募穴和气之会穴,膻中治疗心、肺、胸、膈、乳、咽病证。

胸部为心肺所居,又是宗气所聚之处。"膻中者,臣使之官,喜乐出焉"(《素问·灵兰秘典论》篇)。凡由情志失和,气机失畅;外邪侵袭,肺气壅滞;痰浊阻肺,肺失宣降,痰气交阻,闭塞气道;心血瘀阻,心络挛急,气滞不行,乳络不畅;气滞血瘀,胸络阻滞,以及痰浊、寒湿、阴寒、瘀血阻滞脉络,气机不畅等所引起的心、肺、胸、膈、乳部病证,都属心包募穴,气之会穴膻中的治疗范围。具有通畅上焦气机、理气散滞通络的作用。

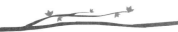

本穴针感能走达胸、胁、两乳等处,依其针感的走向。本穴还治疗针感走达处上述部位的病变。

【功能主治】 咳嗽、哮证、喘证、胸痛、冠状动脉硬化性心脏病、胸痹、胁痛、乳汁缺乏、急性乳腺炎、乳癖。

亦治呃逆、梅核气、肺痨等。

【操作应用】 热敏灸、雷火灸、麦粒灸、灸具灸均可。平刺1.0~1.5寸,感应为局部酸胀或胸前沉重。

1. 辨证取穴

(1)用泻法,宽胸利膈、理气通络。类似枳壳、陈皮、沉香、苏梗、川楝子、栝蒌、青皮、郁金等药的功效。

(2)用补法,补益宗气。

2. 局部取穴 用泻法配艾灸,温阳散寒,温通脉络。类似薤白、桂枝、沉香、厚朴等药的功效。

八、天突

天突,又名玉户、天瞿穴;是任脉经的腧穴,任脉、阴维脉之交会穴;位于结喉下,胸骨切迹上缘,穴下深部是气管;为治疗气管、喉、咽及食管疾病的常用穴。

气道不宣,肺气升降出入失常的病证,多属实,咽喉、食管疾病,多实证。因此,本穴多用泻法。取泻本穴易伤正气,其捻泻的多少,应依邪盛的程度和患者体质强弱而定。兼有正气不足之哮证、喘证,捻泻过多,易致元气大伤,或因致气脱而死。临床应特别注意。

属于肺肾气虚、肺脾气虚、肾不纳气之哮、喘、咳嗽,不宜取本穴施治,补泻均不适宜,泻之伤气,补助气逆。

【取穴定位】 胸骨上窝正中。

【解剖毗邻】 在胸骨切迹中央,左右胸锁乳突肌之间,深层为胸骨舌骨肌和胸骨甲状肌;皮下有颈静脉弓,甲状腺下动脉分支,深部为气管,向下胸骨柄后方为无名静脉及主动脉弓;布有锁骨上神经前支。

【辨证辨病】

1. 气管病 气管上连喉咙,下通于肺,属于肺系,是肺气出入之通路。肺气升降出入正常与否,与气管的通畅有关,气管的通畅与否,与肺脏功能的正常与否有关。天突穴多用于外邪犯肺,气道不利,气机升降失常的病证。风寒犯肺,郁于气道,肺气不能宣畅;痰气交阻,闭塞气道,肺失升降之职,引起的咳嗽、哮证、喘证等,都可取本穴以利气道、降痰浊、降逆气。如能使逆气痰浊随针感沿任脉循胸里下行而消失或减缓,则收效更为显著。

2. 食管病 郑梅涧在《重楼玉钥》中说:"夫咽喉者,生于肺胃之上,咽者嚥也,主通利水谷,为胃之系,乃胃气通道也;喉者空虚,主气息出入呼吸,为肺气之通道也。"咽喉连于肺胃,喉为气机呼吸之门户,咽为饮食消化之通道。任脉循行咽喉,气管通于喉。因此与

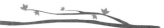

肺胃有关的咽喉疾病,属本穴治疗范围。临床常根据不同病因和病理类型,配取在不同治则处方中。

食管疾病,如食管癌、食管炎、食管痉挛等,亦可取本穴施治。

【功能主治】 哮证、喘证、百日咳、咳嗽、失语、咽炎、梅核气、食管炎、食管痉挛、食管麻痹、食管癌、呃逆、单纯性甲状腺肿、甲状腺功能能亢进症、急喉风。

【操作应用】 热敏灸、雷火灸、麦粒灸、灸具灸均可。先直刺0.2~0.3寸,然后将针尖向下,紧靠胸骨柄后方刺入1.0~1.5寸。必须严格掌握针刺的角度和深度,以防刺伤肺和有关动、静脉。

辨证取穴:

(1)用泻法,降痰利气、镇咳平喘、清利咽喉。类似杏仁、栝蒌、橘红、桔梗、牛蒡子、白前、前胡、苏子、贝母、枳实、旋复花、胆南星等药的功效。

(2)用泻法配艾灸,温降痰浊、镇咳平喘。类似干姜、细辛、麻黄、款冬花、杏仁、半夏、紫菀、旋复花等药的功效。

(3)用补法,收敛肺气。类似炙黄芪、潞参、五味子、百合、炙甘草等药的功效。

九、廉泉

廉泉,又名本池、舌本;位于颌下结喉上舌骨下;是任脉腧穴,为任脉、阴维脉之交会穴;具有清利咽喉、通调舌络、消散壅滞等功效;是治疗舌、咽喉疾病的常用穴。

由于咽喉、舌疾患多出现热实证,故本穴临床多用泻法,少用艾灸。

【取穴定位】 微仰头,在喉结上方,当舌骨体上缘的中点处。

【解剖毗邻】 在舌骨上方,左右颏舌骨肌之间,深部为会厌,下方为喉门,有甲状舌骨肌、舌肌;有颈前浅静脉,甲状腺上动、静脉;布有颈皮神经的分支,深层为舌根,有舌下神经及舌咽神经的分支。

【辨证辨病】

1. 咽喉病 咽喉连于肺胃,又是诸经行聚之处,因此外感诸邪,邪从口鼻而入,咽喉常先遭受侵犯;内伤诸疾,病从脏腑而来,咽喉亦常遭其害。具有清利咽喉、消散郁结之功的廉泉穴,可用于治疗风热邪毒,侵犯咽喉;肺胃积热,上蒸咽喉;肺肾阴虚,虚火上炎;风寒客热,壅遏音窍,以及气郁痰结,肝郁化火,气血壅滞等因所引起的咽喉病变。根据不同病因和病理类型,配取在不同治则处方中,标本兼治。

2. 舌病 "心气通于舌",舌为心之苗,手少阴之别、足太阴之正、足少阴之正、足太阴之脉、足少阴之脉、足太阳之筋、手少阳之筋均分布于舌,因此,引起舌病的原因较多,反映的病理类型也比较复杂。凡因风邪挟痰,阻涩舌络;风阳挟痰,走窜舌络;温邪上攻,损伤舌络;心脾积热,熏壅舌本;心火上炎,循经上扰;肺肾两虚,舌肌失灵等引起的舌疮、重舌、木舌、弄舌以及舌卷、舌强、舌喑等症,均可配取本穴。

3. 喑哑 《灵枢·忧恚无言》篇说:"喉咙者,气之所以上下者也;会厌者,声音之户也;口唇者,声音之扇也;舌者,声音之机也;悬雍者,声音之关也。"阐述了语言的发出,乃

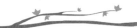

与喉咙、会厌、口唇、舌、悬雍垂等器官协调有关。位于颌下的廉泉穴,主治舌肌、喉咙、会厌功能失常的暗哑。至于脑病(如各型脑炎、化脓性脑膜炎、中毒性脑症状等)、温邪上攻、药物中毒等因引起的暗哑失语,则以哑门穴为主,可配取本穴。

【功能主治】 舌瘖、喉瘖、暗哑、聋哑、咽炎、急喉风、梅核气、重舌、舌疮、木舌、声门肌痉挛、癔症、软腭麻痹。

亦治乳蛾、疟腮等。

【操作应用】 热敏灸、雷火灸、麦粒灸、灸具灸均可。向舌根斜刺0.5～0.8寸,本穴针感,能走达喉核、腮部和耳部。

辨证取穴:

(1)用泻法,通调舌络、消散壅肿;配透天凉,能清利咽喉、消散壅结。类似桔梗、牛蒡子、黄芩、夏枯草、连翘、金银花、石菖蒲、升麻、胆南星、射干、大青叶、山豆根、青果、全蝎等药的功效。

(2)用补法,有补益舌本之功。

第十五节　督脉腧穴

一、命门

命门,又名精宫、属累、竹杖;《备急千金要方》说:"惟此处骨虚怯,以手拍之可立死,故曰命门。"

本穴是督脉经的腰部腧穴,位于第二腰椎之下两肾俞之间,具有补肾培元、温阳益脾和益火生土的作用。主治男女生殖、泌尿和脾胃疾病,以及督脉为病和腰部疾患等。命门是补肾阳壮命门火的常用穴。临床多用补法和艾灸,或二者并用。非实证不可施用泻法,更不宜过多地捻泻。对于男女泌尿生殖系疾病,如能使针感走达小腹,则收效更显著。

【取穴定位】 后正中线上,第2腰椎棘突下凹陷中。

【解剖毗邻】 在腰背筋膜、棘上韧带及肌间韧带中;有腰动脉后支和棘间皮下静脉丛;布有腰神经后支的内侧支。

【辨证辨病】

1.真阳虚衰病证

(1)本穴有补肾阳壮命门的作用。命门,乃"生命之根""主命之门";生气之源,精神之所舍,元气之所系;男子以藏精,女子以系胞;五脏六腑之本,十二经之根,三焦气化之源。命门附于肾,在两肾之间,真气通于肾,命门真火的功能与肾阳作用有密切关系。肾阳一衰,人体各种功能活动就会出现一系列衰退现象,诸病丛生。故肾阳虚衰的病证,如

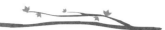

阴器、胞宫、脑、心、脐、腰背部疾患,都可取施本穴。

(2)命门真火与脾胃的关系密切。后天脾的运化,胃的腐熟,都依赖先天真火的温煦。严用和说:"肾气若壮,丹田火经上蒸脾土,脾土温和,中焦自治。"张景岳说:"命门为精血之海,脾胃为水谷之海,均为五脏六腑之本。然,命门为元气之根……而脾胃以中州之土,非此不能生。"命门之火式微,火不生土,以致脾阳虚弱或脾肾阳虚的病证,都属本穴的治疗范围。

2.督脉病　"督脉者,起于下极之俞,并于脊里,上至风府,入于脑"(《难经·二十八难》篇)。凡督脉为邪所侵出现的脊柱强直、角弓反张、项背强痛、脊柱疼痛等病变,均可取本穴施治。

本穴还治疗穴位所在处局部疾患,如腰痛等症。

【功能主治】　阳痿、遗尿、癃闭、水肿、尿频、子宫脱垂、带下、不孕症、泄泻、遗精、腰痛、脊髓炎、痛经、痉病、破伤风、外伤性截瘫、坐骨神经痛、小儿麻痹后遗症。

亦治月经不调、崩漏、消渴等。

【操作应用】　热敏灸、雷火灸、麦粒灸、灸具灸均可。直刺1.0～1.5寸,感应为局部酸胀,深刺时有麻电感向双下肢放散。

1.辨证取穴

(1)用补法(或配艾灸),补肾培元、温阳益脾、壮腰补虚。类似乌附片、肉桂、杞果、狗脊、续断、寄生、杜仲、淫羊藿、山茱萸、鹿角、巴戟天、补骨脂、益智仁、淡大云等药的功效。

(2)用泻法,通畅督脉经气;配艾灸,能温通督脉。

(3)用艾灸,温阳补虚。

2.局部取穴

(1)用泻法,能通畅督脉经气,祛邪散滞;配艾灸,温阳散邪。

(2)用艾灸,温阳散寒以消阴霾。

二、至阳

至阳穴属督脉,别名金阳穴,穴义为督脉气血在此吸热后化为天部阳气。穴当心后与背脊之中。至者,极也、大也。督脉阳气从尾闾关上升到夹脊关,为阳气至盛之处,周楣声教授将之称为阳光普照区,可治胸腔腹腔脏器疾患。

【取穴定位】　在脊柱区,第7胸椎棘突下凹陷中,后正中线上。

【解剖毗邻】　皮肤→皮下组织→棘上韧带→棘间韧带。浅层主要布有第7胸神经后支的内侧皮支和伴行的动、静脉。深层有棘突间的椎外(后)静脉丛,第7胸神经后支的分支和第7肋间后动、静脉背侧支的分支或属支。

【辨证辨病】

1.善治胸痹　胸痹多数是由于患者诸脏阳气不足,脾胃虚寒,运化腐熟功能失常,而易生寒湿之邪,寒湿之邪凝聚成痰,搏结于心胸而造成胸痹;或由于心阳不足,则心脏鼓动血脉无力,血液循行不畅则结聚成瘀,瘀阻脉络,"不通则痛";或由于脾胃功能失调导

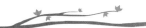

致运化腐熟水谷失常,水谷精微无法转变为气血津精及营养物质,周身营养不足从而导致气血亏虚,濡养失司,精微物质无法上达濡养心脏,"不容则痛"。《金匮要略》中明确指出胸痹发生的病理机制可以归纳为"阳微阴弦",即上焦阳气,下焦阴寒之邪较甚而导致心绞痛。治宜温补心阳,散寒行气,活血化瘀,通络止痛。督脉为"阳脉之海",行于后背正中,出于会阴,沿脊椎部上行,上贯于心,至阳穴隶属于督脉,邻近心包,为阳之至也,具有振奋心阳、升阳祛寒、疏通气血、调畅气机之效。

2.疼痛类疾病

(1)善止带状疱疹疼痛:至阳为"阳中之至",为全身中阳气最为聚集旺盛的穴位之一,是阳气隆盛之处所在,具有升发阳气、调畅气机的功效。阳气升则正气旺,"正气存内,则邪不可干"(《素问·刺法论》篇),气机通则疼痛止。选取至阳穴进行治疗(针刺、埋针等),可以升发阳气,振奋心阳,心主血脉,心阳充足,则宣统血脉有力,可充裕阴血,使气机运行顺畅继而消散瘀血,瘀血除则疼痛止;又因至阳穴与"血会"膈俞相邻,故具有调畅血脉之效,气血运行舒畅,"通则不痛",从而达到止疼的效果。

(2)善止胃痛:至阳位于后背正中线督脉之上,人背为阳,横膈以上亦为阳,至阳所处与横膈相平,督脉起于会阴,向上循行至此达到"阳中之阳"至阳穴所在之处,故至阳能鼓舞全身阳气,充沛人体正气,调节脏腑功能,使脏气通,腑气顺,安和五脏,进而达到治疗温中止痛的作用。从现代医学的解剖学结构上来看,第6胸椎和第7胸椎神经所发出的支配胃、小肠等消化系统功能的神经冲动的神经元所在之处正是至阳穴的取穴点附近,当病变引起胃脘部不适时,该处可出现局部压痛等异常感觉反应,根据"以痛为腧",亦可选择该处附近的至阳穴作为主要穴位进行治疗。

3.善治五疸 五疸是疸病的总称,张仲景在《金匮要略》中将疸病分为"黄疸、谷疸、酒疸、女劳疸、黑疸"5种类型,五疸的病因和发病机制皆是由于湿热。湿邪在体内郁久而化热,湿热相互搏结,熏蒸肝胆,胆汁外溢于肌肤而表现全身发黄的症状。湿邪不被清除,则热邪难以消散,疸亦难退。故治疗疸症时应注意祛湿清热,利胆退黄。至阳为背部督脉上的穴位,所处位置为阳中之阳,可养阳升气,调理气机,祛湿清热,畅利三焦,对于治疗以湿热为患的五疸有较好的治疗效果。

【功能主治】 腰背疼痛,胸胁支满,胸痛彻背,胫酸,四肢重痛,少气难言,胃寒不能食,腹中鸣,肝胆病证,疟疾等。

【操作应用】 热敏灸、雷火灸、麦粒灸、灸具灸均可。斜刺0.5~1.0寸。艾灸此穴可振奋全身之阳气,安和五脏。

三、身柱

身柱,又名尘气、智利毛等。出自《黄帝明堂经》。身,指全身。柱,梁柱。穴处为全身支柱之意。穴位上接巅顶,下通背腰,平齐两肩,居冲要之地,而又梁柱之用也。身柱穴,为督脉脉气所发。督脉,为阳气之海,起于两阴、而合少阴,挟肾精而上行,生发一身之阳气。故,灸身柱能化生气血,引而上行。使身材矮小者长高之,阳气不足者充实

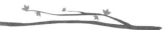

之,体质弱者改变之。

据资料记载,日本现代著名针灸家代田文志曾为一群体质虚弱,容易感冒、尿床、消化不良的小学生集体施灸身柱穴,连续施灸1个月后,这群学生的食欲增强了,尿床次数较前明显减少了。之后,他在文中记载道:"灸过身柱穴之后,不伤风了,食欲增加了,发育也好了。"故而,日本人对灸"身柱"推崇有加,称之为"小儿百病之琵琶骨"。

【取穴定位】 在脊柱区,第3胸椎棘突下凹陷中,后正中线上。

【解剖毗邻】 有腰背筋膜,棘上韧带及棘间韧带;有第3肋间后动、静脉背侧支及棘突间静脉丛;布有第3胸神经后支的内侧支。

【辨证辨病】

1.神志病 可以防止疲劳和促进疲劳的恢复,防止神经衰弱、不眠症、头痛等。对脑出血、精神病、癔症、小儿麻痹、癫痫、舞蹈病也有疗效。身柱是学龄儿童施灸的重要穴位。身柱灸对于成年人也是必要的灸穴,是保健上不可缺少的。

2.儿科病症 对于婴儿消化不良、吐乳、泄泻、食欲缺乏、精神萎靡、夜不眠、夜哭、哮喘、支气管炎、百日咳、抽风、发育不良,面黄肌瘦,都有预防和治疗的作用。对于3岁以上的小儿哮喘,除灸身柱外,可加灸灵台穴。由于身柱灸对于上述小儿各病都有明显疗效,所以是保证小儿健康成长的重要措施。

3.肺系病 身柱灸可以预防和治疗感冒,对于小叶性肺炎、肺门淋巴结核、初期肺浸润、胸膜炎、哮喘、支气管炎等是必不可缺的灸穴。

【功能主治】 助长。身热、头痛、咳嗽、气喘等外感病症。癫狂、小儿风痫、惊厥、癫狂痫等神志病症。腰脊强痛。疔疮发背。

【操作应用】 热敏灸、雷火灸、麦粒灸、灸具灸均可。斜刺0.5~1.0寸,可灸。艾灸身柱有补益肺气、止咳平喘、温化痰湿、健脑益智、防病强身的作用,能通治小儿科的多种疾病。还有利于小儿身高的增长,同时对呼吸系统、消化系统及免疫系统等多种疾病都有很好的防治作用。

四、大椎

大椎,因位于最大的椎骨(第7颈椎)之下而得名;因它有治疗诸虚劳损的作用,故又名百劳。

大椎位于第7颈椎和第1胸椎之间,是督脉的腧穴,又是手足三阳、督脉的交会穴。为主治外感表证、疟疾和督脉,以及穴位所在处病变的常用穴。

【取穴定位】 后正中线上,第7颈椎棘突下凹陷中。

【解剖毗邻】 在腰背筋膜、棘上韧带及肌间韧带中;有颈横动脉分支和棘间皮下静脉丛;布有第8颈神经后支的内侧支。

【辨证辨病】

1.外感表证 督脉联系手足三阳经,是人体诸阳经脉的总汇,称为阳脉的督纲,具有统摄全身阳气的作用。太阳为开,主一身之表,其病恶寒发热;少阳为枢,主半表半里,其

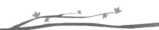

病往来寒热;阳明为合主里,其病但热不寒。全身阳经阳气都交会于督脉的大椎穴,大椎穴也就与手足三阳经有互通的关系。所以,大椎穴主治外感表证(表寒证、表热证、表虚证)和疟疾,以及高热不退和伤寒病中的太阳与少阳并病等。

"或针劳,须向膏肓及百劳"(《行针指要歌》)。大椎穴又善于治疗骨蒸劳热、潮热盗汗、表虚自汗等病。

2. 督脉病 "督脉之为病,脊强而厥"(《素问·骨空论》篇)。"督脉为病,脊强反折"(《难经·二十九难》篇)。大椎治疗督脉为邪所侵出现的脊椎疼痛、项背强急,以及神志异常的癫、狂、痫等证。

3. 局部病 本穴还治疗穴位所在处的局部病变,及针感走达处的肩背和上臂疾患(偏向患野方向略斜刺)。

【功能主治】 感冒、自汗、破伤风、痉病、疟疾、间歇热、头痛、咳嗽、哮证、喘证、中暑、流行性脑脊髓膜炎、流行性乙型脑炎、肺炎、肺痨、急惊风、急性乳腺炎、狂证、痫证、癫证、发际疮、落枕、头项强痛、肩背痛。

亦治瘰病、舞蹈病、荨麻疹、脊背疼痛、丹毒等。

【操作应用】 热敏灸、雷火灸、麦粒灸、灸具灸均可。直刺 0.5~1.0 寸,感应为局部酸胀;或向上微斜刺入 2.5~3.0 寸,感应为麻电感向两上肢放散。

1. 辨证取穴

(1)用泻法(或配透天凉),退热解表、驱邪除蒸、通督解痉。类似柴胡、黄芩、葛根、荆芥、防风、僵蚕、钩藤、白花蛇、全蝎、胆南星、秦艽、紫苏叶、蝉蜕、桑叶、常山、草果、地骨皮、银胡等药的功效。

(2)用泻法,宣阳解表;配艾灸或烧山火、拔罐,可解表散寒、温阳通督。类似桂枝、细辛、麻黄、羌活、独活、秦艽、威灵仙、海风藤等药的功效。

(3)用补法,振奋阳气、益阳固表。

(4)用较粗的毫针略深刺,通电,或用强刺激多捻泻,能清脑醒志。

2. 局部取穴 用泻法(或配艾灸),祛邪活络止痛。

五、百会

百会,又名三阳五会、天满、泥丸宫、巅上、维会、鬼门、天山,是"手足三阳、督脉之会"(《针灸大成》)。头为诸阳之会,因本穴位于巅顶,能贯通诸阳之经,故而命名"百会"穴。有书记载:本穴为足太阳、手足少阳和足厥阴、督脉之会(因有 3 条阳经和肝经、督脉共 5 条经脉会于此穴),故又名"三阳五会"穴。

百会是主治督脉为病、神志病,以及肝火、肝阳、肝风上扰和邪热上攻、外感风邪引起的头部疾患的常用穴。也是治疗气虚下陷的常用穴。

【取穴定位】 后发际正中直上 7 寸;或当头部正中线与两耳尖连线的交点处。

【解剖毗邻】 在帽状腱膜中;有左右颞浅动、静脉及左右枕动、静脉吻合网;布有枕大神经及额神经分支。

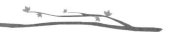

【辨证辨病】

1.下陷病证　督脉联系手足三阳经,是人体诸阳经脉的总汇,称为诸阳脉的督纲,具有统摄全身阳气的作用。手足三阳经脉都交会于督脉的百会穴,能贯通诸阳各经。因此,百会穴有升阳益气(提举一身之气,升下陷之清阳)的特殊作用。凡中气不足、气虚下陷引起的病证和精血、精气不能上充于脑,气随血脱、血随气脱引起的病证,以及阳气暴脱之证,都属本穴的治疗范围。

2.风邪病证　风为阳邪,其性轻扬,高巅之上,惟风可到,伤于风者,上先受之。"或针风,先向风府百会中"(《行针指要歌》)。位于巅顶手足三阳督脉之会穴百会,治疗邪热上扰、风热上攻、风寒束络所致的头部疾患。

3.督脉、巅顶及神志病　督脉,经尾闾骨端,由脊上行,至项后的风府穴入脑,上行巅顶,沿额至鼻柱;从目内眦上行,上额交会巅上,入络于脑的正中;督脉并脊入脑,与足厥阴肝经交会于巅顶;其络脉,夹脊上项,散头上。"督脉为病,脊强反折"(《素问·骨空论》篇)。"督之为病,脊强而厥"(《难经·二十九难》篇)。肝火、肝风、肝阳上扰巅顶以及与督脉有关的病证和神志病等,都可取泻本穴。

4.头脑病　"脑为髓之海,其输上在于其盖,下在风府"(《灵枢·海论》篇)。脑为髓液聚集之处,称为髓海,其气血输注出入的重要穴位,上在百会穴,下在风府穴。不论何种原因导致的气血阻滞而逆乱,出现的头脑疾患,都可取施本穴。

【功能主治】　头痛、眩晕、高血压、中风、厥证、脱证、痫证、癫证、脱肛、泄泻、便秘、癃闭、遗尿、疝气(气疝、狐疝)、子宫脱垂、胃下垂、舞蹈病、痉病、破伤风、鼻塞、慢性鼻炎、鼻窦炎、变应性鼻炎。

【操作应用】　热敏灸、雷火灸、麦粒灸、灸具灸均可。平刺0.5~1.0寸,感应为局部酸胀。

1.辨证取穴

(1)用泻法,息风潜阳、祛风散邪、清脑、通督解痉。类似羚羊角、天麻、僵蚕、石决明、草决明、菊花、钩藤、荆芥、防风、胆南星、葛根、薄荷、荷叶、白芷、桑叶、藁本等药物的功效。

(2)用补法,升阳益气。类似升麻、柴胡、藁本、黄芪、人参等药的功效。

(3)用艾灸,回阳固脱。

2.局部取穴

(1)用泻法,活血通络;配艾灸,温散风寒、温通鼻窍。类似藁本、荆芥、防风、羌活、蔓荆子、薄荷、辛夷、归尾、川芎、赤芍、细辛等药的功效。

(2)用三棱针点刺出血,泻血散热、活血祛瘀。

(3)用艾灸,温阳散邪。

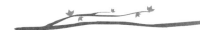

第十六节 经外奇穴

一、膝眼

膝眼属于经外奇穴,来源于《千金方》,如《千金翼方》说:"膝眼在膝头前下两旁陷者宛宛中是。"膝眼又名膝目。膝眼、膝目是前人以其位于膝盖骨下两旁凹陷处,似眼,如目而得名。内侧凹陷处名内膝眼,外侧凹陷处名外膝眼,是治疗膝关节病变的常用穴。

关节部位是气血聚会之处,阴阳气血内外出入之要道,邪气易于侵袭。外邪侵袭,阴阳失调,经络失畅,气血壅滞,则关节闭合,要道阻塞;阳郁则热,阴侵则寒,血瘀则痹,故关节部位易于发生痹阻。机体虚弱,气血亏虚或精血不足,则关节失养;劳动过度,损伤关节,则易发生虚损性病变。取本穴虚补实泻,热配透天凉,寒配艾灸或"烧山火"。膝关节疾患,多出现实证和虚中挟实之证,故取本穴多用泻法和先泻后补之法。非真正虚证,不可施用补法,补之易致要道阻塞,影响驱邪和经络气血的通畅。

【取穴定位】 在膝部,髌韧带两内侧凹陷处的中央。

【解剖毗邻】 在髌骨韧带内外侧各一横指处;有膝关节动静脉网;浅层分布有隐神经的髌下支、股外侧皮神经分支,深层有胫腓总神经分支。

【辨证辨病】 《素问·五脏生成》篇说:"人有大谷十二分……此皆卫气之所留止,邪气之所客也,针石缘而去之。"十二大谷之一的膝关节,为邪气所客发生的病变,针刺本穴直达病所,祛邪愈病,是不可少的腧穴。依其穴位的所在,凡膝关节病变都是本穴的治疗范围。

【功能主治】 痹证、痿证、脚气、鹤膝风、膝关节软组织损伤。

【操作应用】 热敏灸、雷火灸、麦粒灸、灸具灸均可。针刺向膝中斜刺0.5~1.0寸,或透刺对侧膝眼。可灸。

局部取穴:

(1)用泻法,祛邪散滞,行血祛瘀;配透天凉,能消散郁热;配艾灸或烧山火,有温散寒湿之效。

(2)用补法,有健膝补虚之功。

二、太阳

太阳,因位于太阳之部位而命名;又名当容;来源于《备急千金要方》,如说本穴"……在眼小眦近后当耳前……以两手按之有上下横脉则是,与耳门相对是也"。太阳属于经外奇穴,有书根据经脉的循行和穴位的所在,把它列为手太阳经腧穴。

太阳是患野取穴,治疗穴位所在处和邻近处如眼、颞部病变的常用穴。

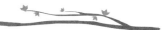

本穴所治的病证,多是阳实证,故临床上多用泻法或配透天凉,或点刺出血,不宜艾灸。

【取穴定位】 在颞部,当眉梢与目外眦之间,向后约一横指的凹陷处。

【解剖毗邻】 在颞筋膜及颞肌中,浅层有上颌神经颧颞支和颞浅动脉分布,深层有下颌神经肌支和颞浅动脉肌支分布。

【辨证辨病】 "诸刺络脉者,必刺其结上其血者"(《灵枢·经脉》篇)。点刺血络出血,应用于"视其血络,刺出其血,无令恶血得入于经"(《素问·调经论》篇)和"宛陈则除之"及"泄其血而散其郁热"。取本穴,点刺血络出血或用毫针针刺(使针感走达颞区或上半个面部),主治穴位所在处和邻近处的眼区、颞部、面颊部病变。

【功能主治】 头痛、齿痛、面神经麻痹、三叉神经痛、急性结膜炎、赤脉传睛、眼睑炎、胞睑肿胀、青光眼、电光性眼炎。

亦治面肌痉挛,眼睑下垂,斜视等。

【操作应用】 热敏灸、雷火灸、灸具灸均可。直刺或斜刺 0.3~0.5 寸,局部酸胀;或点刺出血。

局部取穴:

(1)用三棱针点刺血络(络刺法)出血数豆许,能泄血散热、清热明目、祛瘀通络。

(2)用泻法,舒筋活络;配透天凉、拔罐或拔针不闭穴孔令出血数豆许,有消散郁热、清热明目之效。

(3)用补法,能壮筋补虚。

第六章
仲景灸法常用处方

　　在医圣张仲景所著《伤寒杂病论》中,提倡针灸药并用,除了269个方剂以外,共计针灸条文70条。其中《伤寒论》十卷计有针灸条文58条,《金匮要略》各篇中也出现了部分针灸相关条文,共计12条。《伤寒论》《金匮要略》中提到的穴位名称共有9个,全身共计14穴。分别是期门、巨阙、风池、风府、大椎第一间、肺俞、肝俞、劳宫、关元。除此以外,文中还多次出现了或针、或灸的治疗部位。如足阳明、少阴、厥阴等。仲景对于针灸的论治也自成体系,医圣认为:针灸同用,三阳宜针、三阴宜灸。

　　仲景时代灸法兴盛,仲景在《伤寒论》中提到了包括灸法、火法、熏法、熨法等4类温通治疗方法,非常充分地凸显了其广用灸法、善用灸法的临证思想,在众多的医家当中也是较早的。仲景运用灸法共有31个条文。其中三阴三阳篇中共有灸(火)疗条文18条,7条论治三阴病,在三阴篇用灸法的7条中,少阴4条,厥阴3条,都处于邪盛正衰的阶段。可见灸法以扶正为主。主要论述了灸法温通经脉、通阳散寒的治疗大法,其余11条出现在三阳篇,却均为以阳治阳的失误记载。可见,时人应用灸法之广泛,仲景对于灸法之重视。

　　纵观《伤寒杂病论》所有灸疗条文,其中对灸疗的应用和禁忌证发挥颇多。其主要观点主要包括:第一,强调三阴宜灸。病在三阴经,虚寒病证,阴阳之气衰弱证候,宜灸;邪踞三阳,正气未衰之实热证候,宜针,故确立了"病在三阴宜灸,病在三阳宜针"的针灸治疗法则。第二,强调施灸前后须诊脉,"凡发热者,不死。脉不至者,灸少阴七壮"。116条"微数之脉,慎不可灸。"可知张仲景非常重视诊脉识证在针灸治疗上的重要性,并以脉诊作为灸法宜忌的重要依据。第三,倡导灸药并用。纵观全文,提及针刺不当者,尚无条文,灸、温针用不得当的16条中,灸治不得当的10条,三阳篇占9条,由此可以看出,灸不宜多用于正邪俱盛的太阳、阳明阶段,否则易出"坏病"。温针用不得当的共6条,全在三阳篇(太阳4条,阳明1条,少阳1条),这说明邪在三阳阶段不宜多用温针,邪在三阴阶段可酌情应用。综上所述,针刺在《伤寒论》中以祛邪通络、调和营卫为主,治疗上多用于三阳篇的实证。灸、温针在《伤寒论》中多以扶正温里、益气养血为主,多用于三阴篇的阳虚病症。从针灸的治疗思想当中,可以看出张仲景具备非常严谨的"整体诊疗思想",对于当今针灸临床颇具借鉴意义。

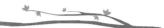

《伤寒杂病论》中关于灸法的介绍,主要以治疗手段为主,不像医圣留给后人的中药方剂那样,有固定的针灸组方,加之东汉末年艾绒提取工艺落后,主要是采取直接灸,就是我们现在所说的瘢痕灸、化脓灸,患者非常痛苦,当时医疗条件极差,极易因灸疗不当出现变证、坏证,多多少少限制了灸疗技术的应用和推广。

我们向大家推介的仲景灸法并非仲景先师书中记载的灸法,首先向大家介绍仲景灸方的概念,仲景灸方是根据经方条文所对应的病机及经方的方义,结合腧穴功能、灸法的特点,组成适合临床应用、疗效突出,可代替或部分代替对应经方的灸疗处方。仲景灸方的渊源和基础是医圣故里的针灸传承流派"李氏针灸"。南阳"李氏针灸"学术流派传承三百余年,精研腧穴功能,探索穴若药效、以针(灸)代药的临床应用,根据经方的方义及对应病机(特别是仲景经方),组成了对应的针灸处方,在李氏第十六代传承人李世珍教授撰写的《常用腧穴临床发挥》一书中,粗略统计由仲景经方衍化出的针灸处方有90余条之多,经过六代人的临床验证,疗效突出,仲景先师用药,李氏以针灸代药,真正地体现了法虽不同,而理实一贯,造福一方百姓。

南阳作为仲景故里,又是国内最大的艾产业种植和加工集散地,迫切需要艾灸技术的创新发展,仲景灸方是在李氏针灸处方的基础上,改进和创新后组成相应的灸疗处方。有了灸疗处方,还需要有相应的施灸技术,我们学习和吸纳了周媚声教授关于灸疗的本质和特点,以及热证宜灸的具体应用;陈日新教授的热敏灸疗法,艾灸需要得气、气至则有效、探敏定位、消敏定量、敏消量足、常灸出奇效等先进的灸疗理念和手法;又借鉴了赵氏雷火灸的施灸手法,以及山东中医药大学团队的督灸、脐灸技术,对于疑难杂症可采用麦粒灸等,运用于临床。真正地体现了法随阴阳、辨证施灸,在南阳这块中医肥沃土地上,运用南阳艾,实施仲景灸,遵古不泥古,传承中有发展。

第一节　四逆汤证灸方

【原文】

(1)《伤寒论》323 条:"少阴病,脉沉者,急温之,宜四逆汤。"

(2)《伤寒论》324 条:"少阴病,饮食入口则吐,心中温温欲吐,复不能吐。始之,手足寒,脉弦迟者,此胸中实,不可下也,当吐之。膈上有寒饮,干呕者,不可吐也,当温之,宜四逆汤。"

(3)《伤寒论》353 条:"大汗,若大下利而厥冷者,四逆汤主之。"

(4)《伤寒论》383 条:"吐利汗出,发热恶寒,四肢拘急,手足厥冷者,四逆汤主之。"

(5)《伤寒论》388 条:"既吐且利,小便复利而大汗出,下利清谷,内寒外热,脉微欲绝者,四逆汤主之。"

(6)《金匮要略·呕吐哕下利病脉证治第十七》:"呕而脉弱,小便复利,身有微热,见

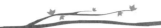

厥者,难治,四逆汤主之。"

(7)《金匮要略·呕吐哕下利病脉证治第十七》:"下利腹胀满,身体痛者,先温其里,乃攻其表。温里宜四逆汤,攻表宜桂枝汤。"

【组方】 四逆汤方。

甘草二两(炙),干姜一两半,附子一枚(生用,去皮,破八片)。

上三味,以水三升,煮取一升二合,去滓,分温再服。强人可大附子一枚、干姜三两。

【病因病机】 主要是阳气衰微,阴寒内盛而为病。以少阴病、太阴病,四肢厥逆,神疲欲寐,恶寒蜷卧,舌淡苔白、白滑,脉象沉微为其证治要点。

【治则】 回阳救逆,温补真阳以益脾阳。

【灸疗处方组成】 关元、神阙、至阳。

【施灸手法】

1. 关元、神阙

(1)悬起灸,选取直径为3 cm的艾条两根,点燃后在神阙和关元间循经往返灸,间断雀啄灸以激发灸感,腧穴敏化后双点温和灸,可觉热感透至腹腔内,或透至后背如电筒照射,抑或沿任脉上下传导。

(2)灸具灸,选择大小合适的灸具放置两穴上,点燃艾条施灸。

(3)神阙隔药灸,药物可根据病情选择。

2. 至阳

(1)悬起灸,选取直径为3 cm的艾条一根,点燃后在至阳上下间循经往返灸,间断雀啄灸以激发灸感,腧穴敏化后单点温和灸,可觉热感透至胸腔内,或透至胸腹部如电筒照射,抑或沿督脉上下传导。

(2)灸具灸,选择大小合适的灸具放置此穴上,点燃艾条施灸。

【施灸时间】 每穴每次施灸20~30 min,每日1~2次。

【方穴简解】

1. 关元 因其位于人身阴阳元气交关之处,又能大补元用而得名,是足三阴经、任脉的交会穴,为小肠募穴,壮阳要穴。类似肉桂、冬虫夏草、肉苁蓉、仙灵脾、鹿茸等药的功效。是补真阳壮命门的常用穴,补真阳有益于补肾阳,温脾阳,益心阳,温膀胱,促气化。又可治疗脏腑疲惫,诸虚百损。本方证主要是阳气衰微,阴寒内盛而为病,艾灸本穴可温补真阳,回阳救逆。

2. 神阙 本穴在脐,脐为先天之结蒂,又为后天之气舍,介于中,下焦之间。用艾灸或隔姜、隔盐、隔附子灸,能振奋中阳、温补下元、回阳固脱。类似乌附片、干姜、良姜、肉桂、吴茱萸等药的功效。凡真阳虚衰,下元虚冷,胃肠虚寒,脾阳不足,以及与此有关的病证,均可取本穴施治。

3. 至阳 本穴属督脉腧穴,督脉主一身之阳。穴名至阳,阳气之极,火之精气所注,本穴禀督脉盛阳之精气。与太阳相应,阳光普照,温暖大地。艾灸此穴可温阳通督,散寒通络。类似附子、肉桂、仙灵脾、干姜、艾叶等功效。

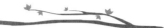

三穴分属任督二脉,根据各自腧穴功能相互配伍,可达到或替代四逆汤方的功效。临床运用时以此三穴为主穴,可根据兼证配取相关腧穴,以保证临床疗效为准则。

【方证浅析】 李氏第十五代传人李心田使用本方,用以治疗久病欲脱和阳气暴脱,阴难急复,阳当速固、救逆的"四逆汤"证(根据李心田有关记载整理)。

(1)《伤寒论》383条:"吐利汗出,发热恶寒,四肢拘急,手足厥冷者,四逆汤主之。"指出吐利汗出亡阳的证治。可用本方回阳救逆。

(2)《伤寒论》323条:"少阴病,脉沉者,急温之,宜四逆汤。"该条为少阴病急温之脉证。可用本方急温之以回真阳。

(3)《金匮要略》:"呕而脉弱,小便复利,身有微热,见厥者,难治,四逆汤主之。"本条论述虚寒性呕吐,并为阴盛格阳的证治。用本方急救回阳。

(4)《金匮要略》:"下利腹胀满,身体痛者,先温其里,乃攻其表。温里宜四逆汤,攻表宜桂枝汤。"下利清谷腹胀里有虚寒,治疗当以温里为急,故先用"四逆汤"温里,可用本方治之。或加灸天枢佐治肠腑虚寒。

(5)《伤寒论》388条:"既吐且利,小便复利而大汗出,下利清谷,内寒外热,脉微欲绝者,四逆汤主之。"指出吐利后里寒外热的证治。用本方破阴回阳。

(6)四逆证,原有下利,今利止而四逆证仍存者,是阴血大伤之故。选用本方加补合谷补气,共收益气回阳固脱之效。使阳气回复,阴血自生。

(7)《金匮·腹满寒疝宿食病》篇:"夫瘦人绕脐痛,必有风冷,谷气不行,而反下之,其气必冲,不冲者,心下则痞。"本条是论述瘦人感受风冷引起的腹痛病误下后的变证。瘦弱正气不足之人,感受风冷寒结于里,发生"绕脐痛"及"谷气不行"(大便不通),宜灸神阙(温阳散寒益脾)、泻灸天枢(散寒通便)、下脘(散寒通便),温阳散寒,通便止痛。若误用苦寒攻下之药,风冷不去,中阳更伤,脾胃阳气更虚,致使寒气上逆而呃逆者,宜补灸关元(壮真火益脾阳)、神阙(温阳散寒益脾),泻灸上脘(温胃散寒以止呃逆),共奏壮阳益脾、暖胃散寒、以止呕逆之效。若误下后,寒气陷于心下,聚而成痞者,宜泻灸上脘(温胃散寒除痞)、中脘(暖胃散寒除痞),艾灸神阙(温阳益脾),共奏温阳益脾、暖胃散寒之效。

(8)若误汗亡阳,伴见"四逆汤"证者,本方加补合谷佐以益气固汗固脱。

(9)凡病情发展到阳气衰微、阴寒内盛阶段的病证,以本方为基础,根据具体病证,配加有关腧穴。如配补合谷,益气回阳救逆;配补神门,补心回阳救逆;配补合谷、足三里,补中回阳救逆;配泻人中,醒脑回阳救逆等。

若出现手足厥冷、汗出气促、脉象沉微或脉微欲绝者,均可使用本方加补合谷佐以益气、益气止汗、益气固脱。

(10)《伤寒论》353条:"大汗,若大下利而厥冷者,四逆汤主之。"本条是因大汗已阳亡于外,若大下利则阳之亡于内,并见阴盛阳衰之四肢厥冷证候,可用本方急温回阳。

【临床应用】 虚寒性腹泻、反胃、脐腹痛、产后肢体酸痛、厥阴头痛、寒证腹痛、胁痛、脐腹痛、闭经、慢性盆腔炎、胃肠易激综合征等。

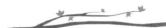

第二节　当归生姜羊肉汤证灸方

【原文】

(1)《金匮要略·腹满寒疝宿食病脉证治》:"寒疝腹中痛,及胁痛里急者,当归生姜羊肉汤主之。"

(2)《金匮要略·腹满寒疝宿食病脉证治》:"中寒,其人下利,以里虚也,欲嚏不能,此人肚中寒,当归生姜羊肉汤主之。"

【组方】 当归生姜羊肉汤方。

当归三两,生姜五两,羊肉一斤。

上三味,以水八升,煮取三升,温服七合,日三服。若寒多者,加生姜成一斤;痛多而呕者,加橘皮二两,白术一两。加生姜者,亦加水五升,煮取三升二合,服之。

【病因病机】 肝藏血,血不足气亦虚,"气不足便是寒",胁腹缺少气的温煦与血的濡养,则寒邪内凝,因而胁腹拘急疼痛,其痛属虚、痛势轻缓,主要是血虚致寒,阴寒内盛而为病。

【治则】 温养血脉,补虚散寒,行滞止痛。

【灸疗处方组成】 天枢、神阙、气海、阿是穴。

【施灸手法】

1.天枢(双)

(1)悬起灸,选取直径为3 cm的艾条两根,点燃后在两个天枢穴间回旋灸,间断雀啄灸以激发灸感,腧穴敏化后双点温和灸,可觉热感透至腹腔内,或透至后背如电筒照射,亦有患者热感可以沿着带脉做到背部。

(2)灸具灸,选择大小合适的灸具放置两穴上,点燃艾条施灸。

2.神阙、气海

(1)悬起灸,选取直径为3 cm的艾条两根,点燃后在神阙和气海间循经往返灸,间断雀啄灸以激发灸感,腧穴敏化后双点温和灸,可觉热感透至腹腔内,或透至后背如电筒照射,抑或沿任脉上下传导。

(2)灸具灸,选择大小合适的灸具放置两穴上,点燃艾条施灸。

(3)神阙隔药灸,药物可根据病情选择。

3.阿是穴　可在腹部寻找一到两个张力较高、压痛明显的阿是穴进行施灸,如果无压痛,可用手去测试患者腹部皮温较低的地方进行施灸。

(1)悬起灸,选取直径为3 cm的艾条两根,点燃后在阿是穴之间回旋灸,右手施灸,左手按揉,间断雀啄灸以激发灸感,腧穴敏化后双点温和灸,可觉热感透传扩至腹腔内均可。

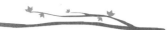

（2）灸具灸,选择大小合适的灸具放置穴位上,点燃艾条施灸。

【施灸时间】　每穴每次施灸 20～30 min,每日 1～2 次。

【方穴简解】

1. 神阙　本穴在脐,脐为先天之结蒂,又为后天之气舍,介于中、下焦之间。用艾灸或隔姜、隔盐、隔附子灸,能振奋中阳、温补下元、回阳固脱。类似乌附片、干姜、良姜、肉桂、吴茱萸等药的功效。凡真阳虚衰,下元虚冷,胃肠虚寒,脾阳不足,以及与此有关的病证,均可取本穴施治。

2. 气海　本穴属任脉腧穴,任主一身之阴,穴名气海,精气之海,气即元气;海为天池,以纳百川。为元气之海,是肾之元精化气所存之处,本穴禀任脉阴精之气,精气充盛之处。有大补元气和总调下焦气机的作用,艾灸可培补元气,温阳散寒。类似人参、黄芪、五味子、补骨脂等药的功效。

3. 天枢　本穴属足阳明胃经腧穴,运气为燥土,五行属土,六气为燥。天枢居人之中,天之中心,天地气交,阴阳升降和调,地气上为云,天气下为雨,可斡旋中焦脾胃,升脾气,降胃气,中土之气为后天水谷精微之气的根本,因此天枢可补足正气。本穴是大肠经募穴,可调节胃肠中的水液升降。艾灸可温阳逐邪,固涩肠道,类似肉豆蔻、芡实、赤石脂、伏龙肝、五味子、诃子肉等药的功效。

4. 阿是穴　以痛为腧、以凉为腧,临床运用时掌握好腧穴力敏和热敏两个取穴要点,采用艾灸疗法,温阳通络,行气止痛,消瘀散结。

四穴相配,调补中焦,温固下元,脾胃健,气血生化有源,气血足,驱邪力专,可达药穴同效之功。临床应用时可根据伴随兼症随症配穴。

【方证浅析】

《金匮要略·腹满寒疝宿食病脉证治》篇中的"寒疝腹中痛,及胁痛里急者,当归生姜羊肉汤主之",属于血虚而寒的寒疝腹痛,多见于妇人产后血虚受寒引起。可灸天枢、神阙气海或阿是穴,温阳散寒补虚。

《金匮要略·腹满寒疝宿食病脉证治》篇中的"中寒,其人下利,以里虚也,欲嚏不能,此人肚中寒",属于中气虚弱,寒邪犯脾,里虚泄泻。中气虚弱之人,中寒之后,寒邪内犯太阴,里虚而泄泻。"此人肚中寒",下利更伤阳气,阴阳不和,不能逐邪外出,所以"欲嚏不能"。宜泻灸天枢,灸神阙,温阳益脾,散寒止泻。

【临床应用】　常用于产后及失血后的调养,本方还可用于病机与血虚内寒有关的低血压性眩晕、血小板减少性紫癜等。

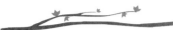

第三节　葛根汤证灸方

【原文】

《伤寒论》31条:"太阳病,项背强几几,无汗,恶风者,葛根汤主之。"

《伤寒论》32条:"太阳与阳明合病者,必自下利,葛根汤主之。"

《金匮要略》:"太阳病无汗,小便反少,气上冲胸,口噤不得语,欲作刚痉,葛根汤主之。"

【组方】　葛根汤方。

葛根四两,麻黄三两(去节),桂枝二两(去皮),生姜三两(切),甘草二两(炙),芍药二两,大枣十二枚(擘)。

上七味,以水一斗,先煮麻黄、葛根,减二升,去白沫,内诸药,煮取三升,去滓,温服一升。覆取微似汗,余如桂枝法将息及禁忌。

【病因病机】　寒邪闭塞体表,腠理不通,侵袭足太阳经脉,导致足太阳经气不利,气血运行不通畅。风寒之邪侵袭肌表,外感不解,内迫阳明,大肠传导失常,必自下利。然而尽管有下利但邪仍在表,未侵犯于里。

【治则】　解肌发表,升津舒筋,升发清阳。

【灸疗处方组成】　大椎、风门、风池。

【施灸手法】

1. 大椎

(1)悬起灸,在大椎穴处先行闪罐法,至穴位处皮肤红晕,选取直径为3 cm的艾条1根,点燃后在穴位处采用大小回旋灸,以大椎为中心沿着督脉上下循经往返灸,间断雀啄灸以激发灸感,腧穴敏化后单点温和灸,可觉热感扩至周边,或沿手太阳小肠经传至手部,抑或沿督脉上传至风府,下传至至阳。

(2)灸具灸,选择大小合适的灸具放置穴位上,点燃艾条施灸。

2. 风门(双)

(1)悬起灸,选取直径为3 cm的艾条两根,点燃后在两个风门穴间回旋灸,以风门为中心沿着双侧膀胱经循经往返灸,间断雀啄灸以激发灸感,腧穴敏化后双点温和灸,可觉热感透至胸腔内,或沿手太阳小肠经传至手部抑或沿足太阳膀胱经上传至天柱,下传至胸背部,或在穴位处扩热。

(2)灸具灸,选择大小合适的灸具放置两穴上,点燃艾条施灸。

3. 风池(双)

(1)悬起灸,选取直径为3 cm的艾条两根,点燃后分别在双侧风池穴和肩井穴间施以大、小回旋灸,以及拉辣式灸法,间断雀啄灸以激发灸感,腧穴敏化后双点温和灸,可觉

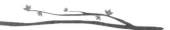

热感沿胆经上下游动,或有风池传向肩井方向,或在穴位处扩热。

（2）灸具灸,选择大小合适的灸具放置两穴偏下的位置上,点燃艾条施灸（因风池在发际线附近,灸具不宜固定）。

【施灸时间】　每穴每次施灸20～30 min,每日1～2次。

【方穴简解】

1. 大椎　本穴为三阳与督脉之会,督脉主一身之阳,太阳统主三阳,太阳根于少阴肾火,肾水藏精,化气上注于大椎穴。因此大椎的阳气最盛,是精化气入脑之前,阳气聚积最多之处,应太阳之象,因此主治伤寒发热症。艾灸或烧山火、拔罐,可解表散寒、温阳通督。类似桂枝、细辛、麻黄、羌活、独活、秦艽、威灵仙、海风藤等药的功效。用补法,振奋阳气、益阳固表。

2. 风门　又名热府,乃搜风要穴,因为风邪出入之门户而得名。是足太阳经的背部腧穴。太阳为开,主一身之表,风为阳邪,其性轻扬,"高巅之上,惟风可到"（《素问·风论》篇）"伤于风者,上先受之"（《素问·太阴阳明论》篇）。凡因外邪束于太阳、束于肺卫,以及风邪引起的一些疾病,都属本穴的治疗范围。艾灸本穴可祛风散寒,温肺散邪。类似桂枝、细辛、麻黄、葛根等药的功效。

3. 风池　前人依其位于项肌之外侧凹陷处,是风邪（风气）人中流注之处,乃搜风要穴而命名:是手足少阳、阳维之会穴（有书记载是足少阳、阳维脉之会,亦有记载是手足少阳、阳维、阳跷脉之会穴）;穴下深处是延髓。肝为风木之脏,极易化火生风,上扰清空。胆寄附于肝,肝胆之火易于循经上扰。"诸风掉眩,皆属于肝","诸暴强直,皆属于风"（《素问·至真要大论》篇）。高巅之上,惟风可到。伤于风者,上先受之。凡肝胆火旺循经上扰;肝阳、肝风上扰清空;内热炽盛,邪热上攻;痰火痰浊,上蒙清窍;外感风邪,风夹他邪上袭,以及其他原因引起的头、脑、眼、耳病和癫、狂、痫证等,都属本穴的治疗范围。艾灸此穴可疏风散寒,息风潜阳,清脑安眠,聪耳明目。类似僵蚕、天麻、菊花、桑叶、荆芥、防风等药的功效。

【主治范围】　落枕、颈椎病、背肌痉挛、面瘫、面肌痉挛、三叉神经痛、下颌关节紊乱综合征、眩晕、过敏性鼻炎、胃肠型感冒等。

第四节　小青龙汤证灸方

【原文】

《伤寒论》40条:"伤寒表不解,心下有水气,干呕发热而咳,或渴,或利,或噎,或小便不利、少腹满,或喘者,小青龙汤主之。"

《伤寒论》41条:"伤寒,心下有水气,咳而微喘,发热不渴,服汤已渴者,此寒去欲解也,小青龙汤主之。"

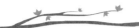

《金匮要略·痰饮咳嗽病脉证并治第十二》:"病溢饮者,当发其汗,大青龙汤主之,小青龙汤亦主之","咳逆,倚息不得卧,小青龙汤主之。"

《金匮要略·妇人杂病脉证并治第二十二》:"妇人吐涎沫,医反下之,心下即痞,当先治其吐涎沫,小青龙汤主之。"

【组方】 小青龙汤方。

麻黄(去节)、芍药、细辛、干姜、甘草(炙)、桂枝各三两(去皮),五味子半升,半夏半升(洗)。

上八味,以水一斗,先煮麻黄,减二升,去上沫,内诸药,煮取三升,去渣,温服一升。

【病因病机】 内有水饮宿疾,复感外寒新邪,新邪引动宿疾,造成外寒内饮、内外俱寒、内外俱实的格局。寒邪不解,水饮内停。

【治则】 解表散寒,温肺化饮,止咳平喘。

【灸疗处方组成】 风门、肺俞、中脘、足三里。

【施灸手法】

1. 风门(双)

(1)悬起灸,选取直径为 3 cm 的艾条两根,点燃后在两个风门穴间回旋灸,以风门为中心沿着双侧膀胱经循经往返灸,间断雀啄灸以激发灸感,腧穴敏化后双点温和灸,可觉热感透至胸腔内,或沿手太阳小肠经传至手部,抑或沿足太阳膀胱经上传至天柱,下传至胸背部,或在穴位处扩热。

(2)灸具灸,选择大小合适的灸具放置两穴上,点燃艾条施灸。

2. 肺俞(双)

(1)悬起灸,选取直径为 3 cm 的艾条两根,点燃后在两个肺俞间回旋灸,以肺俞为中心沿着双侧膀胱经循经往返灸,间断雀啄灸以激发灸感,腧穴敏化后双点温和灸,可觉热感透至胸腔内,或沿手太阳小肠经传至手部,抑或沿足太阳膀胱经上传至天柱,下传至胸背部,或在穴位处扩热。

(2)灸具灸,选择大小合适的灸具放置两穴上,点燃艾条施灸。

3. 中脘

(1)悬起灸,艾灸此穴前须在上腹部进行局部揉按 3～5 min,直至腧穴局部皮肤红晕,这样有利于灸感传导。选取直径为 3 cm 的艾条 1 根,点燃后在穴位处采用大小回旋灸,以中脘为中心沿着任脉上下循经往返灸,间断雀啄灸以激发灸感,腧穴敏化后单点温和灸,可觉热感扩至整个上腹部,抑或透至胸背部,有的患者描述可上行到胸腔,或走向胸胁两侧。

(2)灸具灸,选择大小合适的灸具放置穴位上,点燃艾条施灸。

4. 足三里

(1)悬起灸,选取直径为 2 cm 的艾条两根,点燃后在穴位处分别采用小回旋灸,沿着足阳明胃经上下循经往返灸,间断雀啄灸以激发灸感,腧穴敏化后双点温和灸,灸感多在局部扩热,亦可沿足阳明经循行线到达足部,个别可上行至腹部,在腹部出现热感和温水

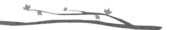

流动感。

(2)灸具灸,选择大小合适的灸具放置穴位上,点燃艾条施灸。

【施灸时间】 每穴每次施灸 20~30 min,每日 1~2 次。

【方穴简解】

1.风门 又名热府,乃搜风要穴,因为风邪出入之门户而得名。是足太阳经的背部腧穴。太阳为开,主一身之表,风为阳邪,其性轻扬,"高巅之上,惟风可到""伤于风者,上先受之"。凡因外邪束于太阳、束于肺卫,以及风邪引起的一些疾病,都属本穴的治疗范围。艾灸本穴可祛风散寒,温肺散邪。类似桂枝、细辛、麻黄、葛根等药的功效。

2.肺俞 《说文解字》:"肺,金藏也","俞,空中木为舟也。"肺俞,是足太阳经的背部腧穴,与肺脏有内外相应的联系,为肺经经气输注于背部之处,故而前人称为"肺俞"穴。肺属卫,外合皮毛,开窍于鼻,主肃降,司呼吸,为宗气出入之所,气机出入升降之枢。凡外邪侵肺和肺气虚弱引起肺、肺卫和鼻疾患,都属本穴的主治范围。艾灸本穴补肺益气,温肺散邪,止咳平喘,类似党参、黄芪、炙甘草、桑叶、杏仁、半夏、麻黄、干姜、细辛等药的功效。

3.中脘 因位于胃脘部,上、下脘之间而得名;又名胃脘、太仓、中管、上纪;为任脉经的上腹部腧穴;任脉、手太阳、手少阳、足阳明经的交会穴;位于脐上 4 寸,穴下内部是胃腑约当幽门部;乃胃经经气聚集之处,为胃之募穴;又为六腑之会穴,中焦的气会穴。胃腑病,多在此募穴出现压痛或异常反应,检查该穴,有助于鉴别胃腑病的虚实寒热等。手太阴经脉"还循胃口";足阳明经脉"下膈属胃络脾",其经别"属胃,散之脾,上通于心";足太阴经脉"属脾络胃,复从胃,别上膈,注心中",其络脉"入络肠胃";手太阳经脉"抵胃属小肠";足厥阴经脉"挟胃属肝络胆"。由于经脉的循行和属络,胃同脾、心、肺、肝、胆、大肠、小肠的关系密切。因此,凡胃与脾、肝、胆、肠、食管相互影响、互为因果的病证,都属胃募中脘的主治范围。伤寒病中的厥阴证寒热错杂型和伤寒太阴证及阳明证,都可取施本穴。艾灸本穴,温阳益胃、暖胃逐饮、温通腑气。类似砂仁、半夏、苍术、藿香、厚朴、白蔻仁等药的功效。

4.足三里 因能治理(古"里"与"理"通)腹部上中下三部诸证而得名,是足阳明之脉所入为合的合土穴,土经中之土穴;为回用九针穴之一;是强壮要穴和肚腹疾病的常用穴。"或针痰,先针中脘、三里间"(《行针指要歌》)。水、饮、痰三者的产生,与脾、肺、肾三脏关系密切,痰湿生于脾者,取补本穴健脾祛湿以止痰;痰湿聚于胃者,取泻本穴和胃行湿而降痰。"土旺能制湿,土气坚凝,则水湿亦自澄清。"足三里有健脾祛湿和祛湿益脾的作用,有益于控制湿和痰的产生,因痰或痰湿引起的病证,如痰饮、痫证、狂证、癫证哮证等,都可配取本穴。艾灸本穴,健脾养胃,温化寒湿,补中益气,温运中焦。类似党参、白术、山药、茯苓、干姜、生姜、吴茱萸、白蔻仁、草蔻仁、丁香等药的功效。艾条灸,隔日或五、七日艾灸 1 次,每次 30 min。长期艾灸可养益后天、防病抗疫、健体益寿。

【主治范围】 咳嗽、支气管哮喘、过敏性鼻炎、慢性支气管炎、上呼吸道感染、慢性阻塞性肺病、肺心病、慢性荨麻疹等。

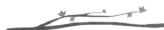

第五节　甘姜苓术汤证灸方

【原文】

《金匮要略·五脏风寒积聚病脉证并治》:"肾着之病,其人身体重、腰中冷,如坐水中,形如水状,反不渴,小便自利,饮食如故,病属下焦,身劳汗出,衣里冷湿,久久得之,腰以下冷痛,腰重如带五千钱,甘姜苓术汤主之。"

【组方】 甘姜苓术汤方。

甘草二两,白术二两,干姜四两,茯苓四两。

上四味,以水五升,煮取三升,分温三服,腰中即温。

【病因病机】 多由于患者素体阳虚,或长久居住潮湿之地,感受寒湿之邪,寒湿凝聚于中,阳气痹阻,气血运行不畅,腰部筋骨肌肉失于温养,阴寒内生而发生疼痛。

【治则】 温经散寒,祛湿止痛。

【灸疗处方组成】 肾俞、气海俞、大肠俞、阿是穴。

【施灸手法】

1. 肾俞

(1)悬起灸,选取直径为 3 cm 的艾条两根,点燃后在两个肾俞穴间回旋灸,以肾俞为中心沿着双侧膀胱经循经往返灸,间断雀啄灸以激发灸感,腧穴敏化后双点温和灸,可觉热感透至腹腔内,或沿带脉呈环状传导,抑或沿足太阳膀胱经上传至脾胃俞,下传至骶尾部,或在穴位处扩热。

(2)灸具灸,选择大小合适的灸具放置两穴上,点燃艾条施灸。

2. 气海俞

(1)悬起灸,选取直径为 3 cm 的艾条两根,点燃后在两个气海俞穴间回旋灸,以气海俞为中心沿着双侧膀胱经循经往返灸,间断雀啄灸以激发灸感,腧穴敏化后双点温和灸,可觉热感透至腹腔内,或呈环状传至腹部,抑或沿足太阳膀胱经上传至背部,下传至尾骶部,或在穴位处扩热。

(2)灸具灸,选择大小合适的灸具放置两穴上,点燃艾条施灸。

3. 大肠俞

(1)悬起灸,选取直径为 3 cm 的艾条两根,点燃后在两个大肠俞穴间回旋灸,以大肠俞为中心沿着双侧膀胱经循经往返灸,间断雀啄灸以激发灸感,腧穴敏化后双点温和灸,可觉热感透至腹腔内,或呈环状传至腹部,抑或沿足太阳膀胱经上传至背部,下传至尾骶部,或在穴位处扩热。

(2)灸具灸,选择大小合适的灸具放置两穴上,点燃艾条施灸。

4. 阿是穴　选择 1~2 个压痛明显或凉感明显的阿是穴,大多会在臀上部找到,作为

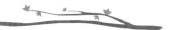

本次施灸的腧穴。

（1）悬起灸，选取直径为 3 cm 的艾条两根，点燃后在阿是穴之间回旋灸，右手施灸，左手按揉，间断雀啄灸以激发灸感，腧穴敏化后双点温和灸，可觉热感透传扩至小腹腔内，有时可传到双下肢或者出现扩热灸感均可。

（2）灸具灸，选择大小合适的灸具放置穴位上，点燃艾条施灸。

【施灸时间】　每穴每次施灸 20 ~ 30 min，每日 1 ~ 2 次。

【方穴简解】

1. 肾俞　肾的背俞穴。肾的本意是坚，又有经文说苦坚，苦者火之味，因此肾脏之性，同火之味。肾水生于心火，经云：“肾者，作强之官，伎巧出焉。”“肾者，主蛰，封藏之本，精之处也；其华在发，其充在骨，为阴中之少阴，通于冬气。”肾属水，为阴中之少阴，少阴者君火也，因此肾水中有火。水盛则火化为咸味，火盛则水化为热之水气。足少阴肾经的五运为水，六气为热。经云：“诸寒收引，皆属于肾。”肾藏精，精者身之本，精化气为肾气，肾气是阳多阴少，本穴禀太阳寒水之气，内藏少阴肾之精气，因此主阳虚有寒。肾俞多阴精，肾俞少刺多灸。艾灸本穴，温补肾阳，散寒祛湿、强壮腰脊，类似巴戟天、鹿茸、熟地、狗脊、菟丝子、杜仲等药的功效。

2. 大肠俞　大肠的背俞穴。经云：“大肠者，传道之官，变化出焉，脾、胃、大肠、小肠、三焦、膀胱者，仓廪之本，管之居也，名曰器，能化精粕，转味而入出者也。”与其相对的是大肠的募穴天枢穴，天枢调大肠气之上下，大肠俞调大肠之形的盛衰。本穴又在足太阳膀胱经的循行路线上，艾灸此穴健固肠腑，通肠导滞，舒筋活络，类似肉豆蔻、芡实、乌梅、白术、枳实、厚朴、木香、黄芩、牛膝等药的功效。

3. 气海俞　《说文解字》：“气，云气也。”“海，天池也。以纳百川者。”“俞，空中木为舟也。”气海之背俞穴。与肺俞、肾俞相关，助肾之纳气。本穴又在足太阳膀胱经的循行路线上，艾灸此穴补肾温阳，疏经通络。

4. 阿是穴　临床运用时掌握好腧穴力敏和热敏两个取穴要点，采用艾灸疗法，温阳通络，行气止痛，祛风除湿，消瘀散结。

【主治范围】　腰痛、腰椎间盘突、腰椎管狭窄、风湿性关节炎、膝关节骨性关节炎、慢性盆腔炎等。

第六节　麻黄杏仁薏苡甘草汤证灸方

【原文】

《金匮要略·痉湿喝病脉证治》篇：“病者一身尽疼，发热，日晡所剧者，名风湿。此病伤于汗出当风，或久伤取冷所致也，可与麻黄杏仁薏苡甘草汤。”

【组方】　麻黄杏仁薏苡甘草汤方。

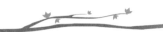

麻黄(去节)半两(汤泡),甘草一两(炙),薏苡仁半两,杏仁十个(去皮炒)。

上锉麻豆大,每服四钱匕,水盏半,煮八分,去滓,温服,有微汗,避风。

【病因病机】 此系风湿并重,阻滞经络,气血运行不利,卫阳不充,失于防御,风湿之邪乘虚而入,或经脉久有劳伤,复感风湿之邪。风湿相搏,滞留肌表,则一身尽疼,是风湿在表之候;发热,日晡所剧,属于阳明,是风湿势将化热之象。故形成无汗发热的表实证。

【灸疗处方组成】 曲池、阴陵泉、大椎、列缺。

【治则】 清热解表,祛风除湿,散邪通络。

【施灸手法】

1. 曲池

(1)悬起灸,选取直径为 2 cm 的艾条两根,点燃后在穴位处分别采用小回旋灸,沿着手阳明大肠经上下循经往返灸,间断雀啄灸以激发灸感,腧穴敏化后双点温和灸,灸感多在局部扩热,抑可沿手阳明经循行线到达手部,个别可上行至肩部,或在局部出现扩热。

(2)灸具灸,选择大小合适的灸具放置穴位上,点燃艾条施灸。

2. 阴陵泉

(1)悬起灸:选取直径为 2 cm 的艾条两根,点燃后在穴位处分别采用小回旋灸,沿着足太阴脾经上下循经往返灸,间断雀啄灸以激发灸感,腧穴敏化后双点温和灸,灸感多在局部扩热,亦可沿足太阴经循行线到达足部,个别可上行至腹部,在腹部出现热感和温水流动感。

(2)灸具灸,选择大小合适的灸具放置穴位上,点燃艾条施灸。

3. 大椎

(1)悬起灸,在大椎穴处先行闪罐法,至穴位处皮肤红晕,选取直径为 3 cm 的艾条1 根,点燃后在穴位处采用大小回旋灸,以大椎为中心沿着督脉上下循经往返灸,间断雀啄灸以激发灸感,腧穴敏化后单点温和灸,可觉热感扩至周边,或沿手太阳小肠经传至手部,抑或沿督脉上传至风府,下传至至阳。

(2)灸具灸,选择大小合适的灸具放置穴位上,点燃艾条施灸。

4. 列缺

(1)悬起灸,选取直径为 2 cm 的艾条两根,点燃后在穴位处分别采用小回旋灸,沿着手太阴肺经上下循经往返灸,间断雀啄灸以激发灸感,腧穴敏化后双点温和灸,灸感多在局部扩热,亦可沿手太阴经循行线到达手或肘部,个别可上行至胸部,在胸部出现热感。

(2)灸具灸,选择大小合适的灸具放置穴位上,点燃艾条施灸。

【施灸时间】 每穴每次施灸 20 ~ 30 min,每日 1 ~ 2 次。

【方穴简解】

1. 曲池 穴在肘外侧,屈肘穴处凹陷,其形如池。"曲"字有这样几层含义,此穴在肘部,有弯曲的意思,弯曲多容易郁滞。根据"木曰曲直"的理论,木郁则曲,木疏则直,木郁风动,因此保证曲池的通畅,有疏风解郁的作用。《千金翼方》曰:"瘾疹,灸曲池二穴,随年壮神良。"《医宗金鉴》曰:"主治中风,手挛筋急,痹风疟疾,先寒后热等症。"《千金方》:

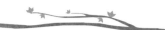

"耳痛。举体痛痒如虫噬,痒而搔之,皮便脱落作疮,灸曲池二穴,随年壮,发即灸之神良。"曲池穴是治疗风证的要穴,包括肝风内动,风邪袭表。而祛风的手法多选用灸法。驱风散邪、温经散寒,类似羌活、独活、桂枝、秦艽、桑枝、忍冬藤、威灵仙、络石藤、千年健、海风藤等药的功效。

2.阴陵泉　因其所在部位而命名。脾属阴经,膝内侧属阴,辅骨似陵,陵下凹陷处经气象流水入合深处,似泉,故名"阴陵泉"。它是足太阴之脉所入为合的合水穴,为治湿要穴。本穴是治疗脾不化湿、湿困脾土、聚湿生痰和脾虚及胃、及肠引起的病证,以及穴位所在处的局部和邻近病变的常用穴。如湿邪留滞筋肉之间,筋失柔和之屈伸不利,转侧不便;湿邪流注关节之关节疼痛重着,屈伸不便;湿邪泛滥于皮肤之间之浮肿,以及湿邪流注皮肤之疥疮、银屑病(牛皮癣)、神经性皮炎、下肢湿疹等,都可取施本穴。湿邪兼风、兼寒、兼热引起的病证,取泻本穴以祛其湿。湿蕴化热的病证,取泻本穴,利水行湿,以利于分消湿热,湿祛则热无从化。艾灸本穴,利水行湿,温化水湿,类似茯苓、通草、大腹皮、车前子、泽泻、滑石、薏苡仁等药的功效。

3.大椎　本穴为三阳与督脉之会,督脉主一身之阳,太阳统主三阳,太阳根于少阴肾火,肾水藏精,化气上注于大椎穴。因此大椎的阳气最盛,是精化气入脑之前,阳气聚积最多之处,应太阳之象,因此主治伤寒发热症。艾灸或烧山火、拔罐,可解表散寒、温阳通督。类似桂枝、细辛、麻黄、羌活、独活、秦艽、威灵仙、海风藤等药的功效。用补法,振奋阳气、益阳固表。

4.列缺　列缺,又名童玄、腕劳。"列缺为手太阴之络穴,因肺为华盖,有垂天之象,其络自此别出,经气由此而至手阳明经,有裂出缺去的现象,故用会意法取用这个名词为名。"是手太阴肺经的腧穴、络穴;通于任脉;具有疏卫解表、宣肺利气和宣畅经气的作用,为主治肺、喉、鼻、头项、面部疾患和肺经、大肠经体表循行通路上的病变的常用穴。肺属卫,外合皮毛,为娇脏,外邪侵袭,首当其冲。外感风邪如风寒、风热出现的肺卫和肺系证候,以及"温邪上受,首先犯肺"所出现的温病卫分证候,均属本穴的治疗范围。艾灸此穴疏卫解表、宣利肺气、宣通鼻窍。类似紫苏叶、荆芥、桑叶、牛蒡子、瓜蒌、杏仁、桔梗、黄芩、苍耳子等药的功效。

【临床应用】　风湿感冒、急性风湿热、风湿性关节炎、类风湿性关节炎、强直性脊柱炎等。

第七节　附子粳米汤证灸方

【原文】

《金匮要略·腹满寒疝宿食病脉证治》篇:"腹中寒气,雷鸣切痛,胸胁逆满,呕吐,附子粳米汤主之。"

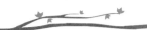

【组方】 附子粳米汤方。

附子一枚(炮),半夏半升,甘草一两,大枣十枚,粳米半升。

上五味,以水八升,煮米熟,汤成,去滓,温服一升,日三服。

【病因病机】 本病的部位在于腹中,主要症状是肠鸣。由于脾胃阳虚,不能运化水湿,奔迫于肠胃之间,所以雷鸣切痛,寒邪上逆,阳气痹阻,则胸胁逆满,胃失和降,故呕吐。《灵枢·五邪》:"邪在脾胃……阳气不足,阴气有余,则寒中肠鸣腹痛。"《素问·举痛论》:"寒气客于肠胃,故痛而呕也。"本条病机脾胃阳虚,水湿内停。

【治则】 散寒止呕,温经止痛。

【灸疗处方组成】 天枢、中脘、神阙、公孙。

【施灸手法】

1. 天枢(双)

(1)悬起灸,选取直径为3 cm的艾条两根,点燃后在两个天枢穴间回旋灸,间断雀啄灸以激发灸感,腧穴敏化后双点温和灸,可觉热感透至腹腔内,或透至后背如电筒照射,亦有患者热感可以沿着带脉做到背部。

(2)灸具灸,选择大小合适的灸具放置两穴上,点燃艾条施灸。

2. 中脘

(1)悬起灸,艾灸此穴前须在上腹部进行局部揉按3～5 min,直至腧穴局部皮肤红晕,这样有利于灸感传导。选取直径为3 cm的艾条1根,点燃后在穴位处采用大小回旋灸,以中脘为中心沿着任脉上下循经往返灸,间断雀啄灸以激发灸感,腧穴敏化后单点温和灸,可觉热感扩至整个上腹部,抑或透至胸背部,有的患者描述可上行到胸腔,或走向胸胁两侧。

(2)灸具灸,选择大小合适的灸具放置穴位上,点燃艾条施灸。

3. 神阙

(1)悬起灸,选取直径为3 cm的艾条1根,点燃后在穴位处采用大小回旋灸,间断雀啄灸以激发灸感,腧穴敏化后单点温和灸,可觉热感透至腹腔内,或透至后背如电筒照射,抑或沿任脉上下传导。有的患者描述可上行到胸腔,或走向胸胁两侧。

(2)灸具灸,选择大小合适的灸具放置穴位上,点燃艾条施灸。

(3)神阙隔药灸,药物可根据病情选择。

4. 公孙

(1)悬起灸,选取直径为2 cm的艾条两根,点燃后在穴位处分别采用小回旋灸,沿着足太阴脾经上下循经往返灸,间断雀啄灸以激发灸感,腧穴敏化后双点温和灸,灸感多在局部扩热,亦可沿足太阴经循行线到达足踝部,个别可上行至腹部,在腹部出现热感和温水流动感。

(2)灸具灸,选择大小合适的灸具放置穴位上,点燃艾条施灸。

【施灸时间】 每穴每次施灸20～30 min,每日1～2次。

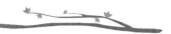

【方穴简解】

1. 天枢　本穴属足阳明胃经腧穴,运气为燥土,五行属土,六气为燥。天枢居人之中,天之中心,天地气交,阴阳升降和调,地气上为云,天气下为雨,可斡旋中焦脾胃,升脾气,降胃气,中土之气为后天水谷精微之气的根本,因此天枢可补足正气。本穴是大肠经募穴,可调节胃肠中的水液升降。艾灸可温阳逐邪,固涩肠道,类似肉豆蔻、芡实、赤石脂、伏龙肝、五味子、诃子肉等药的功效。

2. 神阙　本穴在脐,脐为先天之结蒂,又为后天之气舍,介于中、下焦之间。用艾灸或隔姜、隔盐、隔附子灸,能振奋中阳、温补下元、回阳固脱。类似乌附片、干姜、良姜、肉桂、吴茱萸等药的功效。凡真阳虚衰,下元虚冷,胃肠虚寒,脾阳不足,以及与此有关的病证,均可取本穴施治。

3. 中脘　因位于胃脘部,上、下脘之间而得名,又名胃脘、太仓、中管、上纪,为任脉经的上腹部腧穴;任脉、手太阳、手少阳、足阳明经的交会穴;位于脐上4寸,穴下内部是胃腑约当幽门部;乃胃经经气聚集之处,为胃之募穴;又为六腑之会穴,中焦的气会穴。胃腑病,多在此募穴出现压痛或异常反应,检查该穴,有助于鉴别胃腑病的虚实寒热等。手太阴经脉"还循胃口";足阳明经脉"下膈属胃络脾",其经别"属胃,散之脾,上通于心";足太阴经脉"属脾络胃,复从胃,别上膈,注心中",其络脉"入络肠胃";手太阳经脉"抵胃属小肠";足厥阴经脉"挟胃属肝络胆"。由于经脉的循行和属络,胃同脾、心、肺、肝、胆、大肠、小肠的关系密切。因此,凡胃与脾、肝、胆、肠、食管相互影响、互为因果的病证,都属胃募中脘的主治范围。伤寒病中的厥阴证寒热错杂型和伤寒太阴证及阳明证,都可取施本穴。艾灸本穴,温阳益胃、暖胃逐饮、温通腑气。类似砂仁、半夏、苍术、藿香、厚朴、白蔻仁等药的功效。

4. 公孙　"脾居中土,灌溉四旁,有中央黄帝,位临四方的意义,黄帝姓公孙,故以此为名"。是足太阴脾经的腧穴、络穴,通于冲脉,具有通肠和胃、平冲降逆之功。足太阴脾经的络脉,从公孙穴别出,走入足阳明经,有一支别行入腹络于肠胃。足太阴经脉入腹,属脾,络胃,其经别,与足阳明胃经经别俱行,入于腹里,经过脾、胃,上通于心,上结于咽,贯舌中。经络所通,主治所在。足太阴经脉、经别、络脉循行处之肠胃、脾以及胸腹病变,都属本穴的治疗范围。艾灸此穴,通调肠胃,理气降逆,类似枳实、半夏、枳壳、陈皮、砂仁、白蔻仁等药的功效。

【临床应用】　胃炎、胃痉挛、消化性溃疡、胆石症、胰腺炎、腹膜炎等。

第八节　橘皮汤证灸方

【原文】

《金匮要略·呕吐哕下利病脉证治》篇:"干呕,哕,若手足厥者,橘皮汤主之。"

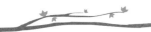

【组方】 橘皮汤方。

橘皮四两,生姜半斤。

上二味,以水七升,煮取三升,温服一升,下咽即愈。

【病因病机】 寒凉伤胃,胃阳被遏,胃失和降,失其通降则有干呕、哕。中阳被寒气所遏,不能通达于四末,故手足厥冷。

【治则】 温中散寒,和胃降逆。

【灸疗处方组成】 足三里、中脘、内关、公孙。

【施灸手法】

1. 足三里

(1)悬起灸,选取直径为 2 cm 的艾条两根,点燃后在穴位处分别采用小回旋灸,沿着足阳明胃经上下循经往返灸,间断雀啄灸以激发灸感,腧穴敏化后双点温和灸,灸感多在局部扩热,亦可沿足阳明经循行线到达足部,个别可上行至腹部,在腹部出现热感和温水流动感。

(2)灸具灸,选择大小合适的灸具放置穴位上,点燃艾条施灸。

2. 中脘

(1)悬起灸,艾灸此穴前须在上腹部进行局部揉按 3~5 min,直至腧穴局部皮肤红晕,这样有利于灸感传导。选取直径为 3 cm 的艾条 1 根,点燃后在穴位处采用大小回旋灸,以中脘为中心沿着任脉上下循经往返灸,间断雀啄灸以激发灸感,腧穴敏化后单点温和灸,可觉热感扩至整个上腹部,或透至胸背部,有的患者描述可上行到胸腔,或走向胸胁两侧。

(2)灸具灸,选择大小合适的灸具放置穴位上,点燃艾条施灸。

3. 内关

(1)悬起灸,选取直径为 2 cm 的艾条两根,点燃后在穴位处分别采用小回旋灸,沿着手厥阴心包经上下循经往返灸,间断雀啄灸以激发灸感,腧穴敏化后双点温和灸,灸感多在局部扩热,亦可沿手厥阴经循行线到达手或肘部,个别可上行至胸部,在胸部出现热感。

(2)灸具灸,选择大小合适的灸具放置穴位上,点燃艾条施灸。

4. 公孙

(1)悬起灸,选取直径为 2 cm 的艾条两根,点燃后在穴位处分别采用小回旋灸,沿着足太阴脾经上下循经往返灸,间断雀啄灸以激发灸感,腧穴敏化后双点温和灸,灸感多在局部扩热,亦可沿足太阴经循行线到达足踝部,个别可上行至腹部,在腹部出现热感和温水流动感。

(2)灸具灸,选择大小合适的灸具放置穴位上,点燃艾条施灸。

【施灸时间】 每穴每次施灸 20~30 min,每日 1~2 次。

【方穴简解】

1. 足三里 因能治理(古"里"与"理"通)腹部上中下三部诸证而得名,是足阳明之

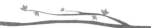

脉所入为合的合土穴,土经中之土穴,为回用九针穴之一,是强壮要穴和肚腹疾病的常用穴。"或针痰,先针中脘、三里间"(《行针指要歌》)。水、饮、痰三者的产生,与脾、肺、肾三脏关系密切,痰湿生于脾者,取补本穴健脾祛湿以止痰;痰湿聚于胃者,取泻本穴和胃行湿而降痰。"土旺能制湿,土气坚凝,则水湿亦自澄清。"足三里有健脾祛湿和祛湿益脾的作用,有益于控制湿和痰的产生,因痰或痰湿引起的病证,如痰饮、痫证、狂证、癫证哮证等,都可配取本穴。艾灸本穴,健脾养胃,温化寒湿,补中益气,温运中焦。类似党参、白术、山药、茯苓、干姜、生姜、吴茱萸、白蔻仁、草豆蔻仁、丁香等药的功效。艾条灸,隔日或五、七日艾灸 1 次,每次 30 min。长期艾灸可养益后天、防病抗疫、健体益寿。

2.中脘　因位于胃脘部,上、下脘之间而得名,又名胃脘、太仓、中管、上纪,为任脉经的上腹部腧穴;任脉、手太阳、手少阳、足阳明经的交会穴;位于脐上 4 寸,穴下内部是胃腑约当幽门部;乃胃经经气聚集之处,为胃之募穴;又为六腑之会穴,中焦的气会穴。胃腑病,多在此募穴出现压痛或异常反应,检查该穴,有助于鉴别胃腑病的虚实寒热等。手太阴经脉"还循胃口";足阳明经脉"下膈属胃络脾",其经别"属胃,散之脾,上通于心";足太阴经脉"属脾络胃,复从胃,别上膈,注心中",其络脉"入络肠胃";手太阳经脉"抵胃属小肠";足厥阴经脉"挟胃属肝络胆"。由于经脉的循行和属络,胃同脾、心、肺、肝、胆、大肠、小肠的关系密切。因此,凡胃与脾、肝、胆、肠、食管相互影响、互为因果的病证,都属胃募中脘的主治范围。伤寒病中的厥阴证寒热错杂型和伤寒太阴证及阳明证,都可取施本穴。艾灸本穴,温阳益胃、暖胃逐饮、温通腑气。类似砂仁、半夏、苍术、藿香、厚朴、白蔻仁等药的功效。

3.内关　因位于腕臂内侧,手厥阴之络脉由此别出,沿本经通过肘关、肩关上行系于心包络,故而得名。本穴是手厥阴心包络经的腧穴、络穴,通于阴维脉,主治本经经病和胃、心、心包络疾患以及与情志失和、气机阻滞有关的脏腑、器官、肢体病变。内关通于阴维脉,而阴维脉联系着足太阴、少阴和厥阴经,并会于任脉,还与足阳明经脉相合,这些经脉都循行于胸脘胁腹,所以"阴维为病苦心痛"(《难经·二十九难》篇)。内关穴善治胸痛、胁痛、胃痛、心痛、结胸、反胃、胸脘满闷、胁下支满、腹中结块以及疟疾等。正如《玉龙歌》中说:"腹中气块痛难当,穴法宜向内关防,八法有名阴维穴,腹中之疾永安康。"《标幽赋》中说:"胸腹满痛刺内关。"《八脉交会八穴主治歌》所说的:"中满心胸痞胀,肠鸣泄泻脱肛,食难下膈酒来伤,积块坚横胁撑,妇女胁疼心痛,结胸里急难当,伤寒不解结胸膛,疟疾内关独当。"艾灸本穴可理气散滞、通畅心络、安心神、和胃止呕、截疟。类似柴胡、半夏、枳壳、木香、陈皮、青皮、郁金、香附、菖蒲、远志、朱砂、莲子心等药的功效。

4.公孙　"脾居中土,灌溉四旁,有中央黄帝,位临四方的意义,黄帝姓公孙,故以此为名。"本穴是足太阴脾经的腧穴、络穴,通于冲脉,具有通肠和胃、平冲降逆之功。足太阴脾经的络脉,从公孙穴别出,走入足阳明经,有一支别行入腹络于肠胃。足太阴经脉入腹,属脾,络胃,其经别,与足阳明胃经经别俱行,入于腹里,经过脾、胃,上通于心,上结于咽,贯舌中。经络所通,主治所在。足太阴经脉、经别、络脉循行处之肠胃、脾及胸腹病变,都属本穴的治疗范围。艾灸此穴,通调肠胃,理气降逆,类似枳实、半夏、枳壳、陈皮、

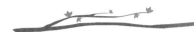

砂仁、白蔻仁等药的功效。

【临床应用】 胃痛、呕吐、呃逆、颅脑术后顽固性呃逆等病。

第九节　半夏厚朴汤证灸方

【原文】

《金匮要略·妇人杂病脉证并治》篇:"妇人咽中如有炙脔,半夏厚朴汤主之。"

《千金要方》:"胸满,心下坚,咽中帖帖,如有炙肉,吐之不出,吞之不下。"

【组方】 半夏厚朴汤方。

半夏一升,厚朴三两,茯苓四两,生姜五两,干苏叶二两。

上五味,以水七升,煮取四升,分温四服,日三夜一服。

【病因病机】 情志不遂,肝气抑郁,气郁夹痰,痰气内结而上逆,气滞痰凝而咽如炙脔。

【治则】 疏肝解郁,理气祛痰。

【灸疗处方组成】 丰隆、天突、廉泉、太冲。

【施灸手法】

1. 丰隆

(1)悬起灸,选取直径为 2 cm 的艾条两根,点燃后在穴位处分别采用小回旋灸,沿着足阳明胃经上下循经往返灸,间断雀啄灸以激发灸感,腧穴敏化后双点温和灸,灸感多在局部扩热,亦可沿足阳明经循行线到达足部,个别可上行至腹部,在腹部出现热感和温水流动感。

(2)灸具灸,选择大小合适的灸具放置穴位上,点燃艾条施灸。

2. 天突、廉泉

(1)悬起灸,选取直径为 3 cm 的艾条两根,点燃后在天突和廉泉间循经往返灸,间断雀啄灸以激发灸感,腧穴敏化后双点温和灸,可觉热感透至胸腔内,或透至后背如电筒照射,抑或沿任脉上下传导。

(2)灸具灸,选择大小合适的灸具放置两穴上,点燃艾条施灸。

3. 太冲

(1)悬起灸,选取直径为 2 cm 的艾条两根,点燃后在穴位处分别采用小回旋灸,沿着足厥阴肝经上下循经往返灸,间断雀啄灸以激发灸感,腧穴敏化后双点温和灸,灸感多在局部扩热,亦可沿足厥阴经循行线到达足踝部,个别可上行至腹部,在腹部出现热感和温水流动感。

(2)灸具灸,选择大小合适的灸具放置穴位上,点燃艾条施灸。

【施灸时间】 每穴每次施灸 20～30 min,每日 1～2 次。

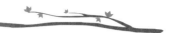

【方穴简解】

1.丰隆 是足阳明胃经的腧穴、络穴,具有祛痰、和胃降逆和健脾益胃的作用,为痰病要穴。痰能引起咳嗽、哮、喘,祛痰多能止咳、平喘,因而本穴兼有止咳平喘的作用。痰迷心窍引起的神志病,取本穴祛痰以开窍醒志。痰是水液代谢障碍所产生的病理产物,又是致病因素之一。痰的生成责之于肺、脾、肾三脏功能失常,而首要于脾。所以有"脾为生痰之源""脾无留湿不生痰"之说。凡因脾阳不振,运化失职,聚湿成痰,或久嗜酒肉肥甘多湿之品,湿聚不化,成饮成痰;肾阳不足,水气不化,聚而上泛,演变成痰;阴虚生热,或肝郁化火,火热上炎灼津成痰;风寒犯肺,气机郁阻,或化热化燥,煎灼肺津而成痰,均可配泻本穴以祛痰。艾灸本穴可温化痰湿,温胃畅中,类似半夏、白芥子、橘红、款冬花、旋覆花等药的功效。

2.天突 又名玉户、天瞿穴,是任脉经的腧穴,任脉,阴维脉之交会穴;位于结喉下,胸骨切迹上缘,穴下深部是气管;为治疗气管、喉、咽及食管疾病的常用穴。郑梅涧在《重楼玉钥》中说:"夫咽喉者,生于肺胃之上,咽者嚥也,主通利水谷,为胃之系,乃胃气通道也;喉者空虚,主气息出入呼吸,为肺气之通道也。"咽喉连于肺胃,喉为气机呼吸之门户,咽为饮食消化之通道。任脉循行咽喉,气管通于喉。因此与肺胃有关的咽喉疾病,属本穴治疗范围。配艾灸,温降痰浊,镇咳平喘,类似干姜、细辛、麻黄、款冬花、杏仁、半夏、紫菀、旋覆花等药的功效。

3.廉泉 又名本池、舌本,位于颔下结喉上舌骨下;是任脉腧穴,为任脉,阴维脉之交会穴具有清利咽喉、通调舌络、消散壅滞等功效;是治疗舌、咽喉疾病的常用穴。咽喉连于肺胃,又是诸经行聚之处,因此外感诸邪,邪从口鼻而入,咽喉常先遭受侵犯;内伤诸疾,病从脏腑而来,咽喉亦常遭受其害。具有清利咽喉、消散郁结之功的廉泉穴,可用于治疗风热邪毒,侵犯咽喉;肺胃积热,上表咽喉;肺肾阴虚,虚火上炎:风寒客热,壅遏音窍,以及气郁痰结,肝郁化火,气血壅滞等因所引起的咽喉病变。能清利咽喉、消散壅结,类似桔梗、牛蒡子、黄芩、夏枯草、连翘、金银花、石菖蒲、升麻、胆南星、射干、大青叶、山豆根、青果、全蝎等药的功效。

4.太冲 太冲,是足厥阴之脉所注为输的输土穴;阴经以输代原,又是足厥阴肝经的原穴。"病在阴之阴者,刺阴之荥输"(《灵枢·寿夭刚柔》篇),"治脏者,治其俞"(《素问·咳论》篇)。太冲主治肝之脏病、经病、气化病和与肝有关的脏腑器官疾病。足厥阴经脉"挟胃,属肝络胆,上贯膈……其支者,复从肝,别贯膈,上注肺"(《灵枢·经脉》篇)其经别"贯心",足少阴经脉"贯肝膈,入肺中其支者……络于心"(《灵枢·经脉》篇)。因此,肝与脾、胃、肺、心、肾、胆的关系密切。肝气犯胃、肝脾不和、肝火犯肺的病证,取本穴以治其因。艾灸本穴疏肝理气、平肝息风,类似青皮、枳壳、郁金、香附、白芍、小茴香、川楝子、钩藤、菊花、僵蚕、蝉蜕、决明子、全蝎、木香、柴胡等药的功效。

【临床应用】 癔症、郁症、咽部神经官能症、慢性咽喉炎、颈部淋巴结核、食管憩室、食管痉挛、妊娠恶阻、假性心绞痛等属于痰凝气滞型者。

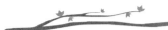

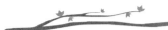

第十节　八味肾气丸证灸方

【原文】

《金匮要略·血痹虚劳病脉证并治》篇:"虚劳腰痛,少腹拘急,小便不利者,八味肾气丸主之。"

【组方】　肾气丸方。

干地黄八两,山药、山茱萸各四两,泽泻、牡丹皮、茯苓各三两,桂枝、附子(炮)各一两。

上八味,末之,炼蜜和丸梧子大,酒下十五丸,加至二十五丸,日再服。

【病因病机】　腰部为肾之府。肾发生病变,外应于腰部,虚劳腰痛,是久病虚劳肾亏所致,肾与膀胱为表里,肾阳虚衰不能化气行水,气化不利,则膀胱发生病变,所以出现小腹拘急不舒,小便不利。主要病机为虚劳肾气不足。

【治则】　滋阴敛阳,补肾纳气。

【灸疗处方组成】　肾俞、关元、复溜。

【施灸手法】

1. 肾俞

(1)悬起灸,选取直径为 3 cm 的艾条两根,点燃后在两个肾俞穴间回旋灸,以肾俞为中心沿着双侧膀胱经循经往返灸,间断雀啄灸以激发灸感,腧穴敏化后双点温和灸,可觉热感透至腹腔内,或沿带脉呈环状传导,抑或沿足太阳膀胱经上传至脾胃俞,下传至骶尾部,或在穴位处扩热。

(2)灸具灸,选择大小合适的灸具放置两穴上,点燃艾条施灸。

2. 关元

(1)悬起灸,选取直径为 3 cm 的艾条 1 根,点燃后沿任脉在关元上下循经往返灸,间断雀啄灸以激发灸感,腧穴敏化后单点温和灸,可觉热感透至腹腔内,或透至后背如电筒照射,抑或沿任脉上下传导。

(2)灸具灸,选择大小合适的灸具放置穴位上,点燃艾条施灸。

3. 复溜

(1)悬起灸,选取直径为 2 cm 的艾条两根,点燃后在穴位处分别采用小回旋灸,沿着足少阴肾经上下循经往返灸,间断雀啄灸以激发灸感,腧穴敏化后双点温和灸,灸感多在局部扩热,亦可沿足少阴经循行线到达足部,个别可上行至腹部,在腹部出现热感和温水流动感。

(2)灸具灸,选择大小合适的灸具放置穴位上,点燃艾条施灸。

【施灸时间】　每穴每次施灸 20 ~ 30 min,每日 1 ~ 2 次。

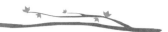

【方穴简解】

1. 肾俞 肾的背俞穴。肾的本意是坚,又经文说苦坚,苦者火之味,因此肾脏之性,同火之味。肾水生于心火,经云:"肾者,作强之官,伎巧出焉。""肾者,主蛰,封藏之本,精之处也;其华在发,其充在骨,为阴中之少阴,通于冬气。"肾属水,为阴中之少阴,少阴者君火也,因此肾水中有火。水盛则火化为咸味,火盛则水化为热之水气。足少阴肾经的五运为水,六气为热。经云:"诸寒收引,皆属于肾。"肾藏精,精者身之本,精化气为肾气,肾气是阳多阴少,本穴禀太阳寒水之气,内藏少阴肾之精气,因此主阳虚有寒。肾俞多阴精,肾俞少刺多灸。艾灸本穴,温补肾阳,散寒祛湿、强壮腰脊,类似巴戟天、鹿茸、熟地、狗脊、菟丝子、杜仲等药的功效。

2. 关元 因其位于人身阴阳元气交关之处,又能大补元用而得名,是足三阴经、任脉的交会穴,为小肠募穴,壮阳要穴。类似肉桂、冬虫夏草、肉苁蓉、仙灵脾、鹿茸等药的功效。是补真阳壮命门的常用穴,补真阳有益于补肾阳,温脾阳,益心阳,温膀胱,促气化。又可治疗脏腑疲惫,诸虚百损。本方证主要是阳气衰微,阴寒内盛而为病,艾灸本穴可温补真阳,回阳救逆。

3. 复溜 又名伏白、吕肠、伏留、昌阳、外命穴,是足少阴之脉所行为经的经金穴;肾属水,穴属金,故为肾经的母穴复溜主治肾之脏病、经病、气化病和与肾有关的脏腑器官疾病,对改善肾脏功能,消除肾功能失常所产生的病理证候,具有一定的功效。肾为水火之脏,藏真阴而寓元阳。肾阴为一身之根蒂,先天之真源,肾主五液以维持体内水液的平衡。肾阳是机体生命活动的动力。肾阴亏耗,肾阳虚衰的病证,宜取本穴滋阴壮阳。肾为先天之本,生殖发育之源。与肾有关的胎、产、经、带、阳痿、遗精、子宫脱垂等病证,都属本穴的主治范围。艾灸本穴,滋阴补肾,益髓健脑,类似熟地黄、生地黄、玉竹、石斛,山萸肉、枸杞子、女贞子、旱莲草、何首乌、桑寄生、杜仲等药的功效。

【临床运用】 甲状腺功能减退症、肠易激综合征、胃肠神经官能症、慢性前列腺炎、男性不育症、腰椎间盘突出症、足跟痛、痛风、尿潴留、老年性尿失禁等。

第十一节 五苓散证灸方

【原文】

《伤寒论·辨太阳病脉证并治》篇:"本以下之,故心下痞,与泻心汤。痞不解,其人渴而口燥烦,小便不利者,五苓散主之。"

《金匮要略·痰饮咳嗽病脉证并治篇》:"假令瘦人,脐下有悸,吐涎沫而癫眩,此水也,五苓散主之。"

【组方】 五苓散方。

泽泻一两一分,猪苓三分(去皮),茯苓三分,白术三分,桂枝二分(去皮)。

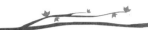

上五味,为末,白饮服方寸七,日三服,多饮暖水,汗出愈。

【病因病机】 饮结于下焦,膀胱气化失职,故见小便不利,水无去路,逆而上行,气机痞塞而至渴而烦、吐涎沫,水饮内阻,清阳不升,故头晕目眩。病机为水饮内蓄,津液不行。

【治则】 表里分消,化气行水。

【灸疗处方组成】 中极、水道、阴陵泉、外关。

【施灸手法】

1. 中极

(1)悬起灸,选取直径为3 cm的艾条1根,点燃后沿任脉在中极上下循经往返灸,间断雀啄灸以激发灸感,腧穴敏化后单点温和灸,可觉热感透至腹腔内,或透至后背如电筒照射,抑或沿任脉上下传导。

(2)灸具灸,选择大小合适的灸具放置穴位上,点燃艾条施灸。

2. 水道

(1)悬起灸,选取直径为3 cm的艾条两根,点燃后在两个水道穴间回旋灸,间断雀啄灸以激发灸感,腧穴敏化后双点温和灸,可觉热感透至腹腔内,或透至后背如电筒照射,亦有患者热感可以沿着腹部到背部。

(2)灸具灸,选择大小合适的灸具放置两穴上,点燃艾条施灸。

3. 阴陵泉

(1)悬起灸,选取直径为2 cm的艾条两根,点燃后在穴位处分别采用小回旋灸,沿着足太阴脾经上下循经往返灸,间断雀啄灸以激发灸感,腧穴敏化后双点温和灸,灸感多在局部扩热,亦可沿足太阴经循行线到达足部,个别可上行至腹部,在腹部出现热感和温水流动感。

(2)灸具灸,选择大小合适的灸具放置穴位上,点燃艾条施灸。

4. 外关

(1)悬起灸,选取直径为2 cm的艾条两根,点燃后在穴位处分别采用小回旋灸,沿着手少阳三焦经上下循经往返灸,间断雀啄灸以激发灸感,腧穴敏化后双点温和灸,灸感多在局部扩热,亦可沿手少阳经循行线到达手或肘尖部,个别可上行至肩部,在肩部出现热感。

(2)灸具灸,选择大小合适的灸具放置穴位上,点燃艾条施灸。

【施灸时间】 每穴每次施灸20~30 min,每日1~2次。

【方穴简解】

1. 中极 是前人假借星名而命名的;又名玉泉、气原;足三阴经和任脉的交会穴;位于脐下4寸,穴下内部是膀胱和乙状结肠,乃膀胱经气聚集之处,为膀胱募穴。膀胱腑病,多在此募穴出现压痛或异常反应,依其穴下脏器、针感走向、穴位所在、膀胱功能和膀胱同他脏的关系,以及是任脉与足三阴经的交会穴,中极主治膀胱、尿道、生殖和小腹病,以及在病理上与膀胱有关的病证。"膀胱者,州都之官,津液藏焉,气化则能出矣"

(《素问·灵兰秘典论》篇)。膀胱气化无权,溺不得出的癃闭,膀胱气化失常,水液停积的水肿,及"膀胱不约为遗溺"的遗尿病,膀胱本腑湿热蕴结,和他脏积热所致的膀胱腑病,都属膀胱募穴的主治范围。伤寒病中的太阳腑证(蓄水证),也属本穴的治疗范围。用泻法,配艾灸或烧山火,能温阳行水,通利小便。类似滑石、猪苓、茯苓、泽泻、车前子、栀子、地肤子、海金砂、冬葵子等药物的功效。

2. 水道　水即水流,道即道路,穴位深部相当于小肠,并靠近膀胱部位,属足阳明胃经腧穴,属下焦,为水道之所出。《素问·灵兰秘典论》曰:"三焦者,决渎之官,水道出焉。"决渎者,挖掘水道的意思,三焦之气根于下焦,出于膀胱。《内经》曰:"巨阳者,诸阳之属也。故为诸阳主气也。""膀胱者,州都之官,津液藏焉,气化则能出矣。"水道位于膀胱之腑,有通便利水之功,正如《针灸甲乙经,卷九》云:"三焦约,大小便不通,水道主之"。主治水道不通的病证。艾灸本穴,温化水湿,通利水道。

3. 阴陵泉　因其所在部位而命名。脾属阴经,膝内侧属阴,辅骨似陵,陵下凹陷处经气象流水入合深处,似泉,故名"阴陵泉"。它是足太阴之脉所入为合的合水穴,为治湿要穴。本穴是治疗脾不化湿、湿困脾土、聚湿生痰和脾虚及胃及肠引起的病证,以及穴位所在处的局部和邻近病变的常用穴。如湿邪留滞筋肉之间,筋失柔和之屈伸不利,转侧不便;湿邪流注关节之关节疼痛重着,屈伸不便:湿邪泛滥于皮肤之间之浮肿,以及湿邪流注皮肤之疥疮、银屑病(牛皮癣)、神经性皮炎、下肢湿疹等,都可取施本穴。湿邪兼风、兼寒、兼热引起的病证,取泻本穴以祛其湿。湿蕴化热的病证,取泻本穴,利水行湿,以利于分消湿热,湿祛则热无从化。艾灸本穴,利水行湿,温化水湿,类似茯苓、通草、大腹皮、车前子、泽泻、滑石、薏苡仁等药的功效。

4. 外关　是手少阳三焦经的腧穴、络穴,通于阳维脉;具有和解少阳、清降三焦之火、清宣少阳经经气的作用;主治"阳维为病苦寒热"和手少阳经体表循行通路上的病变,以及三焦之火上炎引起的咽喉、眼、耳、腮部疾患。本穴通于阳维脉,阳维脉维络诸阳经,主一身之表。凡外感风热风寒之表证,均可配取本穴。

伤寒病中的少阳证,亦属本穴的治疗范围。艾灸本穴,解表退热、和解少阳;柴胡、连翘、荆芥、防风、葛根等药的功效。

【临床运用】　慢性肾炎、急性泌尿系统感染、尿潴留、急性胃肠炎、功能性消化不良、痛风性关节炎、眩晕、带下、盆腔炎、骨折后肢体肿胀等。

第十二节　附子汤证灸方

【原文】

《伤寒论》304 条:"少阴病,得之一二日,口中和,其背恶寒者,当灸之,附子汤主之。"

《伤寒论》305 条:"少阴病,身体痛,手足寒,骨节痛,脉沉者,附子汤主之。"

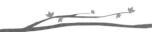

【组方】 附子汤方。

附子二枚(炮,去皮,破八片),茯苓三两,人参二两,白术四两,芍药三两。

上五味,以水八升,煮取三升,去滓,温服一升,日三服。

【病因病机】 身体痛,骨节痛,身不热而手足寒,脉不浮而沉,表明证属阳虚有寒,故冠以"少阴病"。少阴阳虚,不能温煦四末,故手足寒。里阳不足,生阳之气陷而不举,故脉沉。阳虚寒湿不化,留着肌肉关节,故身体痛,关节痛。本方证为阳虚寒湿身疼的证治。

【治则】 温阳逐寒,健脾祛湿。

【灸疗处方组成】 关元、肾俞、阴陵泉、太溪。

【施灸手法】

1.关元

(1)悬起灸,选取直径为 3 cm 的艾条 1 根,点燃后沿任脉在关元上下循经往返灸,间断雀啄灸以激发灸感,腧穴敏化后单点温和灸,可觉热感透至腹腔内,或透至后背如电筒照射,抑或沿任脉上下传导。

(2)灸具灸,选择大小合适的灸具放置穴位上,点燃艾条施灸。

2.肾俞

(1)悬起灸,选取直径为 3 cm 的艾条两根,点燃后在两个肾俞穴间回旋灸,以肾俞为中心沿着双侧膀胱经循经往返灸,间断雀啄灸以激发灸感,腧穴敏化后双点温和灸,可觉热感透至腹腔内,或沿带脉呈环状传导,抑或沿足太阳膀胱经上传至脾胃俞,下传至骶尾部,或在穴位处扩热。

(2)灸具灸,选择大小合适的灸具放置两穴上,点燃艾条施灸。

3.阴陵泉

(1)悬起灸,选取直径为 2 cm 的艾条两根,点燃后在穴位处分别采用小回旋灸,沿着足太阴脾经上下循经往返灸,间断雀啄灸以激发灸感,腧穴敏化后双点温和灸,灸感多在局部扩热,沿足太阴经循行线到达足部,个别可上行至腹部,在腹部出现热感和温水流动感。

(2)灸具灸,选择大小合适的灸具放置穴位上,点燃艾条施灸。

4.太溪

(1)悬起灸,选取直径为 2 cm 的艾条两根,点燃后在穴位处分别采用小回旋灸,沿着足少阴肾经上下循经往返灸,间断雀啄灸以激发灸感,腧穴敏化后双点温和灸,灸感多在局部扩热,亦可沿足少阴经循行线到达足部,个别可上行至腹部,在腹部出现热感和温水流动感。

(2)灸具灸,选择大小合适的灸具放置穴位上,点燃艾条施灸。

【施灸时间】 每穴每次施灸 20～30 min,每日 1～2 次。

【方穴简解】

1.关元 因其位于人身阴阳元气交关之处,又能大补元用而得名,是足三阴经、任脉

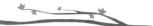

的交会穴,为小肠募穴,壮阳要穴。类似肉桂、冬虫夏草、肉苁蓉、仙灵脾、鹿茸等药的功效。是补真阳壮命门的常用穴,补真阳有益于补肾阳、温脾阳、益心阳、温膀胱、促气化,又可治疗脏腑疲惫、诸虚百损。本方证主要是阳气衰微、阴寒内盛而为病,艾灸本穴可温补真阳,回阳救逆。

2. 肾俞　肾的背俞穴。肾的本意是坚,又经文说苦坚,苦者火之味,因此肾脏之性,同火之味。肾水生于心火,经云:"肾者,作强之官,伎巧出焉。""肾者,主蛰,封藏之本,精之处也;其华在发,其充在骨,为阴中之少阴,通于冬气。"肾属水,为阴中之少阴,少阴者君火也,因此肾水中有火。水盛则火化为咸味,火盛则水化为热之水气。足少阴肾经的五运为水,六气为热。经云:"诸寒收引,皆属于肾。"肾藏精,精者身之本,精化气为肾气,肾气是阳多阴少,本穴禀太阳寒水之气,内藏少阴肾之精气,因此主阳虚有寒。肾俞多阴精,肾俞少刺多灸。艾灸本穴,温补肾阳,散寒祛湿、强壮腰脊,类似巴戟天、鹿茸、熟地、狗脊、菟丝子、杜仲等药的功效。

3. 阴陵泉　因其所在部位而命名。脾属阴经,膝内侧属阴,辅骨似陵,陵下凹陷处经气象流水入合深处,似泉,故名"阴陵泉"。它是足太阴之脉所入为合的合水穴,为治湿要穴。本穴是治疗脾不化湿、湿困脾土、聚湿生痰和脾虚及胃、脾虚及肠引起的病证,以及穴位所在处的局部和邻近病变的常用穴。如湿邪留滞筋肉之间,筋失柔和之屈伸不利,转侧不便;湿邪流注关节之关节疼痛重着,屈伸不便;湿邪泛滥于皮肤之间之浮肿,以及湿邪流注皮肤之疥疮、银屑病(牛皮癣)、神经性皮炎、下肢湿疹等,都可取施本穴。湿邪兼风、兼寒、兼热引起的病证,取泻本穴以祛其湿。湿蕴化热的病证,取泻本穴,利水行湿,以利于分消湿热,湿祛则热无从化。艾灸本穴,利水行湿,温化水湿,类似茯苓、通草、大腹皮、车前子、泽泻、滑石、薏苡仁等药的功效。

4. 太溪　是足少阴之脉所注为输的输土穴;阴经以输代原,故而又是足少阴肾经的原穴;为回阳九针穴之一。太溪主治肾之脏病、经病、气化病和与肾有关的脏腑器官疾病,肾为水火之脏,内藏元阴元阳,肾阴是一身的根蒂,先天之真源,肾阳是机体生命活动的动力。肾阴亏耗、肾阳虚衰的病证,宜取本穴滋阴壮阳。肾是精神所舍和元气所系的脏器,肾阳是人体生命的根本,肾阳一衰,人体各种功能活动就会出现一系列衰退现象,诸证丛生。因肾气不固、肾不纳气,和久病元气衰亡,肾阳虚衰,或急病阳气暴脱的病证及虚脱证候,均可取施本穴,伤寒病少阴证虚寒型,亦属本穴的治疗范围。用补法配艾灸或烧山火,温补肾阳,类似冬虫夏草、巴戟天、肉苁蓉、鹿茸、仙茅、枸杞子、补骨脂等药的功效。

【临床应用】　风湿性关节炎、类风湿性关节炎、颈椎病、腰椎间盘突出、腰椎管狭窄、膝关节骨性关节炎、肩周炎等属于脾肾阳衰、寒湿内阻的寒湿之证。

第七章
常见疾病的仲景灸法

第一节　四逆汤证灸方证

一、泄泻

泄泻亦称"腹泻",是指排便次数增多,粪便稀薄,或泻出如水样。古人将大便溏薄者称为"泄",大便如水注者称为"泻"。本病一年四季均可发生,但以夏秋两季多见。本证可见于多种疾病,临床可概分为急性泄泻和慢性泄泻两类。泄泻多见于西医学的急慢性肠炎、胃肠功能紊乱、过敏性肠炎、溃疡性结肠炎、肠结核等。

【病因病机】　泄泻病变脏腑主要在脾、胃和大小肠。其致病原因,有感受外邪、饮食不节、情志所伤及脏腑虚弱等,脾虚、湿盛是导致本病发生的重要因素,两者互相影响,互为因果。

急性泄泻,因饮食不节,进食生冷不洁之物,损伤脾胃,运化失常;或湿暑热之邪,客于肠胃,脾受湿困,邪滞交阻,气机不利,肠胃运化及传导功能失常,以致清浊不分,水谷夹杂而下,发生泄泻。慢性泄泻,由脾胃素虚、久病气虚或外邪迁延日久,脾胃受纳、运化失职,水湿谷滞内停,清浊不分而下;或情志不调,肝失疏泄,横逆乘脾,运化失常,而成泄泻;或肾阳亏虚,命门火衰,不能温煦脾土,腐熟水谷,而致下泄。四逆汤证灸方证的运用多见于慢性泄泻。

【辨证施灸】

慢性泄泻发病势缓,病程较长,多由急性泄泻演变而来,便泻次数较少。兼见大便溏薄,腹胀肠鸣,面色萎黄,神疲肢软,舌淡苔薄,脉细弱者,为脾虚;嗳气食少,腹痛泄泻与情志有关,伴有胸胁胀闷,舌淡红,脉弦者,为肝郁;黎明之前腹中微痛,肠鸣即泻,泻后痛减,形寒肢冷,腰膝酸软,舌淡苔白,脉沉细者,为肾虚。

治则　健脾温肾,固本止泻。

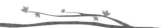

取穴　四逆汤灸方:关元、神阙、至阳。兼见大便溏薄,腹胀肠鸣,面色萎黄,神疲肢软,舌淡苔薄,脉细弱者,配灸中脘、足三里、阴陵泉;腹痛泄泻与情志有关,伴有胸胁胀闷,舌淡红,脉弦者,去至阳,配灸阳陵泉、太冲;黎明之前腹中微痛,肠鸣即泻,泻后痛减,形寒肢冷,腰膝酸软,舌淡苔白,脉沉细者,配灸肾俞、太溪。

操作　上述穴位,可采用热敏灸、麦粒灸、雷火灸、灸具灸,每次施灸四穴左右,交替施灸,每穴 20 min 左右,麦粒灸根据患者病情选择施灸壮数,以患者耐受为度。每天 1 次,10 次为 1 个疗程,疗程间休息 2 ~ 5 d,共 2 ~ 3 个疗程。

【按语】

(1)艾灸治疗慢性泄泻,均有较好的疗效。若泄泻频繁,脱水严重者,应采取综合疗法,适当给予补液。

(2)平时应注意饮食卫生,发病期间更应注意饮食,忌生冷、油腻、刺激性食物。

二、中风-脱证

中风是以突然晕倒,不省人事,伴口角歪斜,语言不利,半身不遂,或不经昏仆仅以口歪、半身不遂为主证的疾病。因发病急骤,症见多端,病情变化迅速,与风之善行数变特点相似,故名中风、卒中。本病发病率和死亡率较高,常留有后遗症;近年来发病率不断增高,发病年龄也趋向年轻化,因此,是威胁人类生命和生活质量的重大疾患。

西医学的急性脑血管病,如脑梗死、脑出血、脑栓塞、蛛网膜下腔出血等属本病范畴。

【病因病机】　中风的发生是多种因素所导致的复杂的病理过程,其病位在脑府,主要的病因是风、火、痰、瘀,病机为"窍闭神匿,神不导气",而心、肝、肾三脏阴阳失调是其发病的基础。

常因年老体衰,或劳累过度,致肝肾阴虚,水不涵木,肝阳暴涨,气血上逆于脑;或体质肥胖,恣食厚味,痰浊内生,郁而生热,风阳挟痰,上蒙清窍;或五志过极,肝阳上亢,引动心火,风火相煽,气血上冲于脑;或气机失调,气滞而血运不畅,或气虚推动无力,日久血瘀于脑。当风、火、痰浊、瘀血等病邪上扰清窍,导致"窍闭神匿,神不导气"时,则发生中风。

"窍"为脑窍、清窍;"闭"指闭阻、闭塞;"神"是脑神;"匿"指藏而不现;"导"为主导、支配;"气"指脑神所主的功能活动,如肢体运动、语言、吞咽等功能。

【辨证施灸】

以突然昏仆,不省人事或神志尚清,半身不遂为主证。临床上根据有无意识障碍而分为中经络、中脏腑证型。其中,中脏腑脱证艾灸最好。

中脏腑-脱证:面色苍白,瞳孔散大或不对称,息弱口开,汗出如油,手撒肢冷,二便失禁,舌青紫或萎缩,苔滑腻,脉微欲绝或浮大无根。

治则　回阳固脱。

取穴　四逆汤灸方:关元、神阙、至阳。

操作　上述穴位,采用直径 5 cm 艾条重灸,或采用大艾炷直接灸,不拘时间和壮

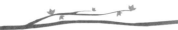

数,至四肢转温为度,以回垂绝之阳。

【按语】

(1)针灸治疗中风疗效较满意,尤其对于神经功能的康复如肢体运动、语言、吞咽功能等有促进作用,针灸越早效果越好,治疗期间应配合功能锻炼。

(2)中风急性期,出现高热、神昏、心力衰竭、颅内压增高、上消化道出血等情况时,应采取综合治疗措施。

(3)中风患者应注意防止褥疮,保证呼吸道通畅。

(4)本病应重在预防,如年逾 40 岁,经常出现头晕头痛、肢体麻木、偶有发作性语言不利、肢体痿软无力者,多为中风先兆,应加强防治。

三、虚劳—阳虚

虚劳是由脏腑亏损、元气虚弱而致的多种慢性病证的总称。凡禀赋不足,后天失调,病久失养,积劳内伤,久虚不复,而表现为各种亏损证候者,都属本病范畴。本病证候虽繁,但总不离乎五脏,而五脏之伤,又不外乎阴阳气血。归纳起来,有阴虚、阳虚、阴阳两虚之分;有气虚、血虚、气血两虚之殊;有本虚而复感外邪,或邪羁久延致损等因之不同。

虚劳之病,临床并不少见。只要使用辨证论治,整体治疗,善于掌握补益虚劳的腧穴和补虚的方法及时机,确能收到满意的效果。艾灸可以扶助脏腑,补益气血,调理阴阳。在正气虚弱,不能抗病或祛除病邪时,适当地配合补益腧穴,可以扶助正气,增强体质,提高机体适应力和抗病能力。

【病因病机】 多因先天不足、后天失调及大病久病,耗伤阳气而致心、脾、肾阳气衰微而致阳虚。

【辨证施灸】

(一)心阳虚

心悸自汗,神倦嗜卧,心胸憋闷疼痛,形寒肢冷。面色苍白,舌淡或紫暗,脉象细弱或结代或虚大无力。

治则 温通心阳。

取穴 四逆汤灸方:神阙、关元、至阳。可配灸心俞、厥阴俞,温通心阳;若胸部闷痛者,加灸内关理气通络止痛。

操作 上述穴位,可采用热敏灸、麦粒灸、雷火灸、灸具灸,每次施灸四穴左右,交替施灸,每穴 20 min 左右,麦粒灸根据患者病情选择施灸壮数,以患者耐受为度。每天1 次,10 次为 1 个疗程,疗程间休息 2~5 天,共 2~3 个疗程。

(二)脾阳虚

饮食减少,神疲乏力,少气懒言,形寒,面色萎黄,腹中冷痛,肠鸣泄泻,甚则完谷不化,每因受寒或饮食不慎而复发。舌淡苔白,脉象虚弱。

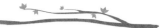

治则　温中健脾。

取穴　四逆汤灸方:神阙、关元、至阳。如腹中冷痛、便溏不止者,加灸天枢散寒止泻;若食后呕吐,加灸内关和中止呕。

操作　同"心阳虚"操作。

(三)肾阳虚

恶寒肢冷,五更泄泻,下利清谷,腰背酸痛,遗精阳痿,尿频或失禁。面色苍白,舌淡苔白,或舌体胖有齿痕,脉象沉迟。

治则　温补肾阳,兼养精血。

取穴　若腰背酸痛,遗精阳痿,尿频或失禁者,四逆汤证灸方去至阳,加灸肾俞、太溪;若下利清谷不止者,着重助阳益气,可加灸脾俞、天枢;若五更泄泻,可灸太溪、上巨虚;若见喘息短气,动则喘甚,乃为肾不纳气,可灸气海、太溪纳气定喘。

操作　同"心阳虚"操作。

【按语】

(1)本病坚持艾灸可明显改变症状,叠加灸量是取效的关键。

(2)饮食起居方面需注意防寒保暖,多食温热食物。

第二节　当归生姜羊肉汤证灸方证

一、腹痛

腹痛指胃脘以下,耻骨毛际以上部位发生的疼痛症状而言。可见于多种脏腑疾患。腹部内有肝、胆、脾、肾、大小肠、膀胱等脏腑,体表为足阳明、足少阳、足三阴经、冲任带脉所过,若外邪侵袭,或内有所伤,以致上述经脉气血等受阻,或气血不足以温养均能导致腹痛。

腹痛多见于内、妇、外科等疾病,而以消化系统和妇科病更为常见。

【病因病机】　寒湿暑热之邪侵入腹中,使脾胃运化功能失调,邪滞于中,气机阻滞,不通则痛。若外感寒邪,或过食生冷,寒邪内阻,气机窒滞,可以引起腹痛。若感受湿热之邪,恣食辛热厚味,湿热食滞交阻,导致传导失职,气机不和,腑气不通,亦可引起腹痛。或情志抑郁,肝气横逆,气机阻滞,或因腹部手术后、跌仆损伤,导致气滞血瘀,络脉阻塞而引起腹痛。若素体阳虚,脾阳不振,气血不足,脏腑经脉失于温养,腹痛而作。尤其是足太阴经、足阳明经别入腹里,足厥阴经抵小腹,任脉循腹里,因此,腹痛与这4条经脉密切相关。

【辨证施灸】　辨证腹痛是以胃脘以下、耻骨毛际以上部位发生的疼痛为主证,常伴有饮食和大便的异常。若外感寒邪,或过食生冷,或因腹部手术后、跌仆损伤,及素体阳

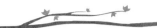

虚、气血不足、脏腑经脉失于温养引起的腹痛,均可采用当归生姜羊肉汤证灸方加减应用。

(一)寒凝腹痛

腹痛暴急,得温痛减,遇寒痛甚,腹中肠鸣,口不渴,小便清白,大便溏薄,苔白,脉沉紧。

治则　温中散寒,缓急止痛。

取穴　当归生姜羊肉汤方:天枢、神阙、气海、阿是穴。配灸梁丘、足三里。

操作　上述穴位,可采用热敏灸、麦粒灸、雷火灸、灸具灸,每次施灸四穴左右,交替施灸,每穴 20 min 左右,麦粒灸根据病人病情选择施灸壮数,以病人耐受为度。每天1 次,10 次为 1 个疗程,疗程间休息 2~5 d,共 2~3 个疗程。

(二)肝郁腹痛

腹痛胀满,连及两胁或少腹,走窜不定,嗳气或矢气后痛减,每因情志不遂而加重,苔薄白,脉弦。

治则　疏肝解郁。

取穴　当归生姜羊肉汤方:天枢、神阙、气海、阿是穴。配灸太冲、阳陵泉。

操作　同"寒凝腹痛"操作。

(三)阳虚腹痛

腹痛隐隐,时作时止,痛时喜按,饥饿、劳累后加重,得食或休息后减轻,畏寒怕冷,神疲乏力,大便溏薄,舌质淡,苔薄白,脉沉细。

治则　温补中阳。

取穴　当归生姜羊肉汤方:天枢、神阙、气海、阿是穴。配灸脾俞、肾俞。

操作　同"寒凝腹痛"操作。

【按语】

(1)艾灸治疗虚寒性腹痛,不仅有明显的止痛效果,而且能治疗原发病,如急慢性肠炎等。但止痛后应明确诊断,积极治疗原发病。

(2)急腹症引起的腹痛,在艾灸治疗的同时,应严密观察,凡适应手术者,应转科治疗。

二、痛经

妇女在月经期前后或月经期中发生小腹及腰部疼痛,甚至难以忍受,影响工作及日常生活者,称为痛经。本病以青年女性为多见。

西医学分为原发性与继发性痛经两类。生殖器官无器质性病变者称为原发性痛经或称功能性痛经,常发生于月经初潮后不久的未婚或未孕的年轻女性,常于婚后或分娩后自行消失。由于生殖器官器质性病变所引起的痛经称为继发性痛经,常见于子宫内膜异位症、急慢性盆腔炎、肿瘤。

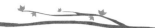

【病因病机】　常因经期感寒饮冷,客于胞宫,经血为寒湿所凝;或情志不舒,肝郁气滞,血行受阻。寒湿或瘀血阻滞于胞宫,不通则痛;或因素体虚弱,禀赋不足,或多产房劳,以致精血不足,冲任空虚,不荣则痛。本病的发生与肝、肾二脏,冲、任二脉及胞宫的周期生理变化密切相关。

【辨证施灸】　本病以腹痛为主证。在辨证中应注意"审时度势"。当从疼痛的原因、部位、性质、程度和时间,并结合月经的期、量、色、质及全身症状来辨别虚实寒热。一般来说,因寒凝、气滞、血瘀及湿热阻滞所引起者,多属实证;气血虚弱和肝肾亏损引起者,多属虚证。经前、经期疼痛者多实,经后痛者为虚;痛时拒按属实,喜按为虚;绞痛、冷痛属寒,刺痛属热;绵绵作痛或隐痛为虚。持续作痛为血滞,时痛时止为气滞,痛重于胀者为血瘀,胀甚于痛者为气滞。血色淡为血虚,色紫为血热,色黑为热重。结合痛的情况和症状,辨别证型,予以治疗。当归生姜羊肉汤可治疗除湿热型以外的其他证型引起的痛经。

（一）气滞血瘀型

经前或经期小腹胀痛、拒按,甚则痛连腰脊,行经量少,淋漓不畅,经色紫黯夹有血块,或呈腐肉片样物,块下痛减,胸胁、乳房胀痛。舌质紫黯,舌边或有瘀点,脉弦或沉弦。

治则　理气活血,祛瘀止痛。

取穴　当归生姜羊肉汤方:天枢、神阙、气海、阿是穴。配灸中极、太冲、三阴交。

操作　上述穴位,可采用热敏灸、麦粒灸、雷火灸、灸具灸,每次施灸四穴左右,交替施灸,每穴 20 min 左右,麦粒灸根据患者病情选择施灸壮数,以患者耐受为度。属于实证者,宜在经期前 5～10 d 开始施灸 3～5 次;属于因虚而痛经者,宜在经期后 3～5 d 开始艾灸 3～5 次;经期正痛时来诊,可在经期时施灸,可采用灸箱在小腹部和腰骶八髎处重灸以缓急止痛。连续治疗 3 个月经周期。

（二）寒湿凝瘀型

经前或经行期间小腹凉痛,甚则痛连腰脊,得热痛减,行经量少,色黯有块或如豆腐汁样,月经后期,带下量多,畏寒,手足欠温。舌苔白腻,脉象沉紧或弦。

治则　温化寒湿,通经行血。

取穴　当归生姜羊肉汤方:天枢、神阙、气海、阿是穴。配灸中极、归来、八髎。

操作　同"气滞血瘀型"操作。

（三）气血虚弱型

经后小腹隐痛,按之痛减,月经量少,色淡清稀,小腹及阴部空坠喜按,倦怠乏力。面色苍白,舌淡苔薄,脉细无力。

治则　补益气血,佐以通经行血。

取穴　当归生姜羊肉汤方:天枢、神阙、气海、阿是穴。配灸合谷、足三里、三阴交。

操作　同"气滞血瘀型"操作。

(四)血虚气滞型

经行之后,余血不净,小腹作痛,或痛窜两胁,或两乳胀痛,气呃不顺,脉象虚弦或细弦。

治则 养血行气。

取穴 当归生姜羊肉汤方:天枢、神阙、气海、阿是穴。配灸三阴交、太冲。

操作 同"气滞血瘀型"操作。

(五)肝肾亏虚型

经后1~2d小腹绵绵作痛,按之痛减,经色黯淡量少稀薄。伴有腰脊酸楚,健忘失眠,潮热,头晕耳鸣等。舌质淡红,舌苔薄白,脉象沉细。

治则 补益肝肾。

取穴 当归生姜羊肉汤方:天枢、神阙、气海、阿是穴。配灸复溜、肾俞。

操作 同"气滞血瘀型"操作。

【按语】

(1)艾灸对原发性痛经有较好的疗效。对继发性痛经,运用艾灸减轻症状后,应诊断清楚原发病,针对原发病治疗。

(2)注意经期卫生,经期避免重体力劳动、剧烈运动和精神刺激,防止受凉、过食生冷。

三、虚劳—血虚

虚劳是由脏腑亏损、元气虚弱而致的多种慢性病证的总称。凡禀赋不足,后天失调,病久失养,积劳内伤,久虚不复,而表现为各种亏损证候者,都属本病范畴。本病证候虽繁,但总不离乎五脏,而五脏之伤,又不外乎阴阳气血。归纳起来,有阴虚、阳虚、阴阳两虚之分;有气虚、血虚、气血两虚之殊;有本虚而复感外邪,或邪羁久延致损等因之不同。

虚劳之病,临床并不少见。只要使用辨证论治,整体治疗,善于掌握补益虚劳的腧穴和补虚的方法及时机,确能收到满意的效果。艾灸可以扶助脏腑,补益气血,调理阴阳。在正气虚弱,不能抗病或祛除病邪时,适当地配合补益腧穴,可以扶助正气,增强体质,提高机体适应力和抗病能力。

【病因病机】 多因先天禀赋不足、后天病久失养,大失血、大汗耗伤津液而致心、肝失于濡养。

【辨证施灸】

(一)心血虚

心悸怔忡,记忆力减退,多梦少寐,面色不华。舌质色淡,脉细或结代。

治则 养血安神。

取穴 当归生姜羊肉汤方:天枢、神阙、气海、阿是穴。配灸神门三阴交。

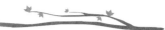

操作　上述穴位,可采用热敏灸、麦粒灸、雷火灸、灸具灸,每次施灸四穴左右,交替施灸,每穴 20 min 左右,麦粒灸根据患者病情选择施灸壮数,以患者耐受为度。每天 1 次,10 次为 1 个疗程,疗程间休息 2~5 d。

(二)肝血虚

头晕目眩,惊惕不安,耳鸣,胁痛,妇女月经涩少,甚则闭经,肌肤甲错。面色苍白,舌淡或青紫,脉象弦细或细涩。

治则　补血养肝。

取穴　当归生姜羊肉汤方:天枢、神阙、气海、阿是穴。配灸三阴交肝俞。

操作　同"心血虚"操作。

【按语】　血虚之证,虽以心肝为主,但多与脾有关。血虚的形成,一是化源不足,二是出血过多。脾气虚衰,化源不足,因致血虚;而亡血过多,亦由肝不藏血,脾不统血所致。所以不论心血虚或肝血虚,都必须配合补脾益气之腧穴。肝脾肾三经之交会穴、血证要穴三阴交,是血虚之证之要穴,常取补施治。

第三节　葛根汤证灸方证

一、项痹(颈椎病)

项痹病是以项部经常出现疼痛、麻木,连及头、肩、上肢,并可伴有眩晕等为主要表现的肢体痹病类疾病。临床多见于颈型颈椎病、椎动脉型颈椎病、神经根型颈椎病等。

【病因病机】

(1)外邪侵入机体导致损伤,风寒之邪侵入人体导致气血运行不畅,经脉不得濡养,不通则痛,不荣则通,故而引发此证。

(2)久劳成疾:长时间的劳累导致的损伤,由于长时间的工作劳累,长期保持一个姿势的工作,导致颈部气血运行不畅,气机郁滞,筋脉失去濡养,导致发病。

(3)脏腑虚弱,椎间盘的病变为颈椎病发生的主要病根,椎体属骨,而肾主骨,《素问·四时刺逆从论》曰:"肾主身之骨髓",表明骨头的生成与肾的功能有密切关系。

【辨证施灸】

(一)风寒湿袭型

颈、肩、上肢串痛麻木,以痛为主,头有沉重感,颈部僵硬,活动不利,恶寒畏风。舌淡红,苔薄白,脉弦紧。

治则　祛风散寒,解肌发表,化湿通络。

取穴　葛根汤灸方:大椎、风门、风池。局部阿是穴,寒邪重配灸列缺,风邪重配灸曲池、外关,湿邪重配灸尺泽、阴陵泉。

操作　艾灸前须先用刮痧板针对患处刮痧,以疏通局部气血,出痧重的地方可刺络放血,上述穴位可采用热敏灸、麦粒灸、雷火灸、灸具灸,每次施灸四穴左右,交替施灸,每穴20 min左右,麦粒灸根据患者病情选择施灸壮数,以患者耐受为度。每天1次,10次为1个疗程,疗程间休息2~5 d,共2~3个疗程。

(二)气滞血瘀型

颈肩部、上肢刺痛,痛处固定,伴有肢体麻木。舌质暗,脉弦。

治则　解肌发表,行气活血。

取穴　葛根汤灸方:大椎、风门、风池。局部阿是穴,配灸间使、三阴交。

操作　同"风寒湿袭型"操作。

(三)痰湿阻络型

颈肩部疼痛伴头晕目眩,头重如裹,四肢麻木不仁,纳呆。舌暗红,苔厚腻,脉弦滑。

治则　解肌发表,健脾祛湿,升津舒筋。

取穴　葛根汤灸方:大椎、风门、风池。局部阿是穴,配灸百会、阴陵泉、三阴交。

操作　同"风寒湿袭型"操作。

(四)肝肾不足型

颈肩部疼痛伴眩晕头痛,耳鸣耳聋,失眠多梦,肢体麻木,面红目赤。舌红少津,脉弦细。

治则　解肌发表,滋补肝肾。

取穴　葛根汤灸方:大椎、风门、风池。局部阿是穴,配灸太溪、复溜、涌泉。

操作　同"风寒湿袭型"操作。

(五)气血亏虚型

颈肩部疼痛伴头晕目眩,面色苍白,心悸气短,四肢麻木,倦怠乏力。舌淡苔少,脉细弱。

治则　补气养血,解肌发表,升发清阳。

取穴　葛根汤灸方:大椎、风门、风池。局部阿是穴,配灸合谷、三阴交、中脘、足三里。

操作　同"风寒湿袭型"操作。

【按语】

1.生活起居

(1)避免长时间低头劳作,在伏案工作时,每隔1~2 h稍活动颈部。

(2)座椅的高度以端坐时双脚刚能触及地面为宜。

(3)避免长时间屈颈斜枕、半躺看书等。

(4)睡眠时应保持头颈部处于一条直线,枕头长要超过肩,高为握拳高度(平卧后),枕头的颈部稍高于头部,避免颈部悬空。

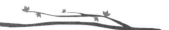

（5）颈部防风寒湿邪侵入，同时保暖。

（6）咽炎、扁桃体炎等咽喉部疾病的防治有利于颈椎病的恢复。

（7）开车、乘车注意系好安全带或扶好扶手，防止急刹车致颈部"挥鞭样损伤"，乘车、体育锻炼时做好自我保护，避免头颈部受伤。

2. 功能锻炼　要保持颈部肌肉的强度和耐力，应坚持做耸肩、扩胸、项臂争力、颈部的保健"米字操"等锻炼，以预防复发。针对眩晕患者，保健"米字操"、回头望月等转头动作慎用，或遵医嘱进行。各种锻炼动作要缓慢，以不引起疼痛和疲劳为度，要持之以恒、循序渐进、量力而行。

二、头痛

头痛是临床患者自觉症状，可单独出现，又可出现在多种急慢性疾病中。头痛之因多端，但不外乎外感和内伤两大类。头为"诸阳之会""清阳之府"，又为髓海所在。凡五脏精华之血，六腑清阳之气，皆上注于头。外感诸邪，邪气稽留，阻遏清阳，或内伤诸疾，导致气血逆乱，瘀血阻络，或脑失所养，都可直接或间接地影响头部而发生头痛。

一般头痛应与鼻窦炎、鼻咽癌、中耳炎、乳突炎、龋齿、青光眼、脑肿瘤，以及脑外伤所致的头痛相鉴别。

从辨证来分，本病有风寒、风热、风湿、肝阳、肾虚、气虚、血虚、气血亏虚、痰浊、瘀血和胃火头痛等证型。从疼痛部位来分，有太阳头痛、阳明头痛、少阳头痛和厥阴头痛之别。头痛的辨证，除详细询问病史、探求病因外，应结合头痛的久暂，疼痛的性质、时间、特点、部位和伴有的证候群，辨别虚、实、寒、热、气、血的不同，分别证型，进行施治。仅采用头痛医头的办法是不够全面的。

外感头痛，一般发病较急，痛势较剧，多表现为掣痛、跳痛、灼痛、胀痛、重痛，发无休止，多属实证，治法以祛邪为主。内伤头痛，一般起病较缓，多表现为隐痛、空痛、昏痛、痛势悠久，疲劳则痛，时发时止，多属虚证，治法以补虚为主。虚证头痛，临床以本虚标实较为多见。本灸方多加减应用于外感头痛中。

【病因病机】　多因起居不慎，坐卧当风，感受风、寒、湿、热等外邪，尤以风邪为主，外邪自肌表侵袭经络，直犯颠顶，清阳之气受阻，气血不畅而发为头痛。

【辨证施灸】

（一）风寒头痛

头痛时作，痛连项背，恶风畏寒，感受风寒尤剧或辄发，常喜裹头，口不作渴。舌苔薄白，脉浮或浮紧。

治则　疏风散寒，通络止痛。

取穴　葛根汤灸方：大椎、风门、风池。局部阿是穴，配灸列缺、百会。

操作　艾灸前须先用刮痧板针对患处刮痧，以疏通局部气血，疼痛最明显处可用刮痧板平板多磨。上述穴位可采用热敏灸、麦粒灸、雷火灸、灸具灸，每次施灸四穴左右，交替施灸，每穴 20 min 左右，麦粒灸根据患者病情选择施灸壮数，以患者耐受为度。每天

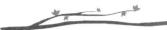

1 次,10 次为 1 个疗程,疗程间休息 2～5 d,中病即止。

（二）风湿头痛

头痛如裹,肢体困倦,胸闷纳呆,小溲不利,大便或溏,舌苔白腻,脉濡。或头痛头重而与气候变化有关。

治则　解肌发表,祛风胜湿。

取穴　葛根汤灸方:大椎、风门、风池。局部阿是穴,配灸阴陵泉、足三里。

操作　同"风寒头痛"操作。

【按语】

（1）艾灸治疗头痛的疗效主要取决于头痛的原因和类型,对外感头痛的艾灸疗效较好。

（2）对于多次治疗无效或逐渐加重者,要查明原因,尤其要排除颅内占位性病变。

（3）部分患者由于头痛反复发作,迁延不愈,故易产生消极、悲观、焦虑、恐惧等负性情绪。在艾灸治疗的同时,应给予患者精神上的安慰和鼓励。

三、面瘫

面瘫,是一侧或两侧面颊筋肉纵缓不收的一种病证。由于外观显现口眼㖞斜,故中医称之"口眼㖞斜"。本病属于中风病的范畴。

从经脉的循行和经筋的分布来看,本病多位于手阳明、足少阳、阳明之经脉及经筋。其病因除风寒外袭多见外,还有肝胆火逆、阳明热盛及热胜风动等,均与以上三经有关。

【病因病机】　劳作过度,机体正气不足,脉络空虚,卫外不固,风寒或风热乘虚入中面部经络,致气血痹阻,经筋功能失调,筋肉失于约束,出现㖞僻。正如《灵枢·经筋》云:"足之阳明,手之太阳筋急,则口目为僻……"周围性面瘫包括眼部和口颊部筋肉症状,由于足太阳经筋为"目上冈",足阳明经筋为"目下冈",故眼睑不能闭合为足太阳和足阳明经筋功能失调所致;口颊部主要为手太阳和手、足阳明经筋所主,因此,口歪主要系该三条经筋功能失调所致。

【诊断要点】　面瘫一般起病突然,多在睡眠醒来时发现一侧（或两侧）面部板滞、麻木、瘫痪,不能作鼓颊、皱眉、蹙额、露齿等动作,眼睑不能闭合,迎风流泪,额纹消失,病侧肌张力减低,口角被牵向健侧,鼻唇沟变浅或消失。因口轮匝肌和颊肌瘫痪,故说话漏风,不会吹气,口角流涎,进食常嵌在齿颊之间。少数患者初起时同侧耳内、耳后、耳下及面部先有轻度疼痛（或热痛）,多见于面神经炎;严重时还可出现患侧舌前 2/3 味觉减退或消失,或听觉过敏等。

少数病例,病前患侧耳内、乳突部或侧头部有明显的疼痛,不论是否同时存在血压高低,若不首先治痛（多属面神经炎）或清热止痛,一意只治面瘫,面瘫难以治愈。若病程延长,恢复较慢,患侧面肌痉挛而嘴角反歪向病侧,称为"倒错现象",并有肌肉跳动,面部牵板不舒的感觉。

【辨证施灸】　本病的治疗,首辨证型,实证以祛邪通络为主,邪祛正自安。久之必有

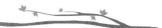

全身或患部虚的症状,方能施补。本方证多用于感受风邪引起的面瘫早期,恢复期时需配合针灸治疗。

(一)风寒阻络型

起病突然,一侧面部板滞、麻木、歪向健侧,不会做蹙额、皱眉、吹气、鼓颊动作,患侧眼睑不能闭合,迎风流泪,说话漏风,语言不清,或进食常嵌在齿颊之间。患处畏风畏寒,得暖则舒。舌苔薄白,脉浮。一般无外感表证。

治则　祛风散寒,舒筋活络。

取穴　葛根汤灸方:大椎、风门、风池。配灸翳风(患)、下关(患)、太阳(患)、曲池。

操作　艾灸前须先在患侧面部闪罐,手法要快,不要有罐印,以祛风通络,耳后疼痛最明显处可刺络拔罐。上述穴位可采用热敏灸、雷火灸、灸具灸,每次施灸四穴左右,交替施灸,每穴20 min左右,急性期过后需配合针灸治疗。每天1次,10次为1个疗程,疗程间休息2~5 d,中病即止。

(二)风热侵袭型

发病急速,一侧面部瘫痪,歪向健侧,说话漏风,语言不清,口角流涎,患侧眼睑闭合不全,迎风流泪,结膜充血,鼻唇沟变浅,额纹消失,不会作鼓颊、吹气、皱眉、蹙额活动。面赤,舌苔薄黄或薄白,脉象浮数。

治则　疏风清热,舒筋祛邪。

取穴　葛根汤灸方:大椎、风门、风池。配灸翳风(患)、下关(患)、太阳(患)、合谷。

操作　同"风寒阻络型"操作。

(三)阳明热盛型

起病较快,一侧面部瘫痪,歪向健侧,面部觉热,或先有轻度疼痛,或见耳下腮部疼痛,患侧眼睑闭合不全,流溢热泪,不能作吹气、鼓颊、露齿、皱眉动作,额纹消失,甚至说话漏风,语言不清,口角流涎,进食易嵌在齿颊之间,口渴欲饮。面红唇赤,舌红苔黄,脉象洪数。

治则　清泻阳明热邪,通调面络。

取穴　葛根汤灸方:大椎、风门、风池。翳风(患)刺络拔罐,配灸合谷、足三里、内庭。

操作　同"风寒阻络型"操作。

(四)热胜风动型

热胜风动型多见于初期或中期,或见于面神经炎。起病较快,患侧面部瘫痪,局部觉热觉紧或时觉轻微颤动,先有或伴有耳后近风池穴处疼痛,或痛向侧头部,患侧目赤,眼睑闭合不全,迎风流泪,不能作皱眉、鼓颊、吹气、露齿、蹙额等动作,鼻唇沟变浅。舌质红,舌苔薄黄,脉弦或弦数。

治则　清热息风,舒筋活络。

取穴　葛根汤灸方:大椎、风门、风池。翳风(患)刺络拔罐,配灸合谷、阳陵泉、太冲。

操作　同"风寒阻络型"操作。

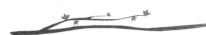

【按语】

（1）艾灸治疗面瘫急性期具有较好效果，可避免早期使用针刺引起的变证，是目前治疗本病安全有效的首选方法。

（2）面部应避免风寒，必要时应戴口罩、眼罩；因眼睑闭合不全，灰尘容易侵入，每日点眼药水2~3次，以预防感染。

（3）周围性面瘫的预后与面神经的损伤程度密切相关，一般而言由无菌性炎症导致的面瘫预后较好，而由病毒导致的面瘫（如亨特氏面瘫），预后较差。

第四节　小青龙汤证灸方证

一、咳嗽

咳嗽是肺系疾病的主要证候之一。"咳"有声无痰，"嗽"有痰无声，临床多声痰并见，故称咳嗽。肺脏功能失调是咳嗽发生的关键所在。

现代医学中的上呼吸道感染、支气管炎、支气管扩张、肺炎、肺结核等所出现的咳嗽，可参考本篇有关证型施治。

【病因病机】　咳嗽有外感咳嗽和内伤咳嗽两大类。外感咳嗽，可由外邪侵袭，肺卫受感，肺气不得宣发所致；内伤咳嗽，多由脏腑功能失调，累及肺脏，肺气失其肃降所致。肺脏功能失调是发生咳嗽的关键所在。因此，不论外邪或其他脏腑有病，均可累及肺脏而导致咳嗽。

【诊断要点】

主证：咳逆有声，或咳痰。

外感咳嗽起病较急，病程较短，初期常伴有寒热、头痛等表证、实证。内伤咳嗽起病较慢，病程较长，有较长的咳嗽病史，常伴有其他脏腑失调的证候。内伤咳嗽，因反复发作，积年累月，可使肺、脾、肾俱虚，影响气血的运行和津液的敷布而变生他病。

【辨证施灸】　咳嗽的施治初起应"因势利导"，治以疏散外邪、宣通肺气为主，邪去则正安，冀其达到肺气宣通，则咳嗽可止的目的。

（一）风寒袭肺型

咽痒咳嗽声重，气急，咯痰稀薄色白，常伴鼻塞、流清涕、头痛、肢体酸楚、恶寒发热、无汗等表证，舌苔薄白，脉浮或浮紧。

治则　解表散寒，宣肺止咳。

取穴　小青龙汤灸方：风门、肺俞、中脘、足三里。配灸大椎、列缺。

操作　艾灸前须先在背部肺的投影区闪罐，至局部皮肤红晕，或者轻手法刮痧，以祛风通络。上述穴位可采用热敏灸、雷火灸、麦粒灸、灸具灸，每次施灸四穴左右，交替施

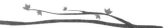

灸,每穴 20 min 左右。每天 1 次,10 次为 1 个疗程,疗程间休息 2~5 d,中病即止。

(二)痰湿阻肺型

咳嗽痰多,痰白而黏,咳声重浊,胸脘满闷,胃纳不佳,神疲乏力,大便时溏。舌苔白腻或滑腻,脉象濡滑。

治则　温肺化饮,祛湿化痰,宣肺止咳。

取穴　小青龙汤灸方:风门、肺俞、中脘、足三里。配灸阴陵泉、丰隆。

操作　同"风寒袭肺型"操作。

(三)肺气虚弱型

咳声低弱,喘促短气,言语无力,自汗畏风。舌质淡红,脉象软弱。或易感冒,感冒后不易出现高热。

治则　补肺益气,温肺止咳。

取穴　小青龙汤灸方:风门、肺俞、中脘、足三里。配灸合谷、太渊。

操作　同"风寒袭肺型"操作。

【按语】

(1)治病求本"治病必求于本"。"肺主咳",咳嗽总是肺的症状。《素问·咳论》篇云:"五脏六腑皆令人咳,非独肺也。"说明人体内任何脏器的病变,如果影响及肺,都可引起咳嗽。脏器引起的咳嗽是病本,病本不除咳嗽便不能治愈。见咳治咳,治标不治本,虽非误治,但在某些情况下,可能不见其功。

(2)内伤咳嗽病程较长,急性发作时宜标本兼顾;缓解期应从调整肺、脾、肝等脏功能入手,重在治本。

(3)平时注意体育锻炼,以增强体质,提高抗病能力。

二、哮证

哮证是以反复发作,呼吸急促,喉中痰鸣,甚至张口抬肩,难以平卧为特征的慢性病证。

现代医学的支气管哮喘、喘息性支气管炎、肺气肿等病,可参考本病进行辨证施治。

【病因病机】　多为痰饮内伏于肺,多遇诱因而触发。发作时痰随气升,气因痰阻,互相搏击,阻塞气道,肺管因而狭窄,肺气升降失常,以致呼吸困难,气息喘促,喉间哮鸣。

本病责之于肺、脾、肾三脏,主要在于内外合邪,痰气交阻,闭塞气道,肺失升降之职。在发作期,其病机主要在肺,治宜祛邪宣肺、豁痰利气为主。缓解期予以调补,从本图治,分别治宜补肺、健脾、益肾。

【诊断要点】　发作时喉中哮鸣有声,呼吸气促困难,甚则张口抬肩不能平卧为主要临床表现。缓解期症状较轻,多和累及脏腑功能失常有关。

【辨证施灸】　本病辨证,当分虚实寒热。治疗当根据"发时治标"和"平时治本"的原则,分别处理。发作时应从实从标施治,以祛邪宣肺、豁痰利气为主,缓解期(休止期)

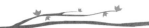

应从虚从本施治。以补肺、健脾、益肾为主。如寒热虚实夹杂者,应随证灵活选穴配方。

(一)发作期

冷哮(寒痰渍肺,气道受阻):呼吸急促,喉中哮鸣,痰白而黏,或稀薄多沫,胸膈满闷如窒,口不作渴,或渴喜热饮。面色晦滞带青。舌淡,舌苔白滑,脉弱或濡。若兼表证,伴有发热,恶寒,无汗,头痛身痛,舌苔薄白,脉象浮紧等。

治则　温肺散寒,祛湿化饮,豁痰利窍。

取穴　小青龙汤灸方:风门、肺俞、中脘、足三里。配灸天突、大椎、丰隆。

操作　艾灸前须先在背部肺的投影区闪罐,至局部皮肤红晕,或者轻手法刮痧,以祛风通络。上述穴位可采用热敏灸、雷火灸、麦粒灸、灸具灸,每次施灸四穴左右,交替施灸,每穴 20 min 左右。每天 1 次,10 次为 1 个疗程,疗程间休息 2～5 d,中病即止。

(二)缓解期

1.肺虚　喘促短气,声低语怯,自汗恶风,舌淡,脉象沉细。发作前喷嚏、鼻塞、鼻流清涕等。每因卫外不固而易诱发。

治则　补益肺气,补肺固卫。

取穴　小青龙汤灸方(风门、肺俞、中脘、足三里)。配灸合谷、膏肓俞。

操作　同"发作期"操作。

2.脾虚　平素咳嗽痰多,脘痞食少,倦怠乏力,大便不实,面色萎黄或苍白而有浮肿。舌淡苔白,脉象细缓。或食油腻、海腥易于腹泻腹痛,可因饮食不当而诱发者。

治则　健脾益气,祛湿化痰。

取穴　小青龙汤灸方(风门、肺俞、中脘、足三里)。配灸阴陵泉、脾俞。

若脾肺两虚,可补灸太渊(或膏肓俞)、阴陵泉、补灸脾俞、肺俞、太白,补益肺脾,培土生金。

操作　同"发作期"操作。

3.肾虚　喘促吸微,呼多吸少,气不得续,动则息促。怯寒神疲,腰酸肢软,面青,舌淡,脉象沉弱。

治则　补益下元,温肾纳气。

取穴　小青龙汤灸方(风门、肺俞、中脘、足三里)。配灸关元、肾俞。

操作　同"发作期"操作。

【按语】

(1)倘若病程日久,发作持续不已,喘息鼻煽,胸高气促,张口抬肩,汗出肢冷,面色青紫,极易汗脱生变。临证之时,必须慎加注意,不可单纯祛邪,应按喘脱之证,急速抢救。

(2)长期服用激素控制哮证发作的患者,宜用补肾阳之腧穴逐渐减去激素,同时配用补阴腧穴,以防补阳耗阴。肾上腺分泌皮质激素缺乏而易发病者,可配补太溪,收效甚好。

(3)加强身体锻炼,增强体质,对于过敏性哮喘患者,应认真查找变应原,避免接触而诱发。

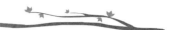

第五节　甘姜苓术汤证灸方证(腰痛)

腰痛是指以患者自觉腰部疼痛为主要症状的一种病证。腰痛作为一个症状,常出现在多种疾病中。它为针灸临床所常见,只要辨证正确,处方中的,效果甚好。绝不可单纯地以痛止痛、以止痛为主。现代医学的肾脏病、风湿病、类风湿病、腰肌劳损、隐性脊柱裂、脊椎外伤等,以腰痛为著者,可参考本篇进行辨证施治。分别可获治愈、临时缓解疼痛之效。

【病因病机】

主要与感受外邪、跌扑损伤和劳欲太过等因素有关。感受风寒,或坐卧湿地,风寒水湿之邪浸渍经络,经络之气阻滞;或长期从事较重的体力劳动,或腰部闪挫撞击伤未全恢复,经筋、络脉受损,瘀血阻络;上述因素可导致腰部经络气血阻滞,不通则痛。素体禀赋不足,或年老精血亏衰,或房劳过度,损伤肾气,"腰为肾之府",腰部脉络失于温煦、濡养,可产生腰痛。

腰部从经脉循行上看,主要归足太阳膀胱经、督脉、带脉和肾经(贯脊属肾)所主,故腰脊部经脉、经筋、络脉的不通和失荣是腰痛的主要病机。

【辨证施灸】 腰痛以肾虚为本,感受外邪,或跌仆闪挫等为标。若外邪、扭伤引起的腰痛,常反复发病,或缠绵不愈者,宜当先祛其邪,后补肾扶正,或祛邪与扶正同时进行,标本兼顾。

(一)寒湿腰痛

腰部冷痛重着,逐渐加重,转侧不利,静卧疼痛不减或反而加重,阴雨、感寒疼痛加剧,得暖痛减。舌苔白腻,脉沉而迟缓。寒重者兼见腰部拘挛难以屈伸,晚间休息反觉疼痛,晨起活动后稍有减轻。

治则　温经散寒,祛湿止痛。

取穴　干姜苓术汤灸方:肾俞、大肠俞、气海俞、阿是穴。配灸关元、阴陵泉。

操作　艾灸前须先在腰背部闪罐、走罐,或轻手法刮痧,至局部皮肤红晕,以活血通络。上述穴位可采用热敏灸、雷火灸、麦粒灸、灸具灸,每次施灸四穴左右,交替施灸,每穴 20 min 左右。每天 1 次,10 次为 1 个疗程,疗程间休息 2~5 d,中病即止。

(二)瘀血腰痛

腰痛如刺,痛处不移,压痛明显,轻则俯仰不便,重则不能转侧,痛处拒按,或见震动痛,活动受限。舌质紫暗或有瘀斑,脉涩。

治则　活血化瘀,温经散寒。

取穴　干姜苓术汤灸方:肾俞、大肠俞、气海俞、阿是穴。配灸三阴交,腰肌疼痛明显者,用三棱针点刺患侧委中穴血络出血(其血暗红)。

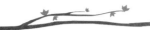

操作 同"寒湿腰痛"操作。

(三)气滞腰痛

腰痛时轻时重,重则不能俯仰,甚则行走困难,转侧不利,咳嗽震痛,痛处走窜不定。

治则 理气活络,温经散寒。

取穴 干姜苓术汤灸方:肾俞、大肠俞、气海俞、阿是穴。配灸间使。

操作 同"寒湿腰痛"操作。

(四)气滞血瘀腰痛

腰部疼痛,痛处不移,或胀痛、窜痛、刺痛,甚则咳嗽、喷嚏时掣痛,转侧、弯腰活动痛剧,活动受限。舌苔薄白或有瘀点,脉涩或弦。

治则 行气活血,通络止痛。

取穴 干姜苓术汤灸方:肾俞、大肠俞、气海俞、阿是穴。配灸间使、三阴交。

操作 同"寒湿腰痛"操作。

【按语】

(1)艾灸治疗腰痛具有很好的疗效,但因脊柱结核、肿瘤等引起的腰痛,不属艾灸治疗范围。

(2)平时常用两手掌根部揉擦腰部,早晚1次,可减轻腰痛和防止腰痛。

(3)对于椎间盘突出引起的腰痛可配合推拿、针刺、牵引等方法。

第六节 麻黄杏仁薏苡甘草汤证 灸方证(痹证)

痹即闭阻不通之意。痹证是指经络、气血为病邪阻闭而引起的疾病。痹证多是在机体正气不足,抵抗力低下的情况下,风、寒、湿、热以及湿热之邪侵袭肌表经络而形成的。常与气候变化有关,以经络闭阻、气血运行不畅为主要病理机制。以筋骨、肌肉、关节等处疼痛、酸楚、重着、麻木和关节肿大、灼热、屈伸不利等症为主要特征。

【病因病机】 本病与外感风寒湿热等邪和人体正气不足有关。风寒湿等邪气,在人体卫气虚弱时容易侵入人体而致病。汗出当风、坐卧湿地、涉水冒雨等,均可使风寒湿等邪气侵入机体经络,留于关节,导致经脉气血痹阻不同,不通则痛,正如《素问·痹论》所说:"风寒湿三气杂至,合而为痹。"根据感受邪气的相对轻重,常分为行痹(风痹)、痛痹(寒痹)、着痹(湿痹);风邪善行数变,故可见疼痛游走不定;寒性收引,故见疼痛较剧,得热痛减;湿性重浊,故见疼痛困重,或伴关节肿胀。若素体阳盛或阴虚火旺,复感风寒湿邪,邪从热化,或感受热邪,留注关节,可见关节红肿热痛兼发热,为热痹。总之,风寒湿热之邪侵入机体,痹阻关节肌肉筋络,导致气血痹阻不通,产生本病。

【辨证施灸】 临床根据病邪偏胜和症状特点,分为行痹、痛痹、着痹和热痹四大类型。其风气胜者为行痹,痛无定处,游动走窜;寒气胜者为痛痹,疼痛剧烈,得热痛减;湿

196

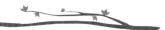

气胜者为着痹,酸痛重着,阴雨易发;发病急,伴有身热,患处红肿热痛者为热痹。

风、寒、湿、热多种因素虽有所偏胜,但又相互结合,互为因果,所以必须在辨证的基础上,分清主次,全面考虑,进行治疗。正如《类证治裁》中所说:"治行痹散风为主,兼祛寒利湿,参以活血,血行风自灭也。治痛痹温寒为主,兼疏风渗湿,参以益火,辛温解凝寒也。治着痹利湿为主,兼祛风逐寒,参以补脾益气,土强可胜湿也。"至于热痹以清热为主,兼祛风利湿。湿热痹证,以清利湿热为主,兼调胃、活络、行血。尪痹以补肾为主,兼祛风、散寒、除湿、清热、温阳等,根据具体病情而定。对于新病和久病、局部病邪和整体正气强弱的关系,以及发病过程中有无寒热之变化,有无痰瘀痹阻关节,有无影响脏腑气血,伤及脾胃肝肾等,均应全面分析,辨证取穴。

(一)风寒湿痹

1. 行痹(风痹)

肢体关节疼痛,游走不定,历节走注,痛无定处,屈伸不便,或兼有恶风发热等表证。舌苔薄白或白腻,脉象多浮。

治则 祛风通络为主,佐以散寒除湿。

取穴 麻黄杏仁薏苡甘草汤灸方:曲池、阴陵泉、大椎、列缺。配灸膈俞、血海、阿是穴。

操作 艾灸前须先在背部足太阳膀胱经循行线上闪罐、走罐,或者轻手法刮痧,至局部皮肤红晕,以通经活络。局部疼痛较明显的地方可以采用刺络拔罐,通络止痛。上述穴位可采用热敏灸、雷火灸、麦粒灸、灸具灸,每次施灸四穴左右,交替施灸,每穴 20 min左右。每天 1 次,10 次为 1 个疗程,疗程间休息 2 ~ 5 d,中病即止。

2. 寒痹(痛痹)

肢体疼痛,凉痛较剧,痛处不移,活动不便,皮色不红,局部发凉,得热痛减,遇寒加剧。舌苔薄白,脉象弦紧。

治则 温经散寒为主,佐以祛风除湿。

取穴 麻黄杏仁薏苡甘草汤灸方:曲池、阴陵泉、大椎、列缺。配灸至阳、命门、阿是穴。

操作 同"风寒湿痹"中"行痹(风痹)"操作。

3. 着痹(湿痹)

肢体关节疼痛重着或肿胀,固定不移,肌肤麻木不仁,手足沉重,活动不便,阴雨加重。舌苔白腻,脉象濡缓。

治则 除湿通络为主,佐以祛风散寒。

取穴 麻黄杏仁薏苡甘草汤灸方:曲池、阴陵泉、大椎、列缺。配灸关元、脾俞、阿是穴。

操作 同"风寒湿痹"中"行痹(风痹)"操作。

(二)风湿热痹

发病较骤,局部红肿或红肿灼热,触之发热,痛不可近,得凉则舒,或呈游走性,活动

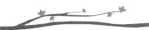

不便。伴有烦躁不安,脘闷纳呆,溲黄,便秘或溏,口渴或渴不欲饮等症状。舌苔黄燥或白腻或黄腻,脉象濡数或滑数。或伴有恶寒(微恶寒)或微恶风,发热汗出,口干口苦等症状。

治则　清热利湿,祛风通络。

取穴　麻黄杏仁薏苡甘草汤灸方:曲池、阴陵泉、大椎、列缺。配灸足三里、合谷,阿是穴刺络拔罐。

操作　同"风寒湿痹"中"行痹(风痹)"操作。

(三)痰瘀痹证

病程较长,关节漫肿疼痛,遇冷加重,或肿大强直、畸形,活动不便,或有发热。舌质紫,舌苔薄白或白腻,脉象沉涩或细涩。

治则　化痰祛瘀,活血通络。

取穴　麻黄杏仁薏苡甘草汤灸方:曲池、阴陵泉、大椎、列缺。配灸丰隆、三阴交,阿是穴刺络拔罐。加重灸膈俞、血海,以透热为度或灸感消失为度。

操作　同"风寒湿痹"中"行痹(风痹)"操作。

(四)尪痹(肾虚寒盛型)

四肢关节疼痛、肿胀、僵硬变形。晨起全身关节(或最痛处关节)发僵,筋挛骨重,肢体关节屈伸不利,甚则变形,波及督脉则脊柱僵曲变形。伴有腰膝酸痛,两腿无力,易于疲倦,喜暖怕冷等症状。舌苔薄白,脉象沉弦、沉滑或沉细弦,尺部脉弱、小或沉细等。

治则　补肾祛寒,佐以化湿祛风,养肝荣筋,祛瘀通络。

取穴　麻黄杏仁薏苡甘草汤灸方:曲池、阴陵泉、大椎、列缺。配灸八味肾气丸灸方:肾俞、太溪、复溜。

操作　同"风寒湿痹"中"行痹(风痹)"操作。

【按语】

(1)艾灸治疗痹证有较好的效果,尤其对风湿性关节炎。由于类风湿性关节炎病情缠绵反复,属于顽痹范畴,非一时能获效。

(2)本病应注意排除骨结核、肿瘤,以免延误病情。

(3)患者平时应注意关节的保暖,避免风寒湿邪的侵袭。

第七节　附子粳米汤证灸方证(呕吐)

呕吐是由于胃失和降,气逆于上,胃内容物从口吐出的病证。古人认为有物有声谓之呕,有物无声谓之吐,因呕与吐往往同时出现,故称为"呕吐"。干呕则无物有声,与呕吐虽有区别,但在辨证治疗上基本相同。

呕吐是指胃内容物通过食管逆流出口腔的一种反射性动作。西医学的急性胃炎、幽

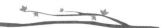

门痉挛或梗阻、肠梗阻、胃黏膜脱垂症、胰腺炎、胆囊炎、十二指肠壅积症、胃神经官能症、肝炎等疾病出现以呕吐为主要表现时,可参照本节辨证论治。

【病因病机】　胃主受纳而腐熟水谷,其气下行以降为顺,外感或内伤扰乱胃气,失其和降,胃气上逆则发生呕吐。多由外感风、寒、暑、湿邪气,以及秽浊之气,侵犯胃腑,而致胃失和降,水谷随气上逆,则发呕吐;或过食生冷肥甘,误食腐败不洁之物,胃伤脾损,食滞不化,胃气上逆,而致呕吐;郁怒伤肝,肝失条达,横逆犯胃,或忧思伤脾,脾失健运,胃失和降,亦可引起呕吐;脾胃素虚,或劳倦过度,耗伤中气,或久病中阳不振,脾运不健,水谷不化,阻碍中焦,或水液停留,积聚成痰,均可致胃气上逆而成呕吐。呕吐病位在胃,但与肝、脾关系密切。

【诊断要点】　以呕吐食物残渣,或清水痰涎胆汁,或干呕无物为主证。常伴有厌食、纳呆、脘腹不适等。呕吐的辨证,当分虚实。一般新病多实,多因外邪、饮食、七情所伤,起病急,病程短,呕吐量多;虚证多为脾胃运化功能减退,发病缓慢,病程较长,呕吐物不多。

【辨证施灸】

(一)寒邪犯胃

呕吐暴急,胸脘满闷,常伴恶寒发热、头身疼痛,苔薄白,脉浮缓。

治则　疏解表邪,散寒止呕。

取穴　附子粳米汤灸方:天枢、中脘、神阙、公孙。配灸合谷、外关。

操作　艾灸前须先在肝俞、胆俞、脾俞、胃俞处闪罐,至局部皮肤红晕,以调理脏腑功能。上述穴位可采用热敏灸、雷火灸、麦粒灸、灸具灸,每次施灸四穴左右,交替施灸,每穴 20 min 左右。每天 1 次,10 次为 1 个疗程,疗程间休息 2～5 d,中病即止。

(二)食滞胃肠

呕吐酸腐,吐出为快,脘腹胀满,厌食嗳气,大便臭秽,或溏或结,苔厚腻,脉滑实。

治则　消食导滞,通腑止呕。

取穴　附子粳米汤灸方:天枢、中脘、神阙、公孙。配灸足三里、内关。

操作　同"寒邪犯胃"操作。

(三)痰饮内停

呕吐多为清水痰涎,胸脘痞闷,眩晕心悸,苔白滑或白腻,脉滑。

治则　蠲饮化痰,消痞止呕。

取穴　附子粳米汤灸方:天枢、中脘、神阙、公孙。配灸足三里、阴陵泉。

操作　同"寒邪犯胃"操作。

(四)肝气犯胃

呕吐吞酸,嗳气频繁,脘胁烦闷不舒,常因情志不畅而发生或更甚,舌边红、苔薄腻或微黄,脉弦。

治则　疏肝理气,降逆止呕。

取穴　附子粳米汤灸方:天枢、中脘、神阙、公孙。配灸太冲、阳陵泉。

操作　同"寒邪犯胃"操作。

(五)脾胃虚寒

劳累过度或饮食稍有不慎即发呕吐,反复发作,食不甘味,面色少华,神疲倦怠,胃脘隐痛,大便溏薄,舌质淡,苔薄白,脉弱。

治则　温中健脾,和胃止呕。

取穴　附子粳米汤灸方:天枢、中脘、神阙、公孙。配灸脾俞、胃俞。

操作　同"寒邪犯胃"操作。

(六)胃阴不足

呕吐反复发作,呕量不多或时作干呕,胃中嘈杂,饥不欲食,口咽干燥,大便干结,舌红少津,脉细数。

治则　益胃养阴,通腑止呕。

取穴　附子粳米汤灸方:天枢、中脘、神阙、公孙。配灸复溜、足三里。

操作　同"寒邪犯胃"操作。

【按语】

(1)艾灸治疗呕吐效果良好,因妊娠或药物反应引起的呕吐,亦可参照本节治疗。但上消化道严重梗阻、癌肿引起的呕吐,以及脑源性呕吐,有时只能做对症处理,应重视原发病的治疗。

(2)注意饮食调节和情绪稳定。

第八节　橘皮汤证灸方证(胃痛)

胃痛,又称胃脘痛。是一种常见的反复发作性症状。由于痛及心窝部,故又名胃心痛、心下痛,但是与《灵枢·厥论》篇所论述的"真心痛"应有所区别。本证多见于胃炎、溃疡病及胃神经官能症。

【病因病机】　胃与脾相为表里,肝对脾胃具有疏泄作用,故胃痛与肝脾有密切关系。如属肝气犯胃多由忧思恼怒,气郁伤肝,肝气失其条达,横逆犯胃,气机阻塞;若脾胃虚寒,则因禀赋不足,中阳素虚,内寒滋生,每因饮食不慎,思虑劳累,或触及寒邪均可引起胃痛发作。

【辨证施灸】

(一)寒邪犯胃

胃脘疼痛,发病暴作,畏寒喜暖,温熨痛减,胃喜热饮。舌苔薄白,脉象弦紧。

治则　温中暖胃,散寒止痛。

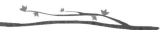

取穴 橘皮汤方:足三里、中脘、内关、公孙。配灸上脘、阿是穴。

操作 艾灸前须先在肝俞、胆俞、脾俞、胃俞处闪罐,至局部皮肤红晕,以调理脏腑功能。上述穴位可采用热敏灸、雷火灸、麦粒灸、灸具灸,每次施灸四穴左右,交替施灸,每穴20 min左右。每天1次,10次为1个疗程,疗程间休息2~5 d,中病即止。

(二)饮食停滞

胃脘疼痛,上腹胀满,吞酸嗳腐,不思饮食,食后痛加,或大便不爽,或呕吐不消化食物(或酸腐食物),吐后痛减。舌苔厚腻,脉滑或濡滑或弦滑。

治则 消食导滞,和胃止痛。

取穴 橘皮汤方:足三里、中脘、内关、公孙。配灸天枢、阿是穴,点刺四缝穴。

操作 同"寒邪犯胃"操作。

(三)肝气犯胃

胃脘胀痛,攻瞋作痛,痛连两胁,嗳气频繁,大便不畅,嗳气或矢气后缓解,每因情志不舒而发病或增重,苔多薄白,脉象沉弦。

治则 疏肝理气,和胃止痛。

取穴 橘皮汤方:足三里、中脘、内关、公孙。配灸太冲、阿是穴。

操作 同"寒邪犯胃"操作。

(四)瘀血停滞

胃脘疼痛,痛处不移,痛如针刺或如刀割,局部拒按,或大便色黑,或呕血,或食后痛甚。舌质紫暗,脉涩或弦涩。

治则 活血祛瘀,理气止痛。

取穴 橘皮汤方:足三里、中脘、内关、公孙。配灸三阴交、阿是穴。

操作 同"寒邪犯胃"操作。

(五)脾胃虚寒

胃脘隐痛,喜暖恶凉,按之痛缓,纳食减少,食物不化,泛吐清水,神疲乏力,甚则手足不温,大便溏薄。舌淡苔薄白,脉象软弱或弦细。

治则 温中健脾,散寒止痛。

取穴 橘皮汤方:足三里、中脘、内关、公孙。配灸神阙、阿是穴。

操作 同"寒邪犯胃"操作。

【按语】

严防误诊。胃痛之病,在临床上易于误诊为他病,亦有他病误诊为胃痛的,临床应严加注意。例如有胃穿孔误诊为急性阑尾炎的,有阑尾炎误诊为胃痛的,有心绞痛误诊为胃痛的。心绞痛误诊为胃痛的病例,是因病势扩展到胃脘及两胁之间,胁下之气逆而上冲之故。如果在农村医疗条件差,一时未能确诊而又急于治疗的情况下,可针泻内关、足三里,不论是胃痛或心绞痛,都可起到一时性缓解疼痛的作用。

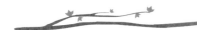

第九节 半夏厚朴汤证灸方证(郁病)

郁证是以心情抑郁、情绪不宁、胸部满闷、胁肋胀满,或易怒易哭,或咽中如有异物梗塞等为主证的一类病证。本病是内科常见的病证,近年来随着现代社会的竞争和精神压力的增大,发病率不断上升,多发于青中年女性。郁有积、滞、蕴结等含义,有广义和狭义之分。广义的郁包括外邪、情志等因素所致的郁在内;狭义的郁,即单指情志不舒为病因的郁。明代以后及现代的郁证多单指情志之郁而言。

本病主要见于西医学的神经官能症、癔症及焦虑症等,也可见于更年期综合征等。

【病因病机】 主要与情志内伤和脏器素弱有关。情志不遂,肝失疏泄,气机不畅,肝气郁结,而成气郁;气郁日久化火,则肝火上炎,而成火郁;思虑过度,精神紧张,或肝郁横犯脾土,使脾失健运,水湿停聚,而成痰郁;情志过极,损伤心神,心神失守,而成心神惑乱;病变日久,损及肝肾心脾,使心脾两虚,或肝肾不足,心失所养。总之,当肝失疏泄,脾失健运,脏腑阴阳气血失调,而使心神失养或被扰,气机失畅,均可出现郁证。

【诊断要点】 主要表现为心情抑郁,情绪不宁,胁肋胀痛,或易怒善哭,以及咽中如有异物梗阻、失眠等各种症状。

【辨证施灸】

气滞痰郁:咽中梗阻,如有炙脔。咯之不去,咽之不下,胸中窒闷,气呃不顺,或兼胁痛。舌苔白腻,脉象弦滑。

治则 利气化痰解郁。

取穴 半夏厚朴汤证灸方:丰隆、天突、廉泉、太冲。配灸中脘、足三里。

操作 艾灸前须先在颈部前方轻手法刮痧,以疏通局部经络。上述穴位可采用热敏灸、雷火灸、麦粒灸、灸具灸,每次施灸四穴左右,交替施灸,每穴 20 min 左右。每天1 次,10 次为 1 个疗程,疗程间休息 2 ~ 5 d,中病即止。

【按语】

(1)艾灸对郁病有较好的疗效,治疗时应注意配合心理治疗。

(2)应排除器质性疾病。注意与其他可产生精神症状的疾病鉴别。

(3)注意精神调摄,适度体育锻炼,保持乐观情绪。

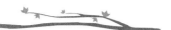

第十节　八味肾气丸证灸方证

一、腰痛

腰痛是指以患者自觉腰部疼痛为主要症状的一种病证。腰痛作为一个症状,常出现在多种疾病中。它为针灸临床所常见,只要辨证正确,处方中的,效果甚好。绝不可单纯地以痛止痛,以止痛为主。现代医学的肾脏疾病、风湿病、类风湿病、腰部肌肉劳损、隐性脊柱裂、脊椎外伤等,以腰痛为著者,可参考本篇进行辨证施治。分别可获治愈、临时缓解疼痛之效。

临床表现有寒湿、湿热、瘀血、气滞、气滞血瘀、气血亏虚和肾虚腰痛等。

【病因病机】　病因主要与感受外邪、跌仆损伤和劳欲太过等因素有关。感受风寒,或坐卧湿地,风寒水湿之邪浸渍经络,经络之气阻滞;或长期从事较重的体力劳动,或腰部闪、挫、撞击伤未完全恢复,经筋、络脉受损,瘀血阻络;上述因素可导致腰部经络气血阻滞,不通则痛。素体禀赋不足,或年老精血亏衰,或房劳过度,损伐肾气,"腰为肾之府",腰部脉络失于温煦、濡养,可产生腰痛。

腰部从经脉循行上看,主要归足太阳膀胱经、督脉、带脉和肾经(贯脊属肾)所主,故腰脊部经脉、经筋、络脉的不通和失荣是腰痛的主要病机。腰痛以肾虚为本,感受外邪,或跌仆闪挫等为标。若外邪、扭伤引起的腰痛,常反复发病,或缠绵不愈者,宜当先祛其邪,后补肾扶正,或祛邪与扶正同时进行,标本兼顾。本方证主要用于肾虚腰痛。

【辨证施灸】

(一)肾虚腰痛

腰部酸软,腰痛绵绵,喜按喜揉,腰膝无力,遇劳更甚,休息则减,常反复发作。偏于肾阳虚者,兼见少腹拘急,手足不温,面色㿠白,舌淡,脉象沉细。偏于肾阴虚者,兼见心烦失眠,手足心热,口燥咽干,面色潮红,舌红而干,脉弦细数等。

治则　滋阴敛阳,补肾纳气。

取穴　八味肾气丸灸方:肾俞、关元、复溜。偏于肾阳虚者,配灸命门、太溪,偏于肾阴虚者,配灸太冲、涌泉。

操作　艾灸前须先在腰背部闪罐、走罐,或轻手法刮痧,至局部皮肤红晕,以活血通络。上述穴位可采用热敏灸、雷火灸、麦粒灸、灸具灸,每次施灸四穴左右,交替施灸,每穴 20 min 左右。每天 1 次,10 次为 1 个疗程,疗程间休息 2 ~ 5 d,中病即止。

【按语】

(1)腰痛原因非常复杂,艾灸的疗效与引起腰痛的原因密切相关。只有明确诊断,包括定性、定位,并依据病情、病因、病程等,确定正确的个体化治疗方案,才有好的疗效。

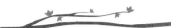

盆腔疾患及肾脏疾患引起的腰痛则应以治疗原发病为主;脊柱结核、肿瘤等引起的腰痛,不属艾灸治疗范围。

（2）对于腰椎间盘突出引起的腰痛可配合推拿、牵引等方法。

二、癃闭

癃闭是以排尿困难,甚则小便闭塞不适为主证的一种疾病。小便不畅,点滴不下,病势较缓者,谓之"癃";小便闭塞,点滴不下,病势较急者谓之"闭",一般多合称为"癃闭"。癃闭主要病变在膀胱,膀胱气化不利可导致本病的发生。膀胱的气化又和三焦密切相关,其中尤以下焦最为重要。而造成膀胱和三焦气化不利的具体原因又是多方面的。《素问·宣明五气》篇云:"膀胱不利为癃,不约为遗溺。"膀胱为贮溺之所,小便的通畅,有赖于水道的通调和三焦气化的正常。水道闭阻或三焦气化不及州都,均可引起癃闭。

现代医学各种原因引起的尿潴留或排尿困难,如脊椎结核、脊髓炎、膀胱括约肌反射性痉挛、前列腺肿大、神经官能症、跌仆损伤、下腹手术、腰椎骨折、产后、尿路阻塞,以及因肾功能衰竭所引起的无尿症等,均可参考本证进行辨证论治。

【病因病机】 由于下焦肾阳不足,命门火衰,致使膀胱气化无权,或下焦积热,日久不愈,以致肾阴不足,"无阴则阳无以化";影响气化功能,致使水道通调受阻;因尿道阻塞,影响小便的排出,以及脏器受伤和经络损伤等,都会导致本病。

【辨证施灸】

命门火衰:小便不通,或点滴不爽,排尿无力,神气怯弱,畏寒,下肢觉冷,腿膝无力,腰脊酸痛。面色㿠白,舌淡,脉象沉细而尺弱。

治则 滋阴敛阳,补肾纳气。

取穴 八味肾气丸证灸方:肾俞、关元、复溜。配灸命门、中极、太溪。

若久服寒凉利尿药物,伤于肾阳,致使气化不行,溺不得出,癃闭更甚者,仍以肾阳虚衰配穴处方,收效亦佳。若高年元气大虚,肾阳不振者艾灸气海、关元、肾俞、太溪,大补元气,补益肾阳。若因肾阳衰微,命火不足,以致三焦气化无权,小便量少,甚至无尿,可致尿毒内攻。除出现上述阳虚证外,还有头晕体倦,呕吐清水,不思饮食,烦躁不安,甚至神志不清者,可艾灸关元、神阙、足三里,温补脾肾,和胃降逆。若肾气不足,膀胱气化无权,艾灸肾俞、太溪、气海,补益肾气,化气行水。若肾虚挟气虚而癃闭者,艾灸合谷、太溪或复溜,补肾益气以利小便。

操作 上述穴位可采用热敏灸、雷火灸、麦粒灸、灸具灸,每次施灸四穴左右,交替施灸,每穴 20 min 左右。每天 1 次,10 次为 1 个疗程,疗程间休息 2~5 d,中病即止。

【按语】 峻补必属虚证。癃闭乃三焦气化失职之病证,其病位在膀胱,"膀胱不利为癃",宜用通利为其常法。若用通利之法无效,或愈利愈重,或属于真正的虚证,宜用塞因塞用之法,方可峻补。一般虚证或虚中夹实之证,不可纯用补法,因它毕竟属于闭塞之证或夹有阻闭之因。宜在施用补益法之同时,少佐通利之法。

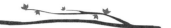

三、眩晕——肾精亏虚

眩晕是以头晕眼花为特征。轻者闭目片刻即止，重者如乘坐车船，旋转不定，不能站立，或伴有恶心、呕吐、汗出、耳鸣，甚则昏倒等症状。

【病因病机】 眩晕多与忧思恼怒、恣食厚味、劳伤过度、跌仆损伤和气血虚弱有关。基本病机实证多为风、火、痰、瘀扰乱清窍；虚证为髓海不足，气血虚弱，清窍失养。本病病位在脑，与肝、脾、肾关系密切。

本病临床常见的有肝阳上亢、气血两虚、肾精亏虚和痰浊中阻等证型。本方证仅用于肾精亏虚型。

【辨证施灸】

肾精亏虚：头晕目眩，腰膝酸软，遗精耳鸣，精神萎靡，记忆力减退。证兼四肢不温，舌质淡，脉象沉细者，属于阳虚。证兼五心烦热，舌质红，脉象弦细或弦细数者，属于阴虚。

治则 滋阴敛阳，补肾纳气。

取穴 八味肾气丸灸方：肾俞、关元、复溜。偏于肾阳虚者，配灸命门，偏于肾阴虚者，配灸太冲、涌泉。

操作 上述穴位可采用热敏灸、雷火灸、麦粒灸、灸具灸，每次施灸四穴左右，交替施灸，每穴 20 min 左右。每天 1 次，10 次为 1 个疗程，疗程间休息 2~5 d，中病即止。

【按语】

（1）治疗之前应明确诊断，排除器质性疾病。需要时做相关检查，注意与中风、厥证相鉴别。

（2）如高血压性眩晕可配合降压药，颈性眩晕可配合牵引或推拿，良性位置性眩晕应配合耳石复位法。

四、虚劳——肾虚

虚劳是由脏腑亏损、元气虚弱而致的多种慢性病证的总称。凡禀赋不足，后天失调，病久失养，积劳内伤，久虚不复，而表现为各种亏损证候者，都属本病范畴。

【病因病机】 多因先天不足、脏腑亏损及疲劳过度，饮食起居失常、情志内伤等所致，基本病机是脏腑功能失调。本病病位涉及五脏。

【辨证要点】 根据五脏常见的虚劳证候，归纳为气虚（肺气虚和脾气虚）、血虚（心血虚和肝血虚）、阳虚（心阳虚、脾阳虚和肾阳虚）、阴虚（肺阴虚、心阴虚、脾阴虚和肾阴虚）四类。临床多相互兼见，但总以肾精不足为根本。肾气丸灸方主要治疗以肾虚为主的虚劳。

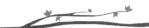

【辨证施灸】

(一)肾阳虚

恶寒肢冷,五更泄泻,下利清谷,腰背酸痛,遗精阳痿,尿频或失禁。面色苍白,舌淡苔白,或舌体胖有齿痕,脉象沉迟。

治则 滋阴敛阳,补肾纳气。

取穴 八味肾气丸灸方:肾俞、关元、复溜。配灸神阙,有合四逆方之意,亦可配灸命门。

若阳虚水泛,浮肿明显,尿量减少,腹部膨胀,甚则阴囊水肿、心悸者,配灸中极、水道、阴陵泉,温阳利水消肿,有和五苓散之意。

操作 上述穴位可采用热敏灸、雷火灸、麦粒灸、灸具灸,每次施灸四穴左右,交替施灸,每穴 20 min 左右。每天 1 次,10 次为 1 个疗程,疗程间休息 2～5 d,中病即止。

(二)肾阴虚

眩晕,耳鸣耳聋,口干咽痛,潮热颧红,发脱齿摇,或遗精腰酸,两足痿弱。舌红少津,脉象沉细。

治则 滋阴敛阳,补肾纳气。

取穴 八味肾气丸灸方:肾俞、关元、复溜。配灸涌泉,太冲。以增强养阴清热之效。

另外,阴损日久,必损其阳;阳虚日久,阴随阳衰,均可导致阴阳俱虚,治疗时均应兼顾。

操作 同"肾阳虚"操作。

【按语】

(1)艾灸治疗本病可以较好地缓解症状,并在一定程度上改善患者体质虚弱的状况。

(2)应配合饮食疗法,必要时配合服用中药辨证治疗。

(3)保持情绪乐观,参加适当的体育锻炼。

第十一节 五苓散证灸方证

一、水肿

水肿是指人体内水潴留,泛溢肌肤,出现头面、眼睑、四肢、腹背甚至全身浮肿等症状的病证。严重者可伴有胸水与腹水。又名"水气",根据临床表现可分为阳水和阴水两类。本病相当于西医学的急慢性肾小球肾炎、肝硬化、内分泌失调、慢性充血性心力衰竭及营养障碍等疾病所出现的水肿。

【病因病机】 本病的发生多与风邪外袭、水湿浸淫、饮食不节、劳倦内伤、禀赋不足

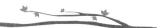

等因素有关。基本病机为肺失通调、脾失传输、肾失开阖、三焦气化不利、膀胱气化无权。本病病位在肺、脾、肾三脏,与三焦、膀胱密切相关。

【辨证要点】　主证:头面、眼睑、四肢、腹背或全身浮肿。根据临床表现分为阳水和阴水两类。阳水发病头面先肿,渐及全身,腰部以上肿甚,按之凹陷恢复较快,皮肤光亮,小便短少;阴水发病足跗先肿,渐及周身,腰部以下肿甚,按之凹陷恢复较缓,皮肤晦暗,小便短少。

【辨证施灸】

(一)风水相搏

开始眼睑浮肿,继则四肢全身浮肿,皮肤光泽,按之凹陷易复。发热、咽痛、咳嗽等症。舌苔薄白,脉浮或数。

治则　通利三焦,祛风行水。

取穴　五苓散证灸方:中极、水道、阴陵泉、外关。配灸肺俞、曲池、内庭。

操作　上述穴位可采用热敏灸、雷火灸、麦粒灸、灸具灸,每次施灸四穴左右,交替施灸,每穴 20 min 左右。每天 1 次,10 次为 1 个疗程,疗程间休息 2 ~ 5 d,中病即止。

(二)水湿浸渍

多由下肢先肿,逐渐肢体浮肿,下肢为甚,按之没指,不易随复。胸闷腹胀,身重困倦,纳少泛恶,尿短少。舌苔白腻,脉濡缓。

治则　温化寒湿,利水消肿,通利三焦。

取穴　五苓散证灸方:中极、水道、阴陵泉、外关。配灸四逆汤方,加足三里。

操作　同"风水相搏"操作。

(三)脾虚湿困

面浮足肿,反复消长,劳累后或午后加重。脘胀纳少,面色白,神倦乏力,尿少色清,大便或溏。舌苔白滑,脉细弱。

治则　健脾祛湿,利水消肿,通利三焦。

取穴　五苓散证灸方:中极、水道、阴陵泉、外关。配灸中脘、脾俞、足三里。

操作　同"风水相搏"操作。

(四)阳虚水泛

全身高度浮肿,腹大胸满,卧则喘促。畏寒神倦,面色萎黄或苍白,纳少,尿短少。舌淡胖,边有齿印,苔白,脉沉细或结代。

治则　温阳化水,通利三焦。

取穴　五苓散证灸方:中极、水道、阴陵泉、外关。配灸四逆汤方,三焦俞。

操作　同"风水相搏"操作。

【按语】

(1)艾灸治疗本病有一定效果,在改善症状、减少复发等方面有较好的疗效。

(2)本病初期应无盐饮食。

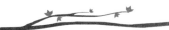

（3）忌酒，忌食辛辣、醋、蟹、虾、生冷食品等。

（4）注意起居有时，慎防感冒，不宜过度疲劳，节制房事。

（5）水肿病后期，出现胸满腹大、喘咳、心慌、神昏等症状时，可针人中、十宣、内关、神门、血海、太冲等穴急救，并立即采取综合治疗措施。

二、带下

带下是指女性阴道内流出一种黏稠液体，如涕如唾，绵绵不断。临床以带下色白较为多见，所以通常称为"白带"。

女性在发育成熟期，或经期前后，或妊娠初期，白带可相应的较多，不作病论。如果带下量多，或色、质、气味发生变化，或伴有全身症状者，即称"带下病"。带下病的主要原因，是由脾虚肝郁、湿热下注，或肾气不足、下元亏损所致。亦有因感受湿毒而引起者。临床以白带、黄带、赤白带为多见。多见于现代医学中的阴道炎、宫颈炎、盆腔炎和子宫内膜炎等，都可见到带下症状。

【病因病机】　带下病多由冲任不固，带脉失约，以致水湿浊液下注而成。外感湿毒，郁而化热，或饮食劳倦，脾虚运化失常，水湿内停，郁久而化热，湿热下注；素体肾气不足，下元亏损，或产后房劳，亦可导致带脉失约，任脉不固，遂致带下。其中黄带者为脾经湿热，白带者多属虚寒。临床以脾虚、肾虚及湿热下注引起者为多。

【辨证要点】　带下的辨证，重在颜色、气味及质之清浊。若带下色白而稀，多属脾虚湿盛；带下色黄或赤白相混，稠黏有臭气，阴痒明显，多属湿热或为肝经郁热；若带下质稀而清冷，腰酸无力，多属肾虚。总之，凡带下色白而清稀的多属虚证、寒证；色黄或赤，稠黏秽臭，多属实证、热证。

【辨证施灸】

（一）脾虚湿困

带下色白或淡黄，其质黏稠，无臭气，绵绵不断，面色㿠白或萎黄，四肢不温，精神疲倦，食欲不佳，大便溏泻，两足浮肿。舌淡苔白或腻，脉象缓弱。

治则　健脾益气，温阳除湿。

取穴　五苓散证灸方：中极、水道、阴陵泉、外关。若见腰痛者，配灸肾俞；若兼腹痛者，配灸阿是穴；若带下日久不止，配灸带脉；若属寒湿，配灸关元、归来。

操作　需先在腰骶八髎穴处走罐、闪罐或轻手法刮痧，至局部皮肤红晕。然后在上述穴位可采用热敏灸、雷火灸、麦粒灸、灸具灸，每次施灸四穴左右，交替施灸，每穴20 min 左右。每天 1 次，10 次为 1 个疗程，疗程间休息 2～5 d，中病即止。

（二）肾阳虚弱

白带量多，淋漓不断，清稀如水，腰酸如折，小腹觉冷，尿频色清，夜间尤甚，大便溏薄。舌质淡红，舌苔薄白，脉象沉迟。

治则　温肾培元，固涩止带。

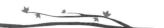

　　取穴　五苓散证灸方:中极、水道、阴陵泉、外关。配灸命门、肾俞,带脉。若属脾肾两虚,带脉失约,任脉不固之带下者,可配灸脾俞。

　　操作　同"脾虚湿困"操作。

【按语】

　　(1)艾灸治疗本病疗效较好,年龄在40岁以上者,带下黄赤,应注意排除癌症。

　　(2)节制房事,注意经期及产褥期的卫生,分娩时避免宫颈裂伤,保持外阴清洁。

第十二节　附子汤证灸方证(痹证)

　　以痰瘀痹证、尪痹(肾虚寒盛型)为例。痹即闭阻不通之意。痹证是指经络、气血为病邪阻闭而引起的疾病。痹证多是在机体正气不足,抵抗力低下的情况下,风、寒、湿、热以及湿热之邪侵袭肌表经络而形成的。常与气候变化有关,以经络闭阻、气血运行不畅为主要病理机制。以筋骨、肌肉、关节等处疼痛、酸楚、重着、麻木和关节肿大、灼热、屈伸不利等症为主要特征。

　　【病因病机】　本病与外感风寒湿热等邪和人体正气不足有关。风寒湿等邪气,在人体卫气虚弱时容易侵入人体而致病。汗出当风、坐卧湿地、涉水冒雨等,均可使风寒湿等邪气侵入机体经络,留于关节,导致经脉气血痹阻不同,不通则痛,正如《素问·痹论》所说:"风寒湿三气杂至,合而为痹"。根据感受邪气的相对轻重,常分为行痹(风痹)、痛痹(寒痹)、着痹(湿痹);风邪善行数变,故可见疼痛游走不定;寒性收引,故见疼痛较剧,得热痛减;湿性重浊,故见疼痛困重,或伴关节肿胀。若素体阳盛或阴虚火旺,复感风寒湿邪,邪从热化,或感受热邪,留注关节,可见关节红肿热痛兼发热,为热痹。总之,风寒湿热之邪侵入机体,痹阻关节肌肉筋络,导致气血痹阻不通,产生本病。

　　【辨证要点】　临床根据病邪偏胜和症状特点,分为行痹、痛痹、着痹和热痹四大类型。其风气胜者为行痹,痛无定处,游动走窜;寒气胜者为痛痹,疼痛剧烈,得热痛减;湿气胜者为着痹,酸痛重着,阴雨易发;发病急,伴有身热,患处红肿热痛者为热痹。

　　风、寒、湿、热多种因素虽有所偏胜,但又相互结合,互为因果,所以必须在辨证的基础上,分清主次,全面考虑,进行治疗。正如《类证治裁》中所说:"治行痹散风为主,兼祛寒利湿,参以活血,血行风自灭也。治痛痹温寒为主,兼疏风渗湿,参以益火,辛温解凝寒也。治着痹利湿为主,兼祛风逐寒,参以补脾益气,土强可胜湿也。"尪痹以补肾为主,兼祛风、散寒、除湿、清热、温阳等,根据具体病情而定。本方证适合痰瘀痹证、尪痹。

　　【辨证施灸】

　　(一)痰瘀痹证

　　病程较长,关节漫肿疼痛,遇冷加重,或肿大强直、畸形,活动不便,或有发热。舌质紫,舌苔薄白或白腻,脉象沉涩或细涩。

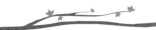

治则　化痰祛瘀,温阳通络。

取穴　附子汤证灸方:关元、肾俞、阴陵泉、太溪。局部阿是穴刺络拔罐,配灸丰隆、三阴交、局部阿是穴。

操作　上述穴位可采用热敏灸、雷火灸、麦粒灸、灸具灸,每次施灸四穴左右,交替施灸,每穴20 min左右。每天1次,10次为1个疗程,疗程间休息2～5 d。

(二)尪痹(肾虚寒盛型)

四肢关节疼痛、肿胀,僵硬变形。晨起全身关节(或最痛处关节)发僵,筋挛骨重,肢体关节屈伸不利,甚则变形,波及督脉则脊柱僵曲变形。伴有腰膝酸痛,两腿无力,易于疲倦,喜暖怕冷等症状。舌苔薄白,脉象沉弦、沉滑或沉细弦,尺部脉弱、小或沉细等。

治则　补肾祛寒,温阳化湿,养肝荣筋,祛瘀通络。

取穴　附子汤证灸方:关元、肾俞、阴陵泉、太溪。局部阿是穴刺络拔罐,配灸局部阿是穴。风重者配灸曲池;湿重者配灸脾俞;瘀血重者配灸三阴交;伴见气虚者配灸合谷。

操作　同"痰瘀痹证"操作。

【按语】

(1)局部取穴的运用:痹证多出现在关节部位,艾灸关节部位的腧穴,亦即患野取穴,可直达病所而效捷。《素问·五藏生成篇》指出:"人有大谷十二……皆卫气之所留止,邪气之所客也,针石缘而去之。"四肢关节为邪气所客而易发生病变,用艾灸之,直达病所,除邪愈病。视其虚实寒热而采用虚补(多用先泻后补之法)、实泻(用泻法)、寒温(用泻法配艾灸或烧山火)、热凉(用泻法配透天凉)之法,分别可收驱邪散滞,宣通气血和温经散寒祛湿之效。

(2)艾灸治疗痹证有较好的效果,尤其对风湿性关节炎。但由于类风湿性关节炎病情缠绵反复,属于顽痹范畴,非一时能获效。

(3)本病应注意排除骨结核、肿瘤,以免延误病情。

(4)患者平时应注意关节的保暖,避免风寒湿邪的侵袭。

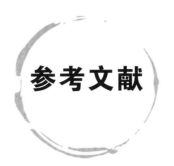

参考文献

[1]李世珍,李传岐.常用腧穴临床发挥[M].北京:人民卫生出版社,1985.

[2]李传岐,李宛亮.祖传针灸常用处方[M].北京:人民卫生出版社,2006.

[3]李世珍,李传岐,李宛亮.针灸临床辨证论治[M].北京:人民卫生出版社,1996.

[4]李培生,刘渡舟.伤寒论[M].北京:人民卫生出版社,1987.

[5]李克光,张家礼.金匮要略[M].北京:人民卫生出版社,1989.

[6]王富春.灸法医鉴[M].北京:科学技术出版社,2009.

[7]邵贺龙,宋中印.南阳艾[M].北京:团结出版社,2022.

[8]陈日新,陈明人,康明非.热敏灸实用读本[M].北京:人民卫生出版社,2009.

[9]高数中.中国脐疗大全[M].山东:济南出版社,2009.

[10]赵时碧.中国雷火灸疗法[M].上海:上海远东出版社,2008.

[11]程玮.经穴探源[M].北京:学苑出版社,2008.

[12]王玲玲.麦粒灸传薪集[M].北京:人民卫生出版社,2012.

[13]汪安宁,易志龙.针灸学[M].北京:人民卫生出版社,2005.

[14]朱广旗,王德敬.针灸治疗[M].北京:中国中医药出版社,2015.